LEÇONS

DE

CHIRURGIE GYNÉCOLOGIQUE

ATLAS

DE

GYNÉCOLOGIE OPÉRATOIRE

ET

D'ANATOMIE PATHOLOGIQUE UTÉRINE

Destiné à former le complément

DU COURS DE MM. VULLIET & LUTAUD

Cet Atlas se compose de 40 planches macrographiques représentant les principales opérations gynécologiques et les plus importantes lésions pathologiques de la muqueuse utérine.

Ces planches gravées sur papier transparent sont particulièrement destinées à l'enseignement. Elles sont préparées de façon à être facilement éclairées et placées dans les salles de cours où elles peuvent être vues et comprises par tous les élèves.

LEÇONS

DE

GYNÉCOLOGIE OPÉRATOIRE

PAR

VULLIET

Professeur à la Faculté de Médecine de Genève;
Ex-chirurgien de la Maternité;
Membre correspondant de la Société Gynécologique de Paris, etc.

ET

LUTAUD

Professeur libre de Gynécologie à l'École pratique;
Médecin adjoint de Saint-Lazare;
Membre fondateur de la Société Gynécologique de Paris, etc.

Avec 180 figures intercalées dans le texte.

PARIS

LIBRAIRIE J.-B. BAILLIÈRE ET FILS

10, RUE HAUTEFEUILLE, 10

1889

PRÉFACE

L'ENSEIGNEMENT DE LA GYNÉCOLOGIE OPÉRATOIRE

Nous penserions qu'il est superflu de faire ressortir l'importance que présente l'enseignement pratique de la gynécologie opératoire, si cet enseignement occupait dans nos Facultés la place que lui assigne son importance thérapeutique.

Il suffit, pour se rendre compte de l'évolution qui s'est accomplie pendant ces vingt dernières années dans le cadre des études gynécologiques, de consulter les traités qui portaient le nom de *classiques* il y a vingt ans.

L'étudiant en médecine n'avait alors entre les mains, pour se guider dans la pratique, que les ouvrages fort respectables de Aran, de Bernutz, de Nonat qui, sous le nom pompeux de TRAITÉ COMPLET DES MALADIES DES FEMMES, consacraient 800 pages compactes à l'étude de l'inflammation, de la congestion, de l'engorgement de l'utérus, mais ne faisaient même pas mention de l'élément opératoire. Les livres classiques nous décrivaient 10 à 15 variétés de vulvites, de vaginites et de métrites ; mais ils étaient muets sur l'ovariotomie, la trachélorrhaphie, le curage utérin, l'hystérectomie, l'opération de la fistule vésico-vaginale et sur l'ensemble de la thérapeutique chirurgicale.

C'est cependant à cette source que la génération actuelle a puisé les éléments de son instruction gynécologique.

Que de progrès accomplis en moins d'un quart de siècle !

Sims, ce hardi innovateur que la guerre de Sécession avait éloigné de son pays, arrive en France et étonne les vétérans de la chirurgie par son génie pratique. Velpeau et Nélaton l'accueillent avec enthousiasme et le traitement de la fistule vésico-vaginale devient une opération courante. Ses *Notes cliniques sur la chirurgie utérine*, publiées simultanément à Paris et à Londres en 1800, sont le point de départ du grand mouvement chirurgical qui rayonna rapidement sur toute l'Europe.

Qu'on relise ce livre, on verra qu'il contient, sous son titre modeste, le germe de toutes les innovations gynécologiques qui ont pris rang aujourd'hui parmi les opérations classiques : les méthodes d'incision du col, la fistule vésico-vaginale, la colporrhaphie, l'amputation du col, le traitement du vaginisme, de la stérilité, etc.

Nous n'avons pas, du reste, l'intention de faire ici l'historique de la question. Nous avons voulu seulement démontrer que la gynécologie, exclusivement médicale, il y a vingt-cinq ans, est devenue aujourd'hui chirurgicale. Là où la seule thérapeutique chirurgicale consistait à apposer une sangsue ou à faire une timide scarification sur le col, le bistouri a pénétré largement. On peut donc dire aujourd'hui que *la gynécologie sera opératoire ou qu'elle ne sera pas*. Tout gynécologue qui veut mériter ce nom doit posséder avant tout les aptitudes et les qualités du chirurgien.

Est-il besoin dès lors d'insister sur l'importance de l'enseignement chirurgical de la gynécologie ?

Or, comment cet enseignement est-il donné dans nos Facultés françaises ? Non seulement il n'y a pas de chaire de gynécologie à Paris, mais il n'existe aucun hôpital, aucune clinique, qui lui soit spécialement consacrée.

Sans doute les chirurgiens de nos hôpitaux font d'excellente gynécologie opératoire dans leurs services respectifs ; mais à part un petit nombre de privilégiés qui participent à ces opérations à titre d'aides, l'ensemble des étudiants reste plongé dans la plus parfaite ignorance de l'opération, alors même que le chef de service est animé de la meilleure volonté à leur égard.

Qu'on prenne pour exemple l'opération de la fistule vésico-vaginale. Nous ne croyons pas trop nous avancer en disant que, à part l'état-major de l'opérateur, personne ne retire aucun bénéfice pratique de sa présence dans la salle d'opérations.

Toutes les opérations gynécologiques, par leur nature même, ne se prêtent pas à des démonstrations utiles pour une assistance nombreuse. Il faudrait, pour que chacun pût profiter de l'enseignement, que le chirurgien employât successivement à titre d'*aide* tous les nombreux élèves du service. Or, on sait que cela est impossible. En premier lieu, le chef de service a tout avantage à employer toujours les mêmes élèves qui sont naturellement plus utiles et plus expérimentés, et ces aides sont nécessairement les internes et les externes titulaires qui ne seraient nullement disposés à abandonner une prérogative à laquelle leur titre leur donne un droit incontestable.

L'enseignement de la gynécologie ne pouvait donc être fait

que par l'aide des livres et des atlas et par les exercices sur le cadavre.

Les livres et les Atlas nous décrivent ce qu'il faut faire; mais ils sont impuissants à nous apprendre comment on le fait. — Ils constituent des documents utiles à consulter, et rien de plus.

Les exercices sur le cadavre constituent sans doute la méthode qui mènerait le plus rapidement et le plus directement au but; mais elle aussi se heurte, quand il s'agit des opérations gynécologiques, à des difficultés spéciales.

Le cadavre nécessaire est souvent difficile à se procurer et se décompose avec trop de rapidité pour qu'on puisse le conserver pendant la période voulue pour parcourir le cycle des opérations faisables.

En outre, son poids, sa rigidité rendent malaisés le maintien ou le changement des postures qu'il faut lui donner.

Enfin, quand il y a abondance de cadavres, on ne peut les utiliser tous, et quand il y a disette, il faut interrompre les exercices.

Ces considérations expliquent pourquoi les opérations gynécologiques ne sont pas encore devenues familières à la généralité des chirurgiens.

Grâce à une ingénieuse idée de Schultze, de Iéna, la plupart de ces difficultés sont tournées.

Schultze a fait construire un mannequin conforme au bassin et à la partie inférieure de la femme; il y adapte une pièce anatomique qui comprend les organes génitaux internes et externes détachés en bloc et replacés sur le mannequin suivant leurs rapports normaux.

Toute la partie utile du cadavre se trouve ainsi disposée de façon à se prêter à des opérations aussi bien que si c'était le cadavre tout entier.

Avec des mannequins et des pièces en nombre suffisant, on peut ainsi faire un cours de médecine opératoire gynécologique profitable à un nombre illimité d'étudiants.

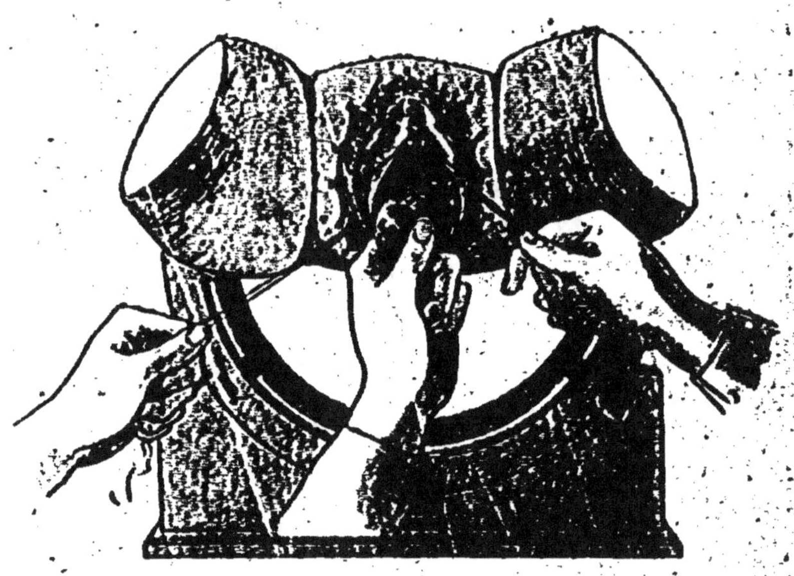

Mannequin de Vuillet et Latiud pour l'enseignement de la gynécologie opératoire.

On forme autant d'escouades d'élèves qu'il y a de mannequins et chacun fonctionne tour à tour comme opérateur et comme aide.

Ce cours peut facilement se faire en un mois, à raison de deux ou trois heures par jour.

Schultze a ainsi créé une nouvelle branche d'enseignement

qui forme un complément indispensable de l'étude de la gynécologie.

Il n'y a pas actuellement d'université, en Autriche, en Allemagne et en Suisse, où il ne se donne une ou deux fois par an un cours d'opérations gynécologiques sur le mannequin.

Il est à remarquer que les élèves se recrutent en plus grand nombre parmi les médecins déjà dans la pratique que parmi les étudiants proprement dits.

Nous avons inauguré à Paris, en 1887, un cours semblable. Le nombre et le zèle de nos auditeurs nous ont prouvé que nous ne nous étions point trompés en supposant que cet enseignement serait le bienvenu.

Le mannequin que nous employons pour notre enseignement diffère essentiellement de celui de Schultze; au lieu d'être formé par un capitonnage recouvert de cuir, il est en métal verni. Cette condition, qui est importante, le rend impénétrable pour les sucs cadavériques et permet de le nettoyer très facilement. Son maniement par des élèves qui fréquentent les cliniques présente par conséquent un minimum d'inconvénients.

Grâce à des perfectionnements dans le socle, il est plus facile de le disposer de façon à simuler toutes les postures gynécologiques.

La pièce anatomique est conservée dans une préparation stérilisante qui ne l'altère pas; après la leçon, on l'immerge de nouveau jusqu'à ce que l'élève ait terminé le cycle des opérations auxquelles elle se prête.

Ce cycle comprend toutes les opérations et toutes les manœuvres exploratrices faisables *par les voies naturelles*.

Pour que le cours soit complet, il faut disposer de quelques cadavres entiers sur lesquels on exécutera celles des opérations gynécologiques *réglées* qui se font par section abdominale.

Il est impossible de faire le simulacre des laparotomies qui ont pour but d'enlever des tumeurs liquides ou solides ; mais ces opérations sont précisément celles qu'on peut le plus facilement étudier dans une clinique où elles se font dans des conditions qui permettent à toute une assistance de les suivre.

Ce livre comprend nos leçons sur les manœuvres et sur les opérations qui s'exécutent par les voies naturelles. Nous y avons adjoint l'opération d'Alquié-Alexander et la Laparohystérorrhaphie afin de ne pas les distraire du groupe des opérations orthopédiques dans lequel leur but les fait rentrer.

Nous n'avons pas compris dans notre cadre ni les manœuvres élémentaires comme le maniement du spéculum ou le toucher et la palpation bimanuelle, estimant qu'elles ne peuvent être bien apprises que sur le vivant. L'occasion ne manque pas du reste aux étudiants de s'y initier dans la clinique même.

Nous devons, en terminant, adresser nos remerciments à nos chefs de clinique, MM. Détrix et Bourcart, dont la collaboration nous a été très utile. C'est à M. Bourcart que nous devons la plupart des dessins originaux qui figurent dans cet ouvrage.

LEÇONS CONTENUES DANS CE VOLUME (1)

Nota. — Les leçons I, II, III, IV, V, VI, IX, X, XI, XII, XIII, XIV, XVI et XVIII ont été professées et rédigées par M. Vulliet ; les leçons VII, VIII, XVII, XIX, XX, XXI, XXII et XXIII ont été professées et rédigées par M. Lutaud.

---

(1) On trouvera à la fin du volume une table des matières détaillée ainsi que le sommaire de chaque leçon.

LEÇONS

DE

GYNÉCOLOGIE OPÉRATOIRE

PREMIÈRE LEÇON

INTRODUCTION. — CONSIDÉRATIONS GÉNÉRALES. — ANTISEPSIE.

Messieurs,

Avant d'aborder notre sujet, c'est-à-dire l'étude des explorations et des opérations gynécologiques, permettez-moi de vous dire quelques mots de l'Etiologie des affections de l'appareil génital de la femme.

On peut assigner à ces affections quatre grandes causes générales.

Elles sont dues :

1° A des défauts de conformation ;

2° au traumatisme ;

3° à l'infection ;

4° enfin, à des proliférations anormales de tissus qui forment des tumeurs bénignes ou malignes.

Il est vrai qu'on en pourrait dire autant des affections de chacun de nos appareils.

Cependant, les organes de la femme présentent des particularités qui donnent à l'étiologie de leurs affections des caractères propres dont la détermination aide puissamment au diagnostic.

Les vices de conformation ne s'y révèlent en général pas d'emblée ; ils ne se trahissent par des symptômes qu'à partir de l'époque où les organes commencent à fonctionner, à la date des premières règles, de la première grossesse, de la première couche.

Une fois l'ère des désordres ouverte, la maladie n'a aucune tendance à s'amender spontanément : les troubles menstruels, la difficulté à concevoir, la tendance à l'accouchement prématuré ou laborieux, iront en s'accentuant toujours davantage.

Quant au *traumatisme*, ailleurs il est toujours accidentel, ici il est lié fatalement à l'exercice même de la fonction. Lors de l'accouchement il se produit inévitablement des déchirures aux orifices, des éraillures dans le vagin, des diastases dans la musculature du plancher pelvien.

Ce traumatisme dans la règle se répare tout seul ; mais cette règle comporte tant d'exceptions que nous ne pouvons pas citer d'autres organes sujets à autant de mutilations.

Ces mutilations ont pour effet de laisser la vulve béante, d'ouvrir le canal cervical, d'affaiblir les parois vaginales et le diaphragme qui ferme le détroit inférieur ; elles donnent lieu, en un mot, à des troubles permanents dans l'équilibre normal des organes génitaux.

L'infection, nous le savons, marche côte à côte avec le traumatisme ; elle s'insinue par toutes les issues qu'il lui a ouvertes. Qu'elle soit blennorrhagique, puerpérale ou simplement catarrhale, elle s'installera d'autant plus facilement dans les organes génitaux que ceux-ci sont plus exposés à présenter des solutions de continuité, des muqueuses en ectropion ou des surfaces irritées et dénudées de leur épithélium.

Quant aux *tumeurs*, les organes génitaux de la femme présentent, en raison même de leurs fonctions, une aptitude toute spéciale à faire du tissu.

Chaque mois ils sont le siège d'une déperdition sanguine, leur revêtement épithélial s'exfolie et se reforme. Une fois la fécondation opérée, la matrice augmente de poids et de volume, et l'œuf qui, simple cellule au début, pèse à terme plusieurs livres, puise dans la circulation utérine les matériaux nécessaires à son accroissement. Qu'y a-t-il d'étonnant que ces organes prédestinés à l'hyperplasie et à la congestion physiologiques présentent aussi une tendance plus grande que d'autres aux proliférations pathologiques.

J'ai débuté, Messieurs, par ces considérations, pour pouvoir d'emblée vous signaler l'importance d'une enquête minutieuse sur les antécédents morbides.

Il ne rentre pas dans le plan de ce cours de vous entretenir de l'étiologie des affections gynécologiques ; mais je ne voulais pas vous parler des manœuvres opératoires et exploratrices sans vous avoir rappelé qu'il ne faut jamais procéder à l'examen physique d'une malade, à plus forte raison à une opération quelconque, sans avoir épuisé toutes les sources de renseignements sur les antécédents morbides. Il faut laisser parler le sujet et le questionner de telle façon que nous sachions quelles ont été l'origine et l'allure de l'affection dont elle se plaint.

Après une enquête bien conduite, le diagnostic est en général déjà indiqué, sinon entièrement posé.

Heureusement qu'il en est ainsi, car l'exploration physique des organes génitaux de la femme donne des résultats bien plus précaires que celle d'autres organes.

La vue, l'ouïe et le toucher sont les sens dont les perceptions fournissent les bases du diagnostic en général.

Or *la oue* ne sert au gynécologue que pour l'exploration du vagin et du col.

Je vous exposérai, il est vrai, des procédés qui rendent l'intérieur de la cavité utérine accessible à la vue ; mais ces procédés comportent des manœuvres préalables auxquelles on ne peut avoir recours que dans des cas spéciaux.

L'ouïe, si utile pour reconnaître les lésions de viscères dont le fonctionnement donne lieu à des bruits rythmés, nous offre très peu de ressources pour explorer les organes pelviens et abdominaux dont le fonctionnement est aphone.

Les bruits du cœur du fœtus, des bruits de souffle presque toujours susceptibles d'interprétations multiples, sont les seuls phénomènes acoustiques qui puissent procéder de l'appareil génital. Ils ne nous servent qu'à différencier la grossesse de conditions similaires.

La percussion offre des ressources un peu supérieures à celles que fournit l'auscultation, mais elle s'exerce cependant sur le ventre dans de moins bonnes conditions que sur le thorax par exemple.

Il faut pour que le son soit altéré que les masses percutées soient rapprochées de la paroi.

Les adhérences si fréquentes peuvent altérer complétement l'économie de la gravitation et interposer des anses intestinales qui nous déroutent.

Quand un épanchement ou une tumeur est profondément située, nous ne pouvons plus retirer de la percussion que des données nulles ou très confuses.

Enfin, la région la plus déclive de la cavité péritonéale, celle où nous pourrions le mieux découvrir les épanchements libres ou les tumeurs mobiles, n'est pas percutable dans sa partie la plus basse, elle ne l'est que très peu au-dessus du bassin, lorsque la malade est dans le décubitus horizontal.

Le sens tactile est le sens gynécologique par excellence.

Les circonstances, cependant, lui sont aussi relativement défavorables.

L'exploration tactile des organes génitaux présente ordinairement pour leur partie profonde des difficultés très grandes. Il n'est pas si facile de sentir couramment l'ovaire ou les trompes que certains auteurs l'assurent. Souvent on n'arrive même pas, la malade étant anesthésiée et en pleine résolution musculaire, à pouvoir faire rencontrer à travers l'abdomen les deux mains qui se cherchent. Prétendre le contraire, c'est se faire illusion à soi-même. C'est décourager les novices qui, nous croyant sur parole, n'attribuent pas à ses vraies causes l'insuffisance des résultats de leurs investigations.

La vérité est que nous n'arrivons à palper la partie profonde des organes génitaux qu'après avoir lutté contre la résistance opposée par la tension de la paroi et des gaz de l'abdomen. Notre sensibilité tactile s'est émoussée à vaincre cette pression, et les organes ou les tumeurs qui sont souvent mobiles se sont dérobés devant nos doigts qui cherchent à les étreindre.

L'abdomen est comme un local obscur ; une connaissance exacte de la disposition du local et de l'arrangement du mobilier permet, avec l'habitude, de s'y diriger à tâtons ; mais c'est un vrai labyrinthe pour des doigts inexpérimentés.

La recherche des lésions, l'étude de leur siège, de leur nature, au moyen des méthodes ordinaires, c'est-à-dire de l'inspection directe, de l'auscultation, de la percussion et du toucher ne nous donnant souvent que des résultats insuffisants, on a imaginé des méthodes spéciales destinées à vaincre ou à tourner les difficultés d'accès.

Ces méthodes sont :
Le cathétérisme ;
La dilatation ;
Le prolapsus artificiel.

La sonde utérine vient la première dans l'ordre chronologique.

Après bien des discussions, ses adversaires furent à peu près réduits au silence. Je crois cependant, pour des raisons que je vous exposerai plus tard, qu'ils n'avaient pas complètement tort. Il fallait un moyen de diagnostiquer les lésions profondes ; c'était le seul, la nécessité l'imposa. Depuis que le prolapsus artificiel et la dilatation sont devenus d'un usage courant, il y a une tendance à préférer aux données confuses transmises à la main par l'intermédiaire d'une sonde, les impressions directes qui résultent de l'introduction du doigt dans l'utérus. Le toucher intra-utérin associé à d'autres explorations, la possibilité de voir l'intérieur de la cavité utérine, ont transformé non seulement les conditions du diagnostic, mais aussi celles du traitement local.

Mais, Messieurs, toute investigation qui comporte l'attouchement de la muqueuse génitale avec le doigt ou avec des instruments est susceptible de provoquer des accidents graves. Plus le genre d'investigation est compliqué au point de vue de sa technique, plus les dangers sont grands.

Aussi le cathétérisme, la dilatation, le prolapsus artificiel commandent autant de prudence que les opérations les plus sérieuses.

C'est pour cela que nous avons cru logique de les comprendre dans un cours de médecine opératoire gynécologique, et comme elles ne se prêtent pas à une étude isolée, nous avons été conduits à mettre aussi dans notre programme toutes les autres manœuvres usitées dans l'exploration.

Il est certain que, dans la pratique de la gynécologie, nous pouvons, sans opérer, alors que nous n'en sommes qu'à chercher le diagnostic, faire courir déjà de sérieux dangers aux malades. *Ces dangers résultent de l'infection.*

La muqueuse génitale, celle de l'utérus surtout, est si délicate et si vulnérable qu'il est presque impossible de pratiquer une manœuvre quelconque sans détacher des épithéliums de revêtement.

Or, toute solution de continuité dans une muqueuse est une porte ouverte à l'infection.

Si un virus préexistant ou apporté pendant une manœuvre se greffe sur la muqueuse utérine lésée, il se développera d'autant plus rapidement qu'il se trouvera dans un milieu configuré de telle sorte, que la rétention des produits septiques y est presque fatale.

Une fois le virus greffé, il se propagera soit par les trompes sur le péritoine, soit par les lymphatiques dans le tissu cellulaire pelvien.

L'aspiration exercée par les mouvements respiratoires, la proximité des gaz intestinaux, la disposition particulière des veines utérines à la thrombose, sont autant de circonstances qui favorisent la migration du virus et sa diffusion dans le reste de l'économie, c'est-à-dire l'infection générale.

Cette aptitude à l'infection explique pourquoi la gynécologie est restée si longtemps exclusivement médicale. L'expérience avait démontré que des interventions anodines dans d'autres régions devenaient souvent mortelles lorsqu'elles sont pratiquées sur les organes génitaux.

Cette perspective de voir survenir, après un traumatisme opératoire même léger, des phlegmons pelviens, des péritonites, ne pouvait que commander l'abstention, et cela d'autant plus que la plupart des opérations gynécologiques n'ont pas les caractères d'opérations d'urgence.

Une lacération du col, une déchirure du périnée, une procidence utérine, un fibro-myôme amènent des malaises, des infirmités, mais ne menacent pas immédiatement la vie.

Même le cancer utérin évolue souvent si lentement qu'on peut hésiter à lui opposer des opérations dangereuses.

Ajoutons à cela qu'on observe dans la plupart des maladies gynécologiques de longs répits invitant le médecin et la malade à la patience, et on comprendra pourquoi les chirurgiens furent longtemps avant de déployer autant d'audace dans cette région que dans d'autres.

Les découvertes des biologistes modernes et les applications que Lister fit de ces découvertes à la thérapeutique chirurgicale, les perfectionnements apportés dans l'hémostase, nous révélèrent la nature du péril et les moyens de le conjurer.

Aujourd'hui, Messieurs, les adeptes de la doctrine des virus autochtones se font bien rares, et quand une infection se produit nous sommes sûrs que le germe septique n'est pas né sur place, mais qu'il est venu du dehors. Il avait peut-être été introduit par une affection ou par une contamination antérieures, mais c'est le traumatisme opératoire qui en a vacciné les tissus. Il fallait donc le reconnaître ou le soupçonner pour s'abstenir ou pour prévenir l'infection par des mesures appropriées.

Si le virus a été apporté par l'opérateur, ses aides ou ses instruments, c'est qu'il y a eu une négligence dont la responsabilité retombe tout entière sur l'opérateur.

Ceci, Messieurs, m'amène à vous dire quelques mots de la désinfection en gynécologie.

La désinfection a pour but de protéger les plaies contre les virus morbides.

On procède à la désinfection par le nettoyage et par l'emploi de substances antiseptiques. Par le nettoyage, on éloigne les virus. Par l'emploi des substances antiseptiques, on les neutralise, on les stérilise, pour nous servir de l'expression consacrée.

Le champ opératoire proprement dit, ses abords, les mains des personnes qui auront à toucher la plaie, à transmettre les instruments ou les objets de pansement, le linge de corps, la literie, le capitonage des tables d'opérations, tous les instruments, le local où l'on opère, celui où séjournera l'opérée devront être entretenus dans les conditions de la propreté la plus parfaite.

La transmission des virus se fait ordinairement par transport direct. Le personnel opérant et les objets qui passent d'une main à l'autre sont la chaîne qui apporte la matière infectante.

Elle peut aussi se répandre par voie aérienne ; c'est pour cette raison qu'il ne faut opérer que dans un local bien aéré dont les parquets et les murs ne présentent ni taches, ni souillures.

Le nettoyage doit commencer par le lavage avec de l'eau présentant au point de vue de sa pureté les mêmes garanties que l'eau destinée à la boisson.

Il faut naturellement lui adjoindre les substances propres à dissoudre les impuretés.

Le lavage doit être suivi d'un rinçage parfait ; sans cela, il resterait encore sur les parties nettoyées une solution étendue des impuretés préexistantes.

Le personnel opérant devra faire usage du cure-ongle et de la brosse jusqu'à ce que toute matière suspecte ait disparu non seulement des ongles, mais aussi des sillons de l'épiderme.

Les instruments qui doivent pouvoir être démontés seront lavés, fourbis au papier d'émeri dans toutes leurs rainures et dans toutes leurs charnières.

Certains opérateurs anglais, qui apportent dans les soins de propreté une minutie remarquable, ont pu obtenir, dans des opérations où l'infection ne préexistait pas, de la propreté seule des résultats aussi excellents que ceux réalisés ailleurs par la propreté associée aux antiseptiques. La propreté idéale est probablement le dernier mot de l'antisepsie, mais cette propreté ne peut s'obtenir que dans des conditions spéciales ; elle n'est pas réalisable par un ensemble de personnes réunies quelquefois fortuitement en vue d'une opération.

Le nettoyage forme la base de la désinfection, l'emploi des antiseptiques en est le complément indispensable.

Toutes les substances réellement antiseptiques peuvent donner lieu à des accidents. Chacune a déjà un dossier qui ne permet aucun doute à cet égard.

L'antiseptique anodin pour l'opéré n'est pas encore trouvé ; on ne le trouvera probablement jamais, car si un corps est soluble, il est résorbable, et s'il paralyse la vie des cellules de l'organisme envahisseur, il agira d'une façon analogue sur celles de l'organisme envahi. Il n'y a qu'une manière de prévenir les intoxications: c'est de savoir les reconnaître dès leurs premières manifestations et de se familiariser avec les modes d'emploi que l'expérience a démontré être les moins dangereux.

Les antiseptiques les plus usités en gynécologie sont le sublimé, l'iodoforme et l'acide phénique. Je vous recommanderai, en outre, une substance récemment introduite dans la thérapeutique, le salol.

Le sublimé possède au degré maximum l'action stérilisante immédiate et énergique. Il n'agit pas d'une façon très irritante sur les tissus, mais c'est un poison très violent.

Les solutions les plus usitées varient dans les proportions de 1 sur 1,000 à 1 sur 5.000.

Les solutions concentrées conviennent pour désinfecter les mains de l'opérateur et de ses aides, et, au début et à la fin de l'opération, pour stériliser le champ opératoire et ses abords.

Dans le cours même de l'opération, il est plus prudent de leur substituer des solutions étendues.

Dans les suites opératoires, il faudra encore revenir à la solution au millième si l'ascension du thermomètre indique une infection.

Après chaque lavage, après chaque irrigation, il faut absorber avec du coton tout le liquide libre.

Le sublimé, grâce à sa grande affinité pour la matière organique, a une action violente, mais qui s'épuise vite ; il ne convient pas pour les pansements à demeure.

C'est avec le sublimé qu'il faut livrer les grandes et les premières batailles.

C'est l'iodoforme ou le salol qu'il faut laisser sur les positions pour empêcher les retours offensifs de l'ennemi.

L'iodoforme est un antiseptique qui agit lentement. On ne pourrait pas faire de la désinfection avec l'iodoforme seul; mais en gynécologie surtout, je crois qu'on n'en peut faire de convenable sans lui. Il peut demeurer plusieurs jours en contact avec une muqueuse ou une surface vive sans disparaître entièrement.

Il se décompose avec lenteur, développant des actions chimiques qui entravent la prolifération simultanée des micro-organismes infectieux.

L'iodoforme s'emploie dans le vagin sous forme de gaze iodoformée telle qu'on la trouve toute préparée dans le commerce.

Pour la cavité utérine, le coton est un véhicule préférable à la gaze.

Je prépare mes tampons moi-même. Je les plonge dans des solutions éthérées d'iodoforme variant dans les proportions de 1 sur 10 à 1 sur 30, et je les laisse complètement sécher avant de les employer.

J'entrerai dans plus de détails sur leur préparation et j'exposerai la technique du tamponnement quand nous traiterons de la méthode de dilatation par les tampons.

L'iodoforme répand une odeur incommode ; on la fait entièrement disparaître en terminant le tamponnement par des tampons vaginaux imbibés d'un mélange en parties égales de térébène et d'huile d'olive.

Le térébène est un désinfectant et un déodorant parfait.

Donc, une fois la cavité vaginale ou utérine stérilisée par l'action du sublimé, on l'obture avec les tampons iodoformés qu'on renouvelle le moins possible, de façon à laisser aux plaies et aux parties malades le repos nécessaire à toute cicatrisation.

Tandis que l'acide phénique et l'acide salicylique employés sous forme solide sont caustiques et corrosifs, leur combinaison, c'est-à-dire le salol, n'a nullement cet effet.

Transporté dans les voies génitales au moyen de suppositoires vaginaux et de bougies utérines en beurre de cacao, il se dépose, une fois le beurre fondu, sous forme d'une poudre impalpable qui agit de la même façon que l'iodoforme.

Dans l'iodoforme, c'est l'iode ; dans le salol, c'est l'acide phénique qui, lentement et graduellement mis en liberté, constitue l'agent de la désinfection.

De l'analogie de propriétés résulte l'analogie d'usage.

J'ai déjà beaucoup employé le salol et j'entrevois le moment où je le préférerai à l'iodoforme pour l'usage courant et pour faire la dilatation suivant ma méthode.

Je me suis servi exclusivement des préparations de salol livrées par M. Sauter, pharmacien à Genève (olives, bougies, ouate).

J'emploie la ouate pour le tamponnement intra-utérin ou vaginal.

Pour la désinfection préventive, dans des cas où la virulence n'est pas très évidente, je place, une heure avant d'opérer, une bougie dans l'utérus, et un ou deux suppositoires dans le vagin, et je maintiens le tout par un tampon. Ces pansements sont aussi très efficaces dans le traitement des inflammations virulentes. Je les préfère aux injections auxquelles je n'ai recours que toutes les 24 heures comme moyen de nettoyage plutôt qu'à un point de vue thérapeutique proprement dit.

C'est en 1883 que j'ai commencé à tamponner l'utérus avec du coton antiseptique. Cette pratique m'a conduit à instituer la méthode de dilatation par tamponnements progressifs, méthode dont l'innocuité est due entièrement aux propriétés de l'iodoforme ou du salol.

Ce système d'antisepsie que j'emploie depuis 4 ans d'une façon systématique, soit comme mesure préventive, soit pour combattre des infections déclarées, n'a jamais donné lieu à des accidents graves.

J'ai pu, grâce à lui, instituer un traitement opératoire contre les fibro-myomes intra-pariétaux qu'on n'osait pas attaquer par crainte de l'infection.

Ce traitement comporte des incisions intra-utérines qui seraient évidemment très dangereuses sans les injections et le pansement occlusif dont je les fais suivre immédiatement.

La cavité utérine ne tolère pas les drains, mais elle s'accommode très bien du pansement obturateur qui absorbe les secrétions et permet leur écoulement.

La volatilité de l'acide phénique le recommande pour les pulvérisations selon la méthode de Lister.

Depuis que le spray tombe en désuétude et depuis que le sublimé a pris la première place parmi les désinfectants, l'acide phénique est beaucoup moins employé. Il faut veiller à ce que les solutions phéniquées ne contiennent pas d'acide non dissous, car il est très caustique.

L'acide phénique attaque moins les métaux que le sublimé.

En solution de 1/2 à 2 1/2 pour cent, il convient parfaitement pour la désinfection des instruments.

La vaseline phéniquée dans les proportions de 1 sur 10 sert à oindre les spéculums, les sondes et les doigts.

On se sert encore de l'acide borique pour des injections dans la vessie. On ne saurait proscrire aucun des désinfectants des usages gynécologiques. Je me suis borné à vous mentionner les principaux, ceux que leurs propriétés rendent le plus convenables pour être employés dans les organes génitaux.

Il est très important d'arrêter toutes les hémorrhagies, d'absorber tous les suintements, car les liquides organiques sont des bouillons de culture pour les organismes infectieux.

Toutes les plaies opératoires devront être affrontées et fer-

mées aussi complétement que possible, afin de rétablir la continuité du revêtement épithélial qui est la plus sérieuse garan-
tie contre la greffe des virus.

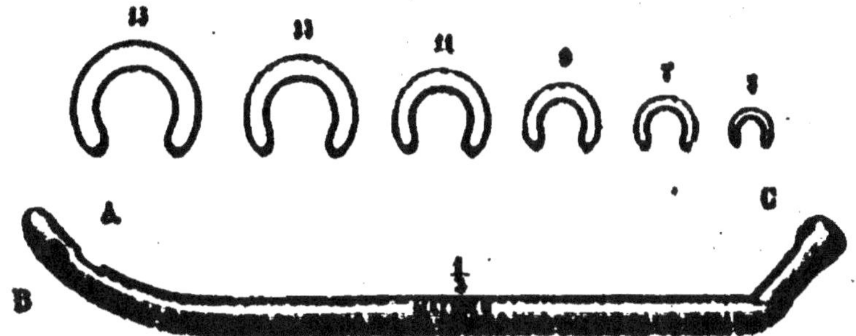

Fig. 1. — Sonde intra-utérine à double-courant, de Budin.

Il me semble superflu de vous exposer la technique des la-
vages. Je vous signalerai, toutefois, l'importance de toujours
comprendre dans les opérations du nettoyage et de la désinfection, l'entrée du vagin, le mont de Vénus, la ramure périnéale, le pourtour de l'anus. Il faut même souvent raser les
poils qui forment des réceptacles où la malpropreté se dérobe
pour rayonner de nouveau avec la sueur ou d'autres suintements.

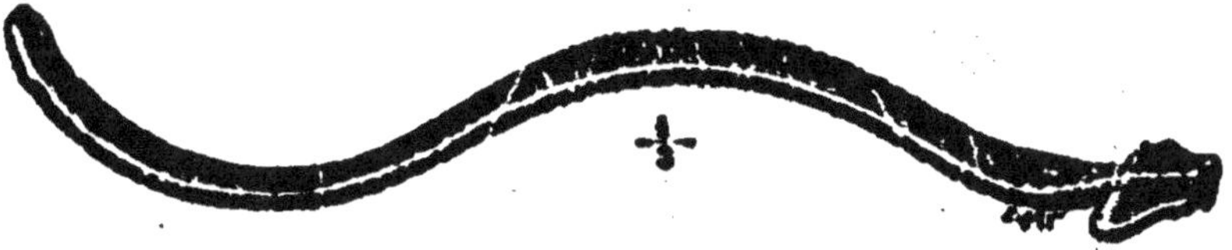

Fig. 2. — Sonde intra-utérine à double-courant de Pinard.

Les injections doivent être profuses, le liquide doit pénétrer
partout, sans cependant être envoyé avec trop de pression.
Pour les injections intra-utérines je préfère les sondes à double courant (fig. 1 et 2).

Il m'est arrivé autrefois d'assister à ces accidents, douleurs
subites, syncopes, etc., qui sont considérés comme l'effet de
la pénétration dans le péritoine du liquide injecté.

Maintenant je fais toujours relever le buste de la malade. Dans les suites de couches, je manœuvre l'irrigateur de façon à ne laisser pénétrer l'eau que pendant l'inspiration. J'introduis la canule aussi haut que possible et je modère la pression pour que le lavage résulte de l'écoulement et non de la force en projection du liquide. Depuis que je prends ces précautions, je n'ai jamais vu d'accidents à la suite des injections. Les irrigateurs que je vous recommande sont celui d'Esmarch (fig. 3), et celui de Pinard (fig. 4). Lorsque ces injections devront être faites dans le décubitus dorsal, on emploiera avec avantage le bassin (fig. 5) qui permet l'écoulement continu du liquide injecté.

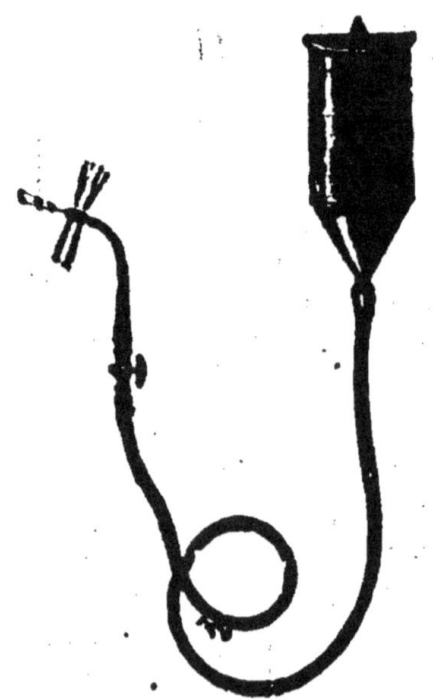

Fig. 3. — Irrigateur vaginal d'Esmarch.

Nous avons encore besoin d'essuyer les plaies pendant les opérations.

Pour cet usage, la ouate antiseptique est préférable aux éponges parce qu'on peut être plus sûr de son état d'asepsie et parce qu'on n'a pas la tendance de porter plusieurs fois le même morceau sur la plaie.

Je vous ai dit, Messieurs, que le virus pouvait préexister dans le milieu opératoire : c'est ordinairement le cas, pour celles des opérations gynécologiques qui se pratiquent par les voies naturelles. Dans la laparotomie, au contraire, on opère ordinairement dans un milieu aseptique, puisque les lésions ont été en général à l'abri des influences extérieures.

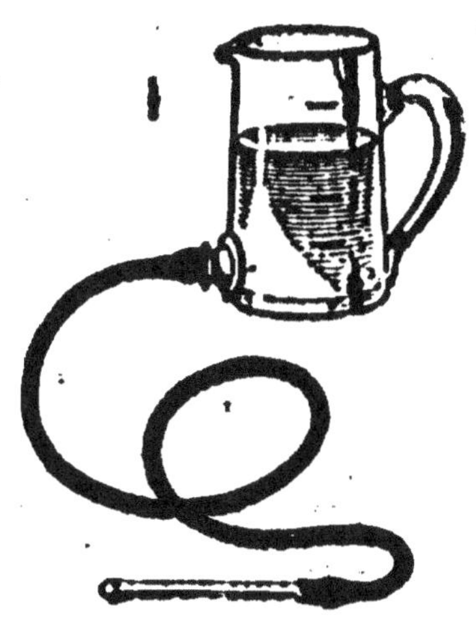

Fig. 1. — Irrigateur vaginal de Pinard.

Les opérations qui se pratiquent par les voies naturelles sont ou des opérations d'autoplastie, ou des ablations de tumeurs ou d'organes. Dans le premier cas, l'inflammation qui résulte de l'ectropion des muqueuses, de l'écoulement des liquides par des fistules a déjà déterminé ou l'infection elle-même, ou les circonstances qui en favoriseraient le développement. Dans le second cas, nous avons affaire à des néoplasmes en désintégration qui livrent continuellement des produits sanieux ou ichoreux, c'est-à-dire des substances éminemment septiques.

Un pareil état de choses nécessite une désinfection préventive.

On a proposé pour cette désinfection les irrigations permanentes. Je n'en suis absolument pas partisan.

Le gonflement, l'imbibition, déterminée par l'eau, ne font que diminuer la résistance du tissu.

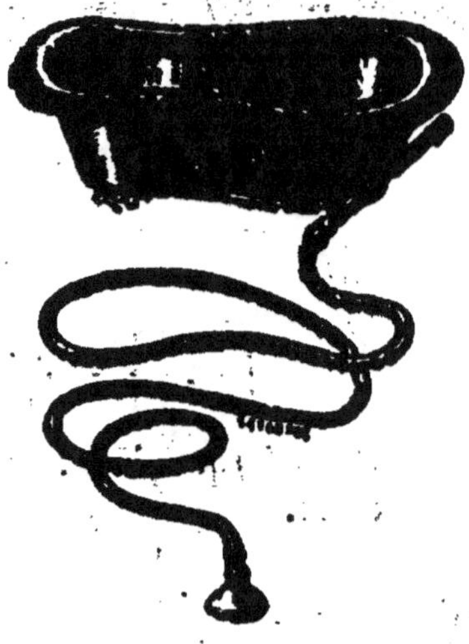

Fig. 5. — Bassin pour faciliter l'écoulement pendant l'irrigation.

Un lavage toutes les 24 heures, l'introduction d'un pansement permanent sec et absorbant est bien préférable, à mon avis, même pour les applications qui doivent précéder une opération ou une manœuvre quelconque exécutée dans un milieu septique.

Nous nous résumerons en disant que les explorations et les opérations de la gynécologie moderne ne se justifient que si elles sont pratiquées sous le régime de la plus stricte observance des lois de l'antisepsie.

Les frondeurs ou les négligents feront beaucoup mieux de continuer à s'en tenir aux procédés d'investigation et à la thérapeutique d'une gynécologie purement médicale.

3

DEUXIÈME LEÇON

DES POSTURES USITÉES POUR LES EXAMENS ET LES OPÉRATIONS.

Messieurs,

Le choix de la posture doit dépendre du genre d'intervention qu'on se propose.

Il n'en est cependant pas ainsi : ordinairement c'est la routine qui détermine ce choix.

L'élève adopte la position que lui a enseignée son maître qui, lui-même, la tenait du sien, et cela va ainsi de l'un à l'autre et de génération en génération, et en tout pays c'est la même chose. Les Anglais et les Américains placent leur malade sur le côté parce que c'est l'usage. Nous les plaçons dans la position dite française pour le même motif.

Pour des manœuvres simples et courantes, il est tout naturel de ne pas provoquer des objections ou des résistances; mais il faut savoir à l'occasion s'assurer plus de commodité, plus de jour en imposant à la malade celle des positions qui, dans le cas particulier, assure le mieux tous ces avantages.

Les positions gynécologiques sont :

La station debout.
Le décubitus horizontal.
La position française.
La position de la taille (Simon).
La position genu-pectorale.
Le décubitus latéral (Sims).

Position debout.

Dans tous les traités que je connais, on représente la pression abdominale comme agissant avec intensité dans cette position sur le plancher pelvien et sur les organes génitaux.

Les uns prétendent qu'elle porte sur la face postérieure de l'utérus ; d'autres qu'elle tombe directement sur le fond où la force se décompose pour passer ensuite partie en avant, partie en arrière de cet organe.

Ce sont là des hypothèses qui, à mon avis, se prêtent mieux à échafauder des théories ingénieuses qu'à expliquer les faits d'une façon satisfaisante.

Je crois que le rôle de la pression abdominale a été considérablement exagéré et que l'équilibre utérin ne dépend pas d'un mécanisme qui le rendrait par trop précaire.

Dans la posture debout, le plancher pelvien n'a, à l'état normal, aucune surcharge à supporter ; chacun des viscères abdominaux a des moyens de suspension indépendants qui le maintiennent à son niveau. Ce n'est donc pas de ce côté que peut venir le fardeau.

Les intestins sont mobiles, c'est vrai, mais ils sont pleins de gaz, ce qui les rend très légers et leur partie terminale où s'accumulent les matières solides est placée derrière et non au-dessus de la matrice. Ensuite, les intestins sont attachés à la colonne vertébrale par le mésentère : ils ne reposent donc pas sur le plancher pelvien.

La seule force qui pourrait agir sur le plancher et sur les organes génitaux, c'est la contraction diaphragmatique pendant l'inspiration. Or, que se passe-t-il pendant l'inspiration ? Le diaphragme s'abaisse et refoule la masse intestinale, mais l'ouverture de la coupole diaphragmatique regardant en avant, les forces développées par la contraction du diaphragme pousseront les intestins dans la direction de la paroi abdominale antérieure. Le mésentère qui fixe l'intestin en haut et en arrière, absorbe une partie de l'effort et le fait dévier en haut.

Si vous observez une personne qui respire suivant le mode abdominal, vous verrez que les parties des parois les plus projetées en avant pendant l'inspiration se trouvent sur le périmètre qui passerait à peu près au niveau du nombril. Les incursions de la paroi atteignent leur maximum, non pas en avant, mais dans la région moins résistante du flanc, comprise entre le bord des muscles droits en avant et le bord de la masse sacro-lombaire en arrière. Cela se passe exactement comme chez le cheval essoufflé. La force incidente est donc arrivée de haut en bas, mais très obliquement d'arrière en avant; elle s'est amoindrie sur le mésentère et elle s'amoindrit encore grâce à l'élasticité du milieu qu'elle a traversé et à l'élasticité de la paroi qui l'a reçue.

Maintenant la force sera réfléchie de tous les points du périmètre. Chacun des flancs la renverra sur l'aile du grand bassin du côté opposé, disposé et incliné pour la recevoir perpendiculairement et sur une large surface, c'est-à dire de façon à lui offrir l'occasion de s'épuiser entièrement. Et quant aux efforts provenant de la partie antérieure de la paroi, la partie terminale du zigzag décrit par le trajet de la force passerait au-dessus du plancher pelvien et irait se perdre dans la concavité du sacrum. Mais, Messieurs, au moment où les forces réfléchies commencent à entrer en activité, l'expiration survient et elle aspire en haut tout le paquet intestinal.

Voyez un vieillard empêché d'uriner par sa prostate. Il cherche instinctivement à faire porter la pression intra-abdominale sur sa vessie; pour cela il ferme sa glotte et incline son corps en avant; il contracte sa paroi abdominale, il fléchit les jambes pour que le plancher pelvien reçoive de la part de la pression développée par l'effort, le supplément de force nécessaire pour aider à la contraction vésicale, à surmonter l'obstacle.

Que font les gens constipés ? Ils exagèrent encore cette attitude et ces conditions pour faire porter l'effort en arrière sur l'ampoule rectale.

L'effort change les conditions de la gravitation intra-abdominale, parce qu'il transforme des parois souples qui absorbent, en parois rigides qui renvoient les forces. — Les forces prennent elles-mêmes une direction plus verticale et enfin l'expiration étant suspendue, les forces réfléchies ont le temps de gagner la région profonde du plancher pelvien qui, s'il n'est pas construit de façon à résister à une surcharge permanente, peut parfaitement lui résister quand elle n'est que momentanée et occasionnelle.

Fig. 6. — Montrant l'effet de la pression sur les organes pelviens.

Pour nous résumer, nous dirons qu'à l'état normal il n'y a pas d'organes qui pèsent sur le plancher pelvien, parce qu'il est placé trop bas pour être exposé aux pressions développées lors de l'inspiration.

Les organes génitaux ne portent d'autre charge que celle de leur propre poids ; elle suffit amplement pour déterminer les déplacements lorsque les soutiens et les ligaments sont affaiblis ou relâchés.

Lorsque les ligaments de l'utérus et le plancher pelvien possèdent leur tonicité normale, la position, l'inclinaison et le niveau des organes génitaux ne sont pas différents de ce qu'ils sont dans d'autres positions du corps. Les organes sont mobiles, les parois vaginales souples et toutes les parties tournées vers le doigt sont faciles à explorer. On ne peut pas combiner le palper abdominal au toucher, mais c'est sur la paroi abdominale que se trouve l'obstacle et non du côté du plancher pelvien. Ce que nous avons dit de la pression intra-abdominale suffit, je crois, pour l'expliquer.

Si au contraire le diaphragme pelvien et les ligaments sont relâchés, l'utérus et ses annexes descendent par leur propre poids dans le petit bassin et les déplacements en bas et en arrière s'accentuent dans la station debout, surtout pendant l'effort.

Lorsque l'utérus est en antéversion, le centre de gravité du corps passant trop en avant de la base de sustentation, l'antéversion où l'antécourbure de la matrice s'accentue; la face antérieure de l'utérus devient ainsi très accessible au doigt. Le col bascule en arrière dans la cavité du sacrum.

La posture debout accentue la rétroversion : la face antérieure du col vient au contact de la paroi vaginale supérieure ; on sent le fond de l'utérus dans le cul-de-sac de Douglas.

Les tumeurs qui flottent librement dans la cavité abdominale et les épanchements liquides gravitent aussi vers les bas-fonds de la cavité abdominale, mais le tassement produit une surcharge peu propice aux explorations de détails.

L'examen dans l'attitude debout ne demande pas de longs préparatifs. Il est accepté sans grandes répugnances par les malades. Il est donc convenable pour un examen rapide, comme entrée en matière et comme moyen de diagnostiquer les déplacements en arrière et en bas. Quand on a dirigé un traitement orthopédique ou opératoire contre ces déplacements, c'est dans la station debout qu'il faudra en vérifier l'effet et comme en somme c'est dans la station debout que les femmes souffrent le plus des déplacements et des déviations utérines, c'est dans cette station aussi qu'on peut le mieux les diagnostiquer.

Le chirurgien se place un genou en terre devant la malade qui écarte les jambes ou relève l'une d'elles en la posant sur un petit meuble. Faisant reposer le coude de celle de ses mains qui touche sur celui de ses genoux qui est en avant, le chirurgien peut refouler le périnée par un mouvement d'extension du pied qui projette en haut le genou et le bras qui s'appuie dessus. On supprime ainsi des contractions du bras qui gênent la liberté de mouvements du doigt.

On peut obtenir un certain degré de relâchement de la paroi abdominale pour ébaucher une exploration bi-manuelle en faisant incliner en avant la malade, qui s'appuie avec les deux mains contre les épaules de l'explorateur.

Décubitus dorsal.

Le décubitus dorso-horizontal, les jambes étendues, n'est pas favorable à l'examen des organes génitaux parce que les ouvertures de la région vulvo-anale sont peu accessibles à la main. La paroi abdominale n'est pas contractée, mais elle est tendue. Cette position convient pour percuter, ausculter et prendre des mensurations. Elle convient donc pour des explorations qui ne sont pas spécialement gynécologiques, mais les femmes alitées s'offrent d'emblée à l'examen dans cette attitude qu'il est facile de modifier pour obtenir la suivante.

Décubitus dorso-fessier incliné (position française).

Le buste relevé, la tête légèrement fléchie, le siège relevé, les jambes écartées et fléchies : telle est la position la plus usitée en Europe.

La paroi abdominale est détendue par la flexion modérée du tronc qui rapproche les insertions thoraciques des insertions pelviennes des muscles abdominaux. Elle est très souple surtout dans sa partie inférieure et pendant l'expiration.

Les ouvertures de la région périnéale sont facilement accessibles. Toutes les explorations tactiles ou instrumentales deviennent pour ces raisons très faciles à exécuter. Nos fauteuils d'examen sont construits en vue de cette position. Nous indiquerons plus loin, dans les applications des différentes postures, celles qui peuvent s'exécuter dans le décubitus dorso-fessier incliné.

Position de la taille ou de Simon.

On modifie la position précédente en fléchissant davantage les jambes sur les cuisses, et les cuisses sur le bassin, en plaçant le buste horizontalement, en relevant la tête et en exhaussant un peu le siège.

L'angle que forme la direction de la colonne vertébrale avec celle du bassin se trouve diminué : la pression intra-abdominale et la tension des parois se trouvent réduites à un minimum. Le palper par la paroi abdominale s'exerce ainsi dans les meilleures conditions. Le périnée et la vulve sont facilement accessibles. Cette position est celle qu'il faut choisir dans tous les cas où il faut déterminer le prolapsus artificiel, pratiquer des explorations par le rectum ou opérer sur le périnée.

Chez les malades, on examine sur un lit quelconque ou sur une table avec des coussins et des couvertures. On improvise facilement un capitonnage qui fournit les appuis et donne les inclinaisons nécessaires.

Position américaine ou génu-pectorale.

Marion Sims est le premier qui ait employé cette attitude pour pratiquer l'exploration des organes génitaux. Elle consiste à placer la patiente à genoux sur un plan horizontal suffisamment élevé pour assurer la commodité de l'examen ou de l'opération, une table par exemple; puis on lui fait fléchir le buste sur le bassin jusqu'à ce qu'une des joues rencontre le plan horizontal de la table et s'appuie sur elle.

Les cuisses, pendant ce mouvement, doivent conserver leur direction première, c'est-à-dire rester perpendiculaires au plan horizontal. Il faut que la malade n'ait rien autour d'elle qui lui serre la taille et les bras doivent être tenus écartés du corps. On recommande alors à la patiente d'infléchir légèrement l'épine dorsale, de s'enseller. Les femmes ne comprennent pas toujours cette expression ; je leur dis de chercher à toucher la table avec leur sein. L'ensellure se produit alors très bien.

Par le seul fait de cette position, les viscères pelviens gravitent du bassin vers l'épigastre au lieu de graviter de l'épigastre vers le bassin. Tout le contenu abdominal se tasse vers le diaphragme, en sorte que le plancher pelvien supérieur trouve assez d'espace libre pour pouvoir se séparer du plancher inférieur.

Si on laisse pénétrer l'air par la vulve, le vagin se distend à la manière d'une vessie insufflée et une fois le périnée refoulé contre le coccyx, la cavité vaginale devient aussi accessible à la vue que peut l'être la cavité buccale lorsque la bouche est grande ouverte.

Quand la position est bien prise, quand le sujet respire largement suivant un rythme régulier, quand, en un mot, il n'est pas dans les conditions de l'effort, les intestins lors de l'inspiration ne remontent pas assez du côté du pelvis pour soulever la paroi vésico-vaginale

Bien plus, une fois le vagin distendu, si on ferme la vulve et si on fait reprendre tranquillement à la patiente la position verticale, l'air peut encore demeurer longtemps dans le vagin et le maintenir distendu, ce qui ne serait certainement pas le cas si la pression intra-abdominale agissait réellement sur le pelvis d'une façon aussi intense que cela est généralement admis.

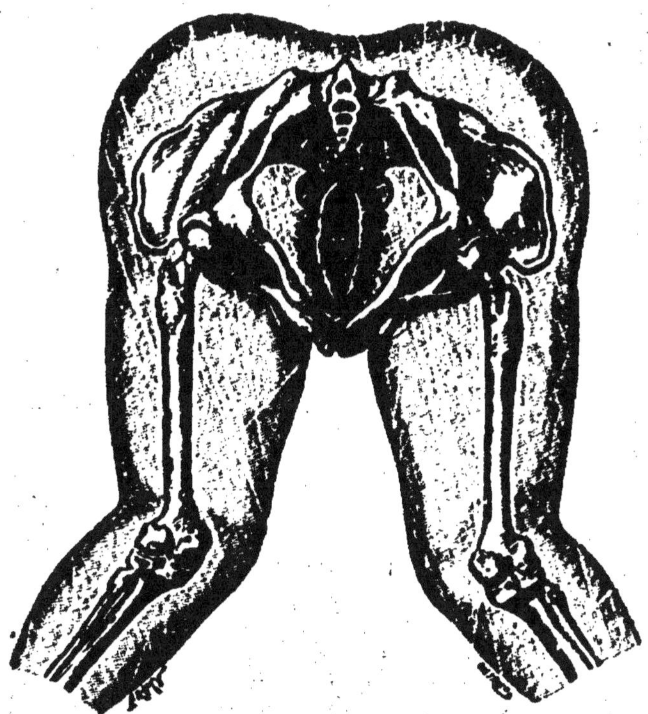

Fig. 7. — Position génu-pectorale.

Des tumeurs qui semblaient contiguës à l'utérus s'en éloignent, d'autres accolées à la paroi postérieure du bassin se rapprochent de la paroi abdominale antérieure.

En percutant la région épigastrique, on arrive à constater la présence de liquides libres qui dans d'autres décubitus avaient pu échapper à l'investigation.

En somme, toutes les parties mobiles gravitent autant que

le leur permettent leurs attaches vers la région la plus déclive, celle de l'ombilic et de l'épigastre.

Dans cette posture le palper est rendu plus difficile par la pression du contenu abdominal sur la paroi abdominale antérieure.

L'utérus est moins accessible au toucher parce qu'il s'est éloigné de la vulve.

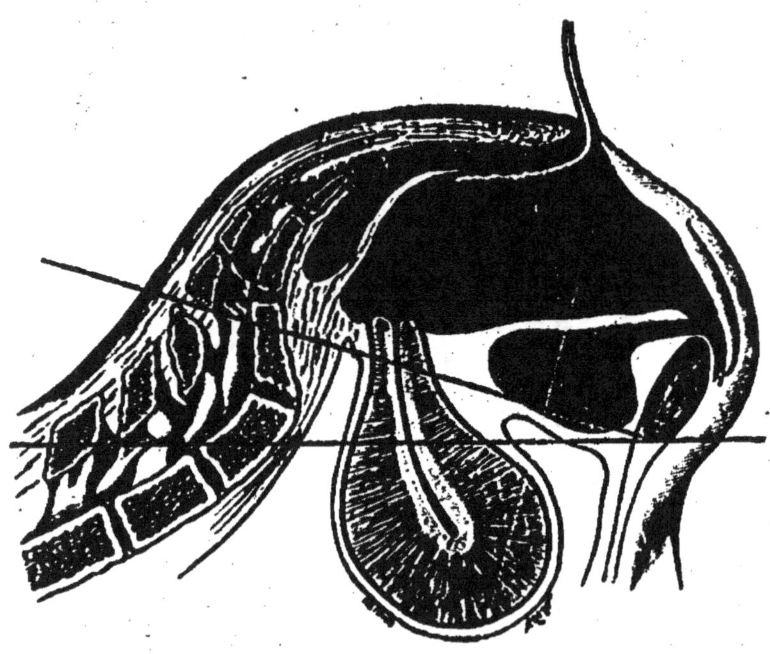

Fig. 8. — Position géau-pectorale (coupe).

Par contre, le vagin transformé en une cavité et le col sont très accessibles à la vue. L'introduction de la sonde, qui peut se faire sans le contrôle des yeux, est rendue très aisée.

Les déplacements utérins, les prolapsus du vagin se réduisent d'eux-mêmes, à moins qu'ils ne soient fixés dans leur situation anormale.

Cette position n'est pas favorable à la constatation de déplacements qui ne sont accusés que dans les attitudes où la gravitation se fait dans le sens ordinaire.

Les diamètres du vagin distendu étant plus considérables que celui de la vulve écartée, il faut, pour pouvoir examiner toute la surface des parois vaginales. amener dans le champ éclairé les parties latérales qui restent dans l'ombre ; on se sert pour cela de dépresseurs, de crochets, ou de pinces à griffes.

Le chirurgien doit être familiarisé avec l'investigation dans la position américaine. Elle a des avantages qui lui sont propres et, en outre, elle permet de controler les données recueillies par l'examen dans d'autres attitudes. Elle est certainement préférable quand il s'agit de pratiquer des opérations sur les parois vaginales surtout sur la paroi antérieure qui est bien visible et immobile. Elle convient pour enlever des sutures, pour poser des sutures secondaires, pour surveiller les suites opératoires, car dans cette position on ne s'expose pas à séparer des parties nouvellement réunies comme par l'application prématurée des spéculums ordinaires.

Décubitus latéral gauche.

La position que nous venons de décrire est fatigante, il est difficile de la faire garder longtemps. On peut obtenir à peu près les mêmes avantages d'un décubitus latéral gauche dans lequel la joue gauche et le thorax restent placés comme dans la position précédente, tandis que le bassin, grâce à un mouvement de torsion de la colonne vertébrale, arrive à reposer sur la hanche gauche.

L'axe des épaules est donc parallèle.

L'axe des hanches à peu près perpendiculaire à la table.

Le bras gauche est rejeté en arrière du corps.

La colonne vertébrale doit être ensellée comme dans le cas précédent. La malade respire profondément. Les viscères gravitent vers la partie la plus déclive qui est le flanc gauche. La pression intra-abdominale, surtout si on a exagéré la flexion des jambes, est gênante parce que la capacité abdominale

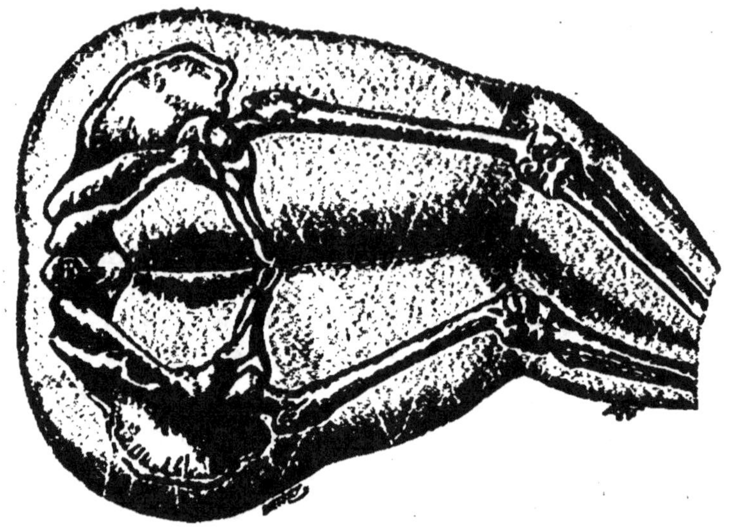

Fig. 9. — Position latérale gauche.

étant diminuée par la compression de tout un flanc contre la table, les intestins sont projetés par l'acte respiratoire contre la paroi vésico-vaginale à laquelle ils impriment un mouvement de va-et-vient. Il est vrai qu'on peut aisément l'empêcher en immobilisant cette paroi avec des tenaculum, des pinces-érignes, ou des dépresseurs.

Cette position est bien moins fatigante que la précédente.

J'engage les débutants à commencer par se familiariser avec la première et à recourir ensuite à la seconde. Il faut toujours que la lumière tombe perpendiculairement dans le vagin.

En résumé, *la position française* est celle qui se prête au plus grand nombre de manœuvres :

Le toucher.
L'exploration bi-manuelle.
L'application des spéculums ordinaires.

Le cathétérisme.

La dilatation ordinaire.

La position de la taille est surtout une position opératoire.

Elle convient pour l'exécution des opérations faites sur l'utérus abaissé, sur les parois vaginales inversées et sur le périnée telles que.

L'hystérectomie vaginale.

La trachélorrhaphie.

La colporrhaphie.

La fistule vésico-vaginale.

La périnéorrhaphie.

La position génu-pectorale et le décubitus latéral gauche conviennent quand il n'y a pas lieu, ou quand il est impossible d'abaisser l'utérus ; pour pratiquer les opérations intéressant les parois vaginales (la postérieure exceptée) et le col. Elles facilitent les vues d'ensemble sur toute la cavité vaginale.

Elles ont un avantage incontestable qui les impose dans le contrôle des suites opératoires de la trachélorrhaphie, des fistules, des colporrhaphies antérieures, quand bien même ces opérations ont été exécutées dans la position de Simon.

On peut juger de la réunion des parties affrontées sans produire de tiraillements dans les plaies opératoires, poser des sutures secondaires à temps et enlever les fils définitivement si la réunion est complète.

La position génu-pectorale est la seule convenable pour dilater l'utérus suivant ma méthode, celle du tamponnement progressif. A mesure qu'elle s'ouvre, la cavité utérine est pénétrée par l'air comme le vagin ; elle devient béante. Cela permet de continuer la dilatation sous le contrôle de la vue, et enfin, de voir la cavité utérine tout entière.

Dans cette position, une fois l'utérus grandement ouvert, on peut examiner les lésions dans leurs détails, reconnaître leur extension et exécuter comme à ciel ouvert les opérations que ces lésions comportent.

Dans la position génu-pectorale et dans les positions qui en dérivent on voit beaucoup mieux le périnée. C'est probablement la raison pour laquelle les opérateurs anglais et américains ont été amenés à mieux soigner que nous ne le faisions, les lésions périnéales provoquées par l'accouchement. Ils les voient se produire et se trouvent dans les meilleures conditions pour intervenir immédiatement.

TROISIÈME LEÇON

LE CATHÉTÉRISME UTÉRIN.

Messieurs,

La pénétration d'un corps étranger dans la cavité utérine peut entraîner l'avortement, le traumatisme et l'infection.

Il faut donc, avant de pratiquer le cathétérisme :

1° S'assurer que la femme n'est pas enceinte ;

2° Manœuvrer délicatement de façon à réduire le traumatisme à un minimum ;

3° Prendre toutes les mesures pour ne pas déterminer la greffe de virus préexistant au cathétérisme ou apportés dans les voies génitales au moment de son extension.

La sonde utérine est trop universellement adoptée comme le seul moyen d'atteindre le but qu'on se propose dans le cathétérisme; il y a cependant avantage à lui substituer d'autres modes d'investigation, ou moins dangereux, ou donnant des résultats plus précis.

Ce sont surtout les novices qui auront tout avantage à se familiariser avec le maniement des instruments spéciaux ; à se rendre maîtres des procédés techniques de la gynécologie avant d'employer couramment la sonde utérine métallique.

Ainsi, le toucher vaginal et l'exploration bimanuelle nous fournissent ordinairement sur la situation, la forme, les rapports et le volume de la matrice, des données plus complètes et aussi plus exactes que la sonde utérine.

Des bougies molles et flexibles conviennent tout aussi bien qu'elle pour les mensurations de la cavité.

La dilatation et le prolapsus artificiel nous permettent d'engager le doigt dans l'utérus jusqu'à ce qu'on en touche le fond.

Les impressions diverses perçues par le doigt ont, au point de vue de l'investigation, une tout autre portée que celles perçues par l'intermédiaire d'une tige métallique.

Ces manœuvres sont d'une exécution plus compliquée ; mais entourées des précautions voulues, elles sont dans certains cas moins dangereuses et plus instructives que le cathétérisme avec la sonde utérine ordinaire.

Quand on veut se servir de la sonde comme d'un levier pour imprimer des mouvements à l'utérus, les gros cathéters métalliques sont plus inoffensifs que cette tige métallique effilée qui joue dans la cavité et qui est susceptible dans certaines conditions de perforer la paroi sans que l'opérateur s'en doute.

Si l'on pouvait établir la statistique des inflammations et des avortements provoqués par la sonde métallique, cette statistique inviterait certainement à plus de réserve dans l'emploi de cet instrument.

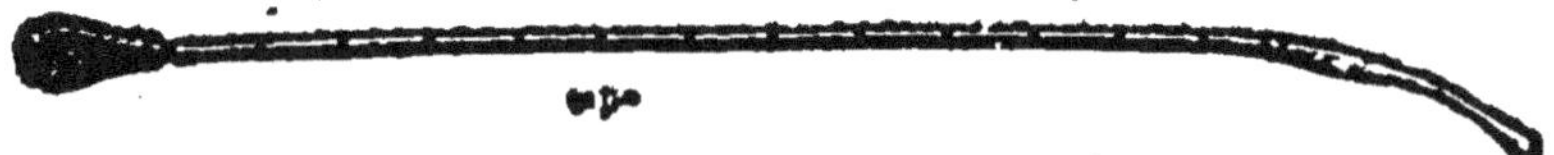

Fig. 10. — Sonde utéromètre flexible de Sims.

Fig. 11. — Sonde utéromètre en baleine, du Dr Créquy, modèle Mathieu.

On a imaginé pour rectifier, recalibrer l'urèthre de l'homme, pour explorer la vessie et ses parois, tout un arsenal de sondes dont la forme, le volume, la consistance varient à l'infini. Cependant, le but à atteindre est le même, qu'il s'agisse d'un cathétérisme ou de l'autre, et tous les artifices utiles dans celui de l'urèthre le sont également dans celui de l'utérus.

4.

Nous décrirons comme instruments du cathétérisme utérin les sondes rigides et les sondes molles.

Sondes rigides.

1° *La sonde utérine ordinaire.* — La sonde utérine est en métal malléable (argent fin ou cuivre recuit), elle a de 20 à 25 centimètres de longueur et de 2 à 3 millimètres de diamètre.

Un manche en bois ou des ailerons aplatis servent de moyen de préhension ; l'extrémité pénétrante dans la matrice se termine par un renflement arrondi. Des divisions métriques permettent de mesurer la profondeur à laquelle l'instrument pénètre dans l'utérus.

Une coche sur la sonde de Valleix, un renflement sur celle de Simpson, sur d'autres un simple trait de lime marquent la longueur normale de l'utérus. Ces points de repère difficiles à sentir quand la sonde est engagée, sont superflus, car il suffit de se rappeler que l'utérus normal mesure environ 6 1/2 centimètres de profondeur.

Une marque coloriée ou gravée sur le manche de la sonde indique de quel côté se trouve la concavité de l'instrument.

2° *Les cathéters métalliques.*

Depuis longtemps je fais usage des cathéters métalliques à destination de l'urèthre de l'homme.

Les numéros compris entre 12 et 18 de la filière Charrière sont ceux dont les dimensions conviennent le mieux au calibre ordinaire du canal utérin.

Pour faire mouvoir l'utérus en différents sens, les cathéters fins exposent aux mêmes dangers que la sonde utérine ; il vaut mieux, pour ce genre d'explorations, recourir à des numéros plus forts (entre 20 et 30), quitte à dilater préalablement le conduit utérin s'il n'est pas assez large pour admettre de grosses sondes de prime abord.

Plus le diamètre de la tige introduite dans l'utérus sera volumineux, moins le traumatisme que peuvent provoquer les mouvements et les pressions sera probable.

L'utérus gante bien un gros cathéter uniforme de calibre, la partie engagée appuie de toute sa longueur sur les parois utérines en sorte que la pointe ne peut décrire dans la cavité que des arcs de cercle très limités.

Au contraire, une tige effilée et renflée à son extrémité jouera dans l'utérus comme un levier dont le point fixe se trouve à la partie inférieure du canal cervical. Le bras de la puissance étant beaucoup plus long que celui de sa résistance, une action faible de la main pourra se traduire par une pression violente du bec de la sonde contre la paroi utérine.

La courbure et la longueur des cathéters métalliques destinés à l'urèthre de l'homme conviennent parfaitement pour le cathétérisme utérin.

Les modèles pleins valent mieux que les sondes évacuatrices qui peuvent léser la muqueuse par les arêtes de leur ouverture.

Introduction des sondes rigides. — La malade est placée dans la position française.

Avant de procéder au cathétérisme, on reconnaît par le toucher bimanuel la situation et la direction de l'utérus, afin de savoir quelle courbure il faut donner à la sonde et dans quelle direction il faut la conduire.

Le cathétérisme peut se pratiquer avec ou sans l'aide du spéculum.

Le cathétérisme sans spéculum.

Le doigt servira à guider la sonde à travers le vagin et l'engagera ensuite dans l'orifice utérin.

Il faut apporter le plus grand soin au nettoyage et à la désinfection du canal génital et des instruments qu'on introduit dans la matrice. J'ai vu dernièrement un kyste ovarien, jusque-là indolent, s'enflammer et suppurer à la suite de l'introduction de la sonde utérine. Il est probable que l'instrument insuffisamment désinfecté avait apporté dans l'utérus des germes septiques qui se seront propagés jusqu'au kyste.

La sonde sera saisie comme une plume à écrire. Si l'utérus est en antéversion et en antécourbure, il faudra procéder comme pour le cathétérisme de l'urèthre, c'est-à-dire commencer la manœuvre en plaçant la sonde de telle façon que sa concavité regarde le mont de Vénus le manche étant en haut. Si l'utérus est en rétroversion et en rétroflexion, le manche sera tourné en bas et la concavité regardera le périnée.

Le bec de la sonde devra reposer sur la racine du doigt placé dans le vagin ; on le poussera de façon qu'il n'abandonne jamais la face palmaire du doigt conducteur, dont la dernière phalange placée sur la lèvre postérieure du col attend l'arrivée du bec de la sonde et l'aide à s'engager dans l'orifice utérin.

Une fois cet engagement effectué, il faut déprimer fortement le périnée pour donner du jeu au manche de la sonde, afin que le bec puisse progresser dans la partie profonde du canal.

On peut aussi conduire la sonde en suivant la rainure qui résulte de la juxtaposition de deux doigts.

En général, la sonde parcourt facilement la partie cervicale du canal utérin ; cependant, l'étroitesse de l'orifice externe peut nécessiter un débridement. Plus haut ce sont les saillies de l'arbre-de-vie qui souvent arrêtent le bec de l'instrument ; en l'inclinant en différents sens, on arrive à les contourner. En tout cas il ne faut pas déployer de force pour vaincre ces résistances ; si l'on ne réussit pas en procédant avec patience et douceur, il faut renoncer aux cathéters rigides pour faire de la dilatation progressive avec des bougies molles.

A deux centimètres et demi de l'orifice externe on rencontre l'orifice interne qui est normalement la partie la plus étroite du canal utérin. A son niveau, la muqueuse semble tout particulièrement disposée à la turgescence dans l'inflammation aiguë et aux proliférations dans l'inflammation chronique. On y rencontre des fissures qui occasionnent de la dysménorrhée et qui rendent le cathétérisme douloureux et difficile. C'est en ce point que d'habitude l'utérus se plie dans ces cas de flexions ; or ces incurvations entraînent nécessairement un rétrécissement du canal par aplatissement. La partie cervicale de l'utérus est presque insensible, tandis qu'à partir de l'orifice interne l'organe est doué de beaucoup plus de sensibilité.

Les douleurs que provoque le contact de la sonde viennent encore ajouter aux difficultés mécaniques que l'on peut rencontrer à franchir l'orifice interne. Même à l'état normal, le passage de la sonde à ce niveau occasionne presque toujours une colique qui indique que l'instrument pénètre dans la matrice. Souvent il s'écoule un peu de sang, signe d'une lésion de la muqueuse presque inévitable lorsqu'il y a un rétrécissement ou un obstacle quelconque.

Quand le tissu utérin est flasque et mou, quand la cavité est dilatée, on pénètre sans rencontrer de résistance, et sans provoquer de douleur. On ne peut être averti de l'arrivée de la sonde dans la cavité que lorsqu'on ne sent plus les saillies de l'arbre-de-vie.

Quand il existe une antéversion ou une antéflexion, on facilite la progression de la sonde en soulevant le corps de l'utérus au moyen du doigt placé dans le cul-de-sac antérieur. Dans les cas de rétroversion et de rétroflexion, il faudra faire également des manœuvres adjuvantes avec le doigt placé dans le cul-de-sac postérieur ou introduit dans le rectum.

Plus on se rapproche du fond de l'utérus, plus il faut procéder avec lenteur et prudence, car lorsque la paroi est malade, elle peut ne pas donner de sensation d'arrêt et se laisser perforer sans que l'opérateur s'en aperçoive. Les gros cathéthers sont pour cette raison bien moins dangereux que les sondes utérines ordinaires. Quand il existe une endométrite, le cathétérisme provoque des douleurs violentes très pathognomoniques.

Le cathétérisme avec l'aide du spéculum.

L'introduction de la sonde avec l'aide du spéculum est certainement beaucoup plus facile ; on voit l'orifice dans lequel il faut pénétrer et la divergence d'axe qui existe normalement entre l'utérus et le vagin se trouve diminuée parce que l'écartement des valves du spéculum a pour effet de faire basculer la matrice de telle sorte que son axe se place dans la continuité de l'axe du vagin.

Cette luxation fait perdre à la sonde une grande partie de sa valeur exploratrice ; on ne peut que mesurer la capacité de la cavité utérine et explorer ses parois et son contenu.

Le spéculum retiré, la matrice garde la situation et la courbure que lui donnent la sonde ; elle ne reprend pas celles qu'elle avait avant.

Introduction de la sonde dans la posture génu-pectorale.

Pour introduire la sonde, la patiente étant dans le décubitus latéral ou dans la posture genu-pectorale on découvre le col à l'aide du spéculum de Sims et on contrôle directement la manœuvre avec la vue.

L'utérus, très mobile dans cette attitude, se dérobe devant les pressions de la sonde si on ne le fixe pas en y implantant un ténaculum.

Les déplacements et les déviations d'une matrice qui n'est pas fixée par des adhérences n'existent que lorsque les malades sont dans des attitudes ordinaires. Dès qu'elles sont à quatre pattes, ou sur le côté, l'utérus se réduit de lui-même en sorte que le cathétérisme ne fournit plus aucun indice qui puisse servir au diagnostic des déplacements.

Introduction de la sonde guidée sur le doigt placé dans le rectum.

Chez des vierges, chez des femmes dont le vagin n'est pas assez large pour admettre le spéculum ou le doigt, on peut faire passer la sonde dans le vagin et la conduire sur le doigt placé dans le rectum. La cloison recto-vaginale est si mince e que le cathétérisme peut s'exécuter dans ces conditions sans grandes difficultés. Vous avez tous pu vous rendre compte que cette manœuvre est très aisée.

Les sondes molles.

J'emploie toutes les variétés de sondes à destination masculine, en particulier les sondes coniques olivaires, et les sondes en cire.

Les sondes coniques olivaires, grâce à la grande flexibilité de leur renflement terminal, contournent les obstacles avec une grande facilité. Par la simple progression de leur partie conique, on obtient rapidement un degré de dilatation qui nécessite l'introduction successive de plusieurs bougies de calibre uniforme.

Les bougies molles en cire gardent l'empreinte des sinuosités qu'elles ont parcourues ; elles nous rendent à ce titre de grands services.

Une fois qu'on leur a fait franchir l'orifice interne, il faut les maintenir un moment en place, puis laisser aux contractions utérines le soin de les expulser. Quand le canal utérin est sinueux elles ressortent en décrivant un mouvement de spirale et gardent l'empreinte du trajet dans lequel elles ont été engagées. Si elles ne ressortent pas spontanément, on les attire par des tractions courtes et légères qui n'altèrent pas le moulage.

Il m'est arrivé souvent de pénétrer facilement dans l'utérus après avoir imprimé à une bougie de Robiquet en métal malléable les courbes figurées sur la bougie de cire.

L'infériorité des sondes molles et flexibles vis-à-vis de la sonde métallique consiste en ce qu'elles ne nous fournissent aucune indication sur la direction de la cavité utérine.

Le docteur Terrillon a imaginé un hystéro-currimètre qui donne la courbe et la direction de l'utérus; cet instrument se compose d'une tige métallique creuse et graduée qui se termine par une partie flexible revêtue de caoutchouc. La tige et le tube de caoutchouc forment un canal continu qui loge un mécanisme de transmission. Ce mécanisme fait cheminer une aiguille oscillant sur un cadran gradué placé sur le manche

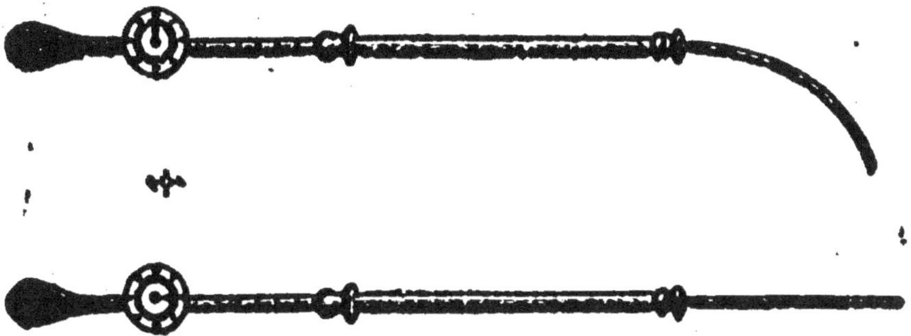

Fig. 12 et 13. — L'utéro-currimètre à cadran, de Dr Terrillon.

de l'instrument. Cette aiguille enregistre à la fois l'amplitude et le sens des flexions utérines.

Un manchon métallique faisant l'office de curseur glisse le long de l'instrument ; on peut le fixer à volonté à l'aide d'une vis d'arrêt.

Introduction des sondes molles.

Il faut découvrir le col à l'aide du spéculum, car ces bougies ne sont pas assez fermes pour pouvoir être conduites sur le doigt comme les sondes rigides. On saisit la sonde avec des pinces près de son extrémité; à mesure qu'elle pénètre, on la reprend plus en arrière ; quand elle touche le fond, on place ses pinces au niveau de l'orifice externe, afin de mesurer la profondeur de l'utérus.

Les bougies en cire sont assez résistance pour pouvoir être introduites sans l'aide des pinces. Il faut procéder lentement pour que la température de l'utérus ramollisse la partie qui progresse.

La sonde utérine ordinaire constitue un excellent mandrin pour les sondes olivaires. Je l'introduis dans le canal de la sonde molle coupée de façon que l'extrémité de la sonde utérine puisse pénétrer jusqu'à la partie effilée. Cette partie effilée reste seule flexible ; elle se comporte dans la progression comme la bougie conductrice de l'uréthrotome. Elle s'insinue la première à travers les rétrécissements et les déviations ouvrant la voie où s'engage nécessairement ensuite la partie de la sonde rendue rigide par la présence du mandrin.

Introduction de l'hystéro-curvimètre du D' TERRILLON.

Il faut découvrir le col au moyen du spéculum et insinuer l'extrémité de l'instrument dans l'orifice externe. Une fois que cette extrémité est engagée, on pousse le manchon mobile jusqu'à ce qu'il arrive en contact avec les lèvres du museau de tanche. Ce curseur faisant manchon tout autour de la partie flexible en favorise la progression parce qu'il l'empêche de plier en avant de l'utérus. Une fois le fond de l'utérus atteint on fixe le curseur mobile sur la tige au moyen de la vis d'arrêt.

On retire le spéculum, la partie rigide de l'hystéro-curvimètre se trouve placée dans l'axe du vagin et sa partie flexible dans celui de la matrice.

Si l'aiguille marque 0, c'est que ces deux axes sont sur la même ligne. Si elle oscille de gauche à droite, les deux axes forment un angle ouvert en avant ; l'angle est ouvert en arrière si l'aiguille a oscillé de droite à gauche.

Il faut dans chaque observation noter exactement la division du cadran sur laquelle l'aiguille s'est arrêtée. Pour avoir en-

suite sous les yeux la direction relative du vagin et de l'utérus il n'y a plus qu'à retirer l'hystéro-curvimètre et à courber
la partie mobile de l'instrument de telle façon que l'aiguille se
replace sur la division qu'elle occupait lorsque l'hystéro-curvimètre était dans la matrice.

En résumé, l'usage des sondes rigides s'impose :

1° Lorsqu'il s'agit d'apprécier la capacité d'une cavité utérine
dilatée.

L'amplitude des mouvements qu'on lui imprime une fois
qu'elle est engagée, permet d'évaluer les dimensions de la
cavité.

2° Lorsqu'il faut communiquer des mouvements de totalité à
l'utérus, pour apprécier sa mobilité, pour le porter du côté du
rectum ou de la vessie, pour le séparer des parties contiguës et
étudier ses rapports avec elles; pour amener les annexes dans
la ligne médiane et les rendre ainsi accessibles à l'exploration
bi-manuelle ;

3° Lorsqu'on veut se rendre compte d'accidents de relief sur
la paroi, ou découvrir une tumeur pédiculisée. Dans ce dernier
cas plusieurs sondes peuvent être insinuées simultanément
autour de la tumeur comme les cuillers du forceps autour
d'une tête de fœtus.

4° Lorsqu'on veut préciser la place qu'occupe l'utérus englobé
dans une tuméfaction.

Les sondes molles sont préférables aux sondes rigides
quand le cathétérisme a pour but d'explorer un canal dévié,
rétréci ou tortueux.

Elles conviennent comme moyen de dilatation progressive.

Elles nous renseignent parfaitement sur la profondeur de la
cavité.

L'hystéro-curvimètre nous donne en outre la direction et la
courbure de l'axe utérin.

Vous voyez, Messieurs, que la sonde utérine est loin d'être
l'instrument exclusif du cathétérisme, comme cela semble résulter de la lecture de plusieurs livres classiques où le sujet

que nous venons de traiter porte pour titre, non pas : « Du cathétérisme utérin », mais de la sonde utérine.

Cependant cet instrument est calculé sur les dimensions ordinaires de la cavité utérine ; il se prête à un grand nombre
d'explorations et il est évident que l'on est d'autant plus porté
à l'employer qu'on a acquis plus d'expérience dans son maniement.

QUATRIÈME LEÇON

DE LA DILATATION UTÉRINE

Messieurs,

Les raisons pour lesquelles nous dilatons l'utérus peuvent être groupées sous trois chefs.

1° Nous voulons recalibrer ou rectifier le canal utérin rétréci ou tortueux afin d'assurer une voie normale par où les écoulements puissent sortir et les spermatozoaires entrer.

La dysménorrhée, les coliques utérines, la stérilité sont les raisons qui nous conduisent à pratiquer ce genre de dilatation.

2° Nous nous proposons d'introduire des instruments ou le doigt dans l'utérus, soit pour l'explorer, soit pour y pratiquer des opérations ou des pansements.

Le calibre des corps que nous devons engager dans la cavité détermine le degré de la dilatation à réaliser.

3° Nous pouvons enfin désirer voir l'intérieur de l'utérus, soit pour éclairer un diagnostic incertain, soit pour atteindre directement sous le contrôle des yeux des lésions profondes. Les nombreuses tentatives faites pour rendre la cavité utérine visible, soit par endoscopie, soit par diaphanoscopie, témoignent suffisamment de ce besoin de pouvoir ajouter parfois au contrôle du toucher celui de la vue.

A l'état normal, l'utérus présente, non pas une cavité, mais un canal fort étroit, surtout au niveau de l'isthme.

Toutefois, il est constitué de façon à subir la dilatation à très haut degré.

Les fonctions mêmes de l'utérus expliquent la raison de cette dilatabilité.

Cet organe est susceptible de subir deux sortes de dilatation.

L'une est celle que nous provoquons par des moyens mécaniques. L'autre est spontanée ; elle est le résultat d'un développement dans la cavité utérine, soit de tumeurs diverses, soit du produit de la conception.

Dans la première, on obtient le maximum de dilatation dans un temps relativement très court.

Ce maximum dépend du degré d'extensibilité des tissus pariétaux au moment où on procède à la dilatation.

Or, tous ces tissus ont leur coefficient d'élasticité ; s'il est dépassé, on provoque des lésions plus ou moins graves.

L'agrandissement fourni par les plus grands numéros des sondes de Hégar peut être considéré comme le maximum de la dilatation réalisable par nos moyens mécaniques artificiels ; et même j'ai observé que ces gros numéros ne pénétraient que dans des utérus préalablement ramollis ou dilatés par quelque processus pathologique, c'est-à-dire dans des conditions où l'extensibilité primitive normale des parois est augmentée.

Cette dilatation donne accès dans l'utérus à un doigt seul ou accompagné d'un instrument de petit calibre. Elle est de courte durée, car l'utérus commence à revenir sur lui-même dès que l'agent dilatateur est retiré.

La dilatation spontanée, physiologique ou pathologique se différencie de l'autre :

1° En ce qu'elle est déterminée par le séjour en permanence et l'accroissement progressif de l'agent dilatateur (fœtus ou tumeur) ;

2° En ce que cet agent ne se borne pas à distendre la paroi, mais qu'il y provoque un travail plastique qui l'augmente dans toutes ses dimensions ;

3° En ce que la dilatation marche beaucoup plus lentement ;

4° Enfin, en ce qu'elle peut atteindre des proportions beaucoup plus considérables, puisque l'utérus arrive à contenir un ou plusieurs fœtus à terme et des produits pathologiques énormes.

J'ai institué une méthode de dilatation par laquelle je distends la paroi comme dans la dilatation artificielle ordinaire en même temps que j'y provoque des modifications plastiques analogues à celles que détermine la dilatation spontanée.

Plus la dilatation visée doit être considérable, plus j'imite artificiellement le processus de la dilatation spontanée, c'est-à-dire plus je procède lentement et graduellement.

Le procédé consiste : 1° à obturer la cavité par des corps étrangers incapables de déterminer du traumatisme ou de l'infection ; 2° à laisser ces corps étrangers à demeure dans l'utérus ; 3° à augmenter leur volume par une gradation insensible et régulière. Nous commencerons par exposer la dilatation par les procédés ordinaires.

Ensuite, nous décrirons notre méthode.

Dans la pratique, j'associe le plus souvent les procédés ordinaires à ma méthode.

Des procédés de la dilatation ordinaire.

Les moyens employés pour opérer la dilatation sont de trois sortes. On se sert :

1° De tentes expansibles, c'est-à-dire de tiges qui gonflent en s'imbibant d'humidité ;

2° De dilatateurs composés de plusieurs branches. Ces dilatateurs sont introduits fermés ; une fois qu'ils ont franchi l'orifice interne, on produit l'écartement de leurs branches.

3° De bougies de calibres différents. On remplace immédiatement la bougie que l'on retire par une autre d'un diamètre plus fort, jusqu'à ce que l'on obtienne l'ampliation voulue du canal utérin.

Enfin, au début ou dans le cours d'une dilatation, on peut être dans la nécessité de se servir d'instruments tranchants pour diviser des strictures siégeant aux orifices ou le long du canal de l'utérus. On se sert, pour cela, du bistouri ou de métrotomes à lames cachées. Nous traiterons de ces opérations dans le chapitre *des discissions*.

Les substances dont on se sert pour confectionner les tentes dilatatrices les plus usitées sont : l'éponge comprimée, la laminaria digitata et le tupelo.

L'éponge. On taille dans une éponge fine et souple un cône arrondi de 5 à 6 centimètres de hauteur, d'un diamètre variable suivant le degré de dilatation que l'on veut obtenir et suivant la largeur du canal auquel on la destine (de 1 à 5 centimètres de diamètre à la base) ; l'éponge doit être lavée et débarrassée de tout corps étranger, puis elle sera trempée dans une solution forte de sublimé ou d'acide phénique. Une fois parfaitement propre et désinfecté, le cône sera traversé, du milieu de sa base au milieu de son sommet, par un fil de fer poli, une aiguille à tricoter par exemple ; on l'immerge ainsi embroché dans une solution phéniquée de gomme arabique et on l'enveloppe par des tours de ficelle, bien serrés et contigus les uns aux autres ; on laisse sécher et quand la dessiccation est complète on déroule la ficelle, on égalise la surface avec du papier de verre ou avec une lime.

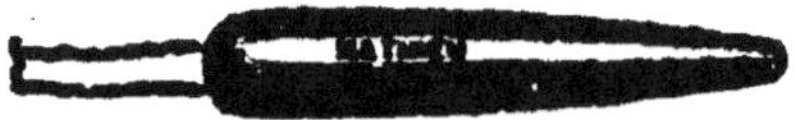

Fig. 15.— Eponge préparée pour la dilatation intra-utérine.

Les éponges de la préparation desquelles on est absolument sûr sont seules recommandables. Il faut être prévenu qu'on trouve dans le commerce des éponges qui ne sont pas suffisamment aseptiques ou qui, faites de plusieurs morceaux, se dissocient dans l'utérus.

L'introduction des éponges est souvent malaisée : 1° parce que l'extrémité n'est pas assez rigide ; on lui donne plus de consistance en la carbonisant légèrement à la flamme d'une lampe à esprit de vin ; 2° parce que, n'étant pas susceptible de recevoir le poli, la surface ne glisse pas contre les parois utérines ; elle se grippe contre elles et souvent on ne peut pas franchir d'emblée l'orifice interne.

On a imaginé, pour rendre l'éponge préparée plus glissante, des artifices compliqués que je crois inutile de signaler.

Pour dilater l'utérus jusqu'au fond, il faut souvent faire plusieurs applications d'éponges successives; faire, en un mot, de la dilatation progressive. Or, ces applications successives donnent lieu à des accidents septiques.

Pour moi, je n'emploie l'éponge que lorsque une seule tente me donne d'emblée la dilatation voulue. Dans le cas contraire, je préfère recourir à d'autres procédés ou laisser écouler plusieurs jours entre chaque application d'éponge conservant la dilatation obtenue par un tamponnement intra-utérin au coton iodoformisé.

En se dilatant, l'éponge pénètre dans les replis de l'arbre-de-vie ; elle devient difficile à retirer sans arracher des lambeaux de muqueuse.

Il est imprudent de laisser l'éponge dans l'utérus plus de 8 à 10 heures.

Avant de pratiquer les manœuvres pour lesquelles on a dilaté et après les avoir terminées, il faut faire une injection intra-utérine au sublimé.

La laminaria-digita double de volume au bout de 8 à 12 heures quand elle a été exposée sèche à l'influence de l'humidité.

Les tentes que l'on fabrique avec cette substance, se présentent sous forme de tiges dures compactes et polies.

Elles sont pleines ou excavées. Les tentes excavées gonflent plus rapidement.

Bien que le bois soit plus facile à nettoyer et à stériliser que l'éponge, j'ai l'habitude, avant d'introduire une tige de laminaria, de la racler avec un éclat de verre, j'enlève ainsi la couche

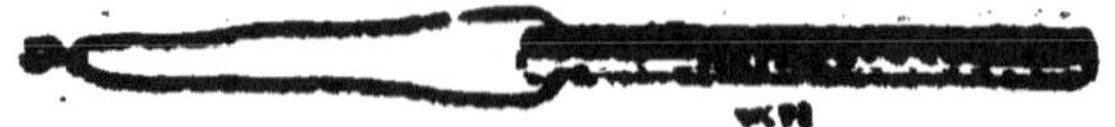

Fig. 16. — Tige de laminaria pour la dilatation intra-utérine.

externe qui a été exposée à l'air et aux contacts suspects.

Je l'immerge rapidement dans une solution antiseptique et je l'introduis immédiatement après.

On peut imprimer aux tiges de laminaria une légère courbure qui souvent facilite leur pénétration.

La laminaria glisse facilement jusqu'au fond de l'utérus ; elle n'entame pas l'épithélium comme le fait l'éponge ; elle présente des dangers moindres au point de vue de l'infection. Quand on la retire, on trouve souvent, au niveau du point qui était en contact avec l'orifice interne, un collet qui parfois rend le retrait difficile.

On peut obtenir une dilatation considérable en introduisant simultanément plusieurs petites tiges de laminaria les unes à côté des autres.

Les tentes de gros diamètre qu'on trouve dans le commerce sont loin de se gonfler proportionnellement autant que les petites. Il est donc préférable d'employer les petites et d'en réunir un certain nombre en une sorte de faisceau lorsqu'il est nécessaire d'obtenir une dilatation plus considérable.

Je préfère de beaucoup la laminaria à l'éponge.

Elle pénètre plus facilement, elle donne une dilatation plus régulière et plus profonde d'emblée, elle est moins sujette à provoquer l'infection, elle est plus facile à retirer.

C'est surtout en se plaçant sur le terrain de l'application de la plus rigoureuse antiseptie qu'on doit préférer la laminaria. Quelles que soient les précautions prises on ne peut jamais considérer l'éponge préparée comme *absolument* aseptique.

L'utérus a souvent une profondeur qui excède la longueur ordinaire des tiges expansibles.

Fig. 17. — Dilatateur bivalve du professeur Pajot.

Il faut, dans ce cas, mesurer la cavité avec la sonde, et couper, à la longueur voulue, des sondes de laminaria à destination de l'urèthre de l'homme.

Tupelo.—Le tupelo gonfle plus vite que la laminaria, mais il est plus rugueux et, une fois imbibé, il ne reste pas rond ; il devient rectangulaire et blesse les parois utérines.

Les dilatateurs mécaniques.

Il est impossible de donner une description de tous les dilatateurs. Les uns ont la forme d'un speculum : (bivalves dilatateurs de Lesnenant, Deschenaux, Mathieu).

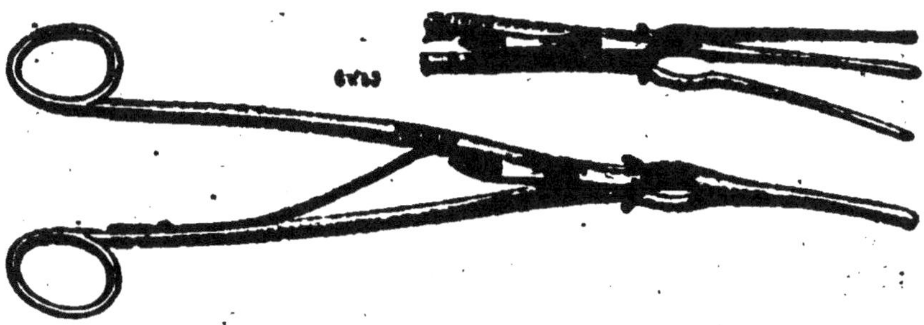

Fig. 18. — Dilatateur trivalve de Huguier ou Scanzoni.

D'autres opèrent la dilatation par l'écart de branches, dont le nombre varie de deux à quatre.

Ellinger, 2 branches qui s'écartent parallèlement
Pajot, 2 —   —
Huguier, 3 —   —
Leblond, 4 —   —
Schultze, 2 branches, un modèle dilatant bilatéralement,
—   un modèle dilatant d'avant en arrière.

Ces dilatateurs ont tous l'inconvénient de faire supporter toute la pression à une partie restreinte des parois, car leurs branches sont en général minces et effilées. Le traumatisme est plus considérable dans ce mode de dilatation que dans d'autres.

Les branches se courbent plus ou moins, comme des ressorts, quand la résistance devient un peu forte, en sorte que l'écart des branches n'est pas aussi grand dans la matière, que le jeu de l'instrument libre le fait supposer.

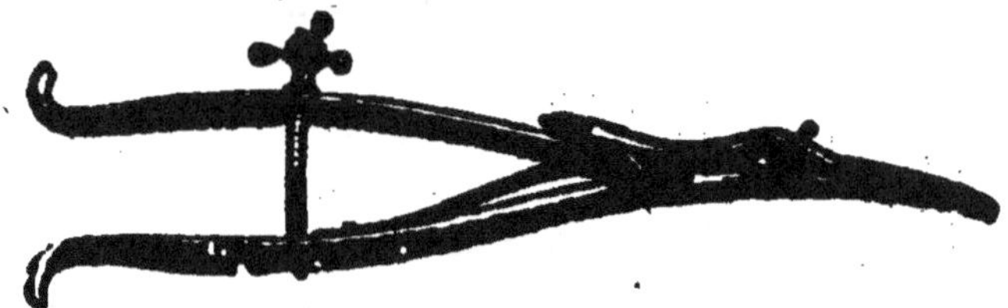

Fig. 19. — Dilatateur ou divulseur pour la dilatation forcée du col de l'utérus (à trois valves) de Sims.

Leur construction compliquée les rend d'un nettoyage difficile. Les dilatateurs à branches étaient plus employés autrefois qu'aujourd'hui. Il est dangereux de s'en servir pour provoquer les grandes dilatations destinées à permettre le toucher intra-utérin. Pour les dilatations de plus petit calibre, le cathétérisme progressif ou les tentes expansibles mènent pus facilement et plus simplement au but cherché.

Toutefois, on peut y recourir occasionnellement avec avantage quand il y a lieu d'uniformiser le calibre d'une dilatation irrégulière ou d'agir sur un point limité où siège une résistance.

Bougies dilatatrices cylindriques. Lawson Tait, Fritsch et
Hégar se servent d'instruments analogues à ceux qu'a imaginés
Simon pour la dilatation de l'urèthre.

Les bougies d'Hégar, les plus en usage, sont cylindriques,
pleines, présentent une légère courbure; elles sont en vulcanite
ou en verre. Leur extrémité est arrondie et conique, leur
manche aplati. La bougie elle-même a une longueur de 12 à 14
centimètres.

Fig. 20. — Bougie dilatatrice de Hégar.

La plus étroite de la série a 2 millimètres de diamètre, la
suivante en a 3 et ainsi de suite. Le calibre de chaque numéro va en augmentant de 1 millimètre de diamètre, ce
qui donne pour la périphérie une augmentation de 3 millimètres. Il est même désirable d'avoir, pour les cas où la dilatation
est difficile, des bougies dont la périphérie ne diffère de celle
de la précédente que d'un millimètre et demi.

Quand on dilate pour pratiquer le toucher intra-utérin, il
faut arriver à des bougies de 16 à 17 millimètres de diamètre.

Les plus grosses mesurent jusqu'à 20 millimètres de diamètre. Elles permettent d'introduire le doigt, plus des instruments
d'un certain calibre.

L'admission de bougies variant de 0 à 12 millimètres suffit
pour pouvoir faire dans l'utérus des injections, des cautérisations avec la pierre infernale, avec l'acide nitrique, pour introduire une pince à polypes.

Il n'y a pas besoin de dépasser ces limites quand on applique la dilatation au traitement d'un rétrécissement du canal.

On plonge tout le jeu de bougies dans un bain d'acide phénique à 5 %.

Le vagin doit être irrigué avant l'opération avec un liquide
antiseptique.

Hégar place la malade dans le décubitus latéral gauche et découvre, avec le spéculum de Sims, le col qu'il fixe en y implantant un tenaculum ou une pince à griffes. Il introduit une première bougie de petit calibre, puis ensuite des numéros graduellement plus forts. Il n'est pas toujours nécessaire de procéder méthodiquement à l'introduction successive de tous les numéros de la série. Si la dilatabilité est grande, on peut, sans inconvénient, laisser de temps en temps uu numéro de côté.

Il faut, au contraire, si la résistance est forte, laisser chacune des bougies plus longtemps en place et avoir recours aux bougies intermédiaires que nous avons mentionnées plus haut.

En moyenne, une heure suffit pour amener une dilatation permettant l'introduction du doigt.

L'anesthésie rend la dilatation plus facile et moins longue.

La méthode de Hégar est rapide, elle ne provoque pas d'accidents septiques, elle donne lieu à peu de douleurs. Une dilatation considérable peut être obtenue dans une seule séance d'anesthésie.

La dilatation de l'utérus provoque des accidents qui sont toujours imputables à l'infection.

La méthode que je vais décrire tout à l'heure, qu'on l'emploie seule ou comme complément des autres, constitue un moyen excellent de se défendre contre l'infection, car elle comporte le séjour en permanence dans l'utérus, de substances qui paralysent le développement des virus.

On lui a reproché d'être longue; mais, messieurs, c'est sa lenteur même qui lui donne sa portée et son innocuité. Du reste, elle consiste à reproduire artificiellement un processus naturel très lent, et cette lenteur n'a d'inconvénients que pour le médecin ; c'est une objection qui ne peut entrer en ligne de compte pour moi, ayant depuis longtemps remarqué que les bons résultats en gynécologie ne sont pas à la portée des gens pressés.

DILATATION PAR LE PROCÉDÉ DE VULLIET

En 1883, c'est-à-dire deux ans avant Herff, de Darmstadt, je me servais de l'iodoforme pour des applications à demeure dans la cavité utérine. J'employais aussi l'éther comme véhicule pour imprégner d'iodoforme le coton qui était mon matériel de pansement.

Cela ressort avec la dernière évidence d'un article que j'ai publié en 1884 dans les *Annales de Tocologie.*

Cette idée, en elle-même, n'avait rien de remarquable, je suis en cela tout à fait de l'avis de M. Doléris ; je dirai même plus, elle n'avait absolument rien d'original, puisque, nous le savons tous, c'est Moselig de Moorhof, qui a, le premier, signalé les avantages généraux et spéciaux de l'iodoforme dans la thérapeutique chirurgicale.

La seule importance que cette question de priorité puisse avoir pour moi, c'est que j'ai fait du tamponnement aseptique de l'utérus la base de la méthode de dilatation que je vais vous exposer.

De tout notre matériel de pansement, le coton est la substance la moins irritante et la plus facile à tasser et à introduire sous de petits volumes ; elle est en outre susceptible d'être imprégnée de substances antiseptiques.

Les antiseptiques rapidement solubles ne pouvaient convenir pour la préparation de tampons qui devaient séjourner dans une cavité qui sécrète abondamment.

Je fis choix de l'iodoforme ; il était tout indiqué par la lenteur avec laquelle il développe ses effets.

L'iodoforme donne lieu quelquefois à une intoxication. J'ai employé, comme succédanés, le salol et le térébène mélangé à égale partie d'huile d'olive.

Je confectionne les tampons avec du coton antiseptique ; les plus petits ont, non comprimés, le volume d'un haricot de Sois.

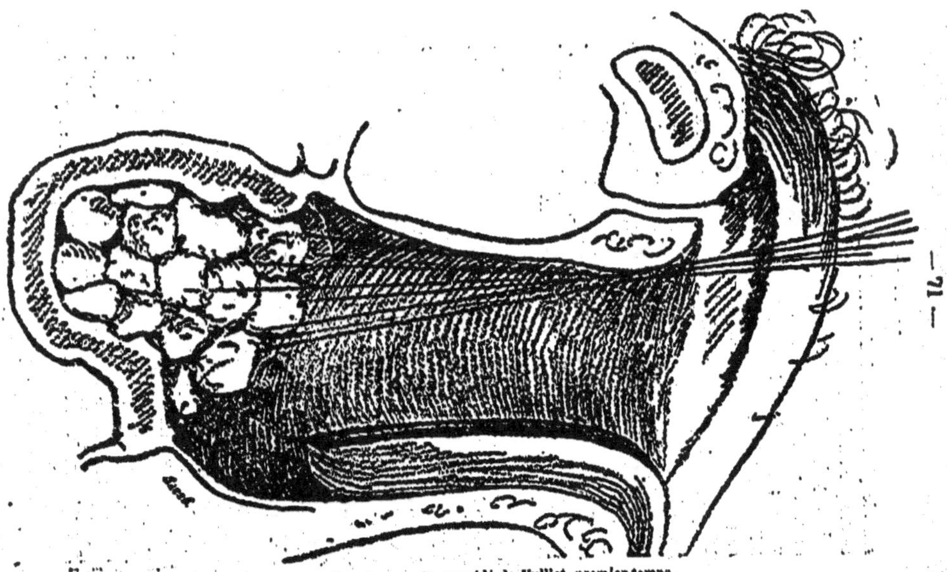

Fig. 21. — Dilatation par le procédé de Vulliet, premier temps.

sons, les plus gros celui d'une noix. Ils sont attachés à leur centre par un double fil.

Leur préparation spéciale consiste à les plonger dans une solution éthérée d'iodoforme et à laisser sécher ; l'éther s'évapore ; quant à l'iodoforme, il reste disposé d'une façon parfaitement uniforme sur toute la périphérie du tampon. Grâce aux propriétés filtrantes du coton, l'iodoforme reste tout entier à la surface ; on peut s'en convaincre en coupant un tampon par le milieu ; il est parfaitement blanc intérieurement.

Plus on place de tampons dans l'utérus, plus on y introduit aussi d'iodoforme, c'est-à-dire d'une substance susceptible de provoquer des accidents. C'est pour cela qu'il faut recourir à des solutions d'autant plus étendues que l'obturation comportera davantage de coton. Mes solutions les plus fortes sont de 1 sur 10, les plus faibles de 1 sur 30 d'éther.

Il ne faut, dans aucun cas, se servir de tampons encore humides, parce que le contact de l'éther est douloureux et irritant pour les parties profondes de la cavité et parce que l'iodoforme à l'état de dissolution se trouve dans des conditions favorables à une absorption très rapide et excessive.

Quand on est pris au dépourvu, on peut plonger des tampons dans la solution d'éther, les prendre par l'extrémité des fils et leur faire décrire en l'air un moulinet, jusqu'à ce qu'ils soient tout à fait secs.

Je conserve mes tampons dans des flacons bouchés ; une étiquette indique leur degré d'iodoformisation.

Technique de la dilatation.

Je place toujours le sujet dans la posture genu-pectorale et je relève le périnée avec une valve aussi large que possible.

Le col se place ordinairement d'emblée dans l'axe voulu ; s'il n'est pas bien orienté, je déprime les parois vaginales au moyen d'une valve plate, longue et mince, de façon à avoir l'orifice externe bien en vue. Cette valve suffit comme moyen de

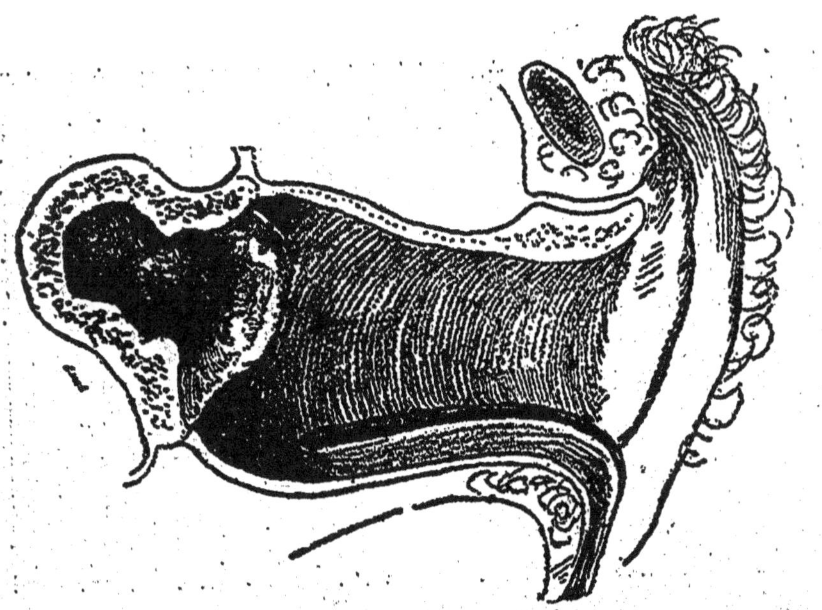

Fig. 22. — Dilatation par le procédé de Vulliet, 2° temps.

fixation ; elle remplace avec avantage les instruments à griffes.

Il faut opérer sur une table haute, en face d'un bon jour, et apprendre au sujet à mouvoir son siège au commandement selon les besoins de l'éclairage.

Une fois la malade en position, on explore le canal utérin pour déterminer son calibre et sa direction ; si le canal utérin est élargi, on peut d'emblée commencer la dilatation par l'introduction des tampons. S'il est rétréci, tortueux ou angulaire, il faudra différer l'obturation jusqu'à ce qu'on l'ait rectifié, recalibré et élargi.

Cette dilatation préliminaire doit être poussée jusqu'au degré où les petits tampons peuvent pénétrer facilement jusqu'au fond de la cavité. L'effet doit résulter non de l'action isolée de chaque tampon, mais de la distension produite par l'accumulation des tampons.

Une petite tige de laminaria ou le cathétérisme progressif réussira à donner au canal utérin la perméabilité nécessaire. Il arrive quelquefois que des tumeurs (des fibromes du segment inférieur surtout) dévient et refoulent le col de telle façon qu'il devient inaccessible ; il est évident qu'il est impossible, en pareil cas, d'introduire des corps étrangers dans l'utérus.

Une pince à pansements courbe, longue et mince, sert à saisir le tampon et à le porter sur l'orifice externe, puis, une fois fermée, à le pousser jusqu'à une certaine profondeur dans le col.

Quelquefois il s'enrobe de mucosités qui le rendent glissant, les contractions utérines l'expriment au dehors et il ressort à côté de la pince.

Il faut sacrifier quelques tampons jusqu'à ce que la cavité soit essuyée.

La pince doit porter sur le milieu et non sur les côtés du tampon. Il faut enfin la maintenir en contact avec lui jusqu'à ce que toute la contraction ait cessé.

Quand le tampon est bien engagé et fixé, on prend un cathéter rigide ou une sonde utérine pour le pousser jusqu'au fond ;

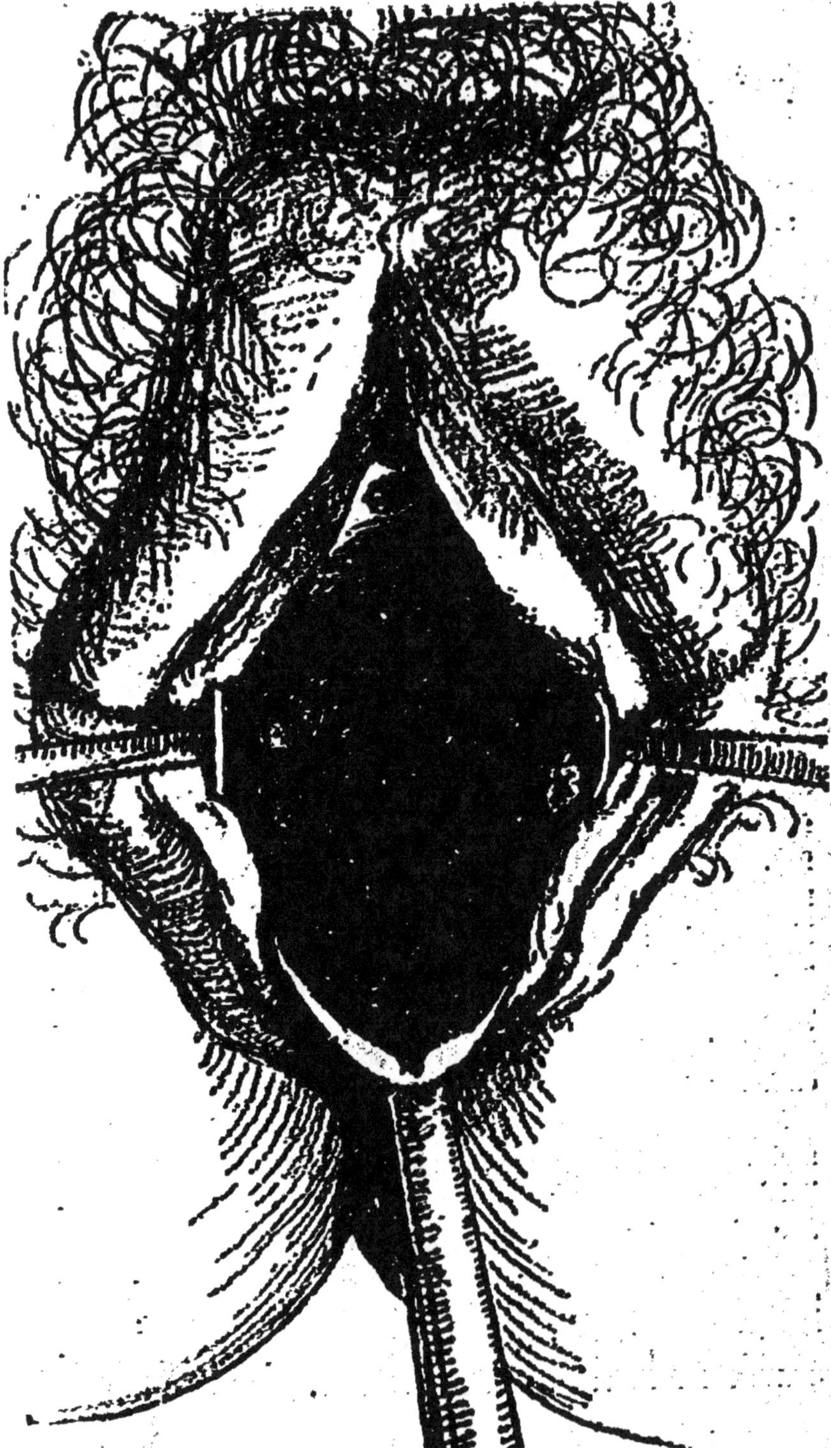

Fig. 23. — Dilatation par le procédé de Vailliet, 3e temps.

la pénétration du fil nous avertit que le tampon chemine devant la sonde.

Quelquefois il faut l'action alternative de deux sondes se dégageant l'une l'autre du contact du coton pour qu'il puisse arriver jusqu'au fond de la cavité.

Après un premier tampon j'en introduis un second, et ainsi de suite, jusqu'à ce que la cavité soit bourrée jusqu'à l'orifice externe. Je procède comme le dentiste qui fait l'obturation d'une dent creuse.

Je laisse ces tampons à demeure pendant 48 heures. Ils n'occasionnent en général aucun inconvénient ; les malades n'ont même pas besoin de garder le lit.

Sans leur permettre la station debout prolongée ou des exercices violents, je les laisse marcher tranquillement dans leur chambre.

Plusieurs de mes imitateurs, au lieu de mettre les malades dans la position genu-pectorale que je recommande, ont préféré opérer dans la position française. Les malades ont souffert. Cela ne m'étonne pas. Je ne puis empêcher personne de tamponner dans toutes les postures que les malades voudront bien prendre ; si on en trouve de meilleures que celle que je recommande, je les adopterai ; mais, d'autre part, si en procédant autrement que moi on augmente les difficultés pour l'opérateur et les douleurs pour le sujet, on ne peut vraiment pas en faire retomber la responsabilité sur ma méthode.

Ni dans la classe pauvre, ni dans la classe aisée, je n'ai jamais rencontré de résistance de la part des malades et quand j'ai dû interrompre ou renoncer définitivement à une dilatation, c'était pour de toutes autres raisons.

Au bout de 48 heures après le premier tamponnement, l'utérus s'est ramolli, ses parois sont devenues flasques et extensibles ; je retire la première tamponnade et j'en place immédiatement une seconde plus volumineuse.

A mesu..e que la cavité utérine s'agrandit, il faut se préoccuper de la forme de la dilatation. Si l'on a en vue un simple examen par le doigt, un calibre à peu près uniforme suffit ; mais si l'on se propose d'inspecter avec la vue l'intérieur de l'utérus, il faut d'emblée chercher à donner à la cavité une forme évasée.

Il faudra, dès le début, disposer les tampons de telle sorte que leur agglomération forme un cône dont le sommet regarde le fond de l'utérus.

Pour arriver à mettre plusieurs tampons les uns à côté des autres à un même niveau, on retient les premiers placés par leur fil, pendant qu'on insinue les suivants à côté d'eux, à la hauteur voulue.

Plus la cavité utérine est profonde, plus sa direction est inclinée, plus les lèvres du col sont volumineuses, plus la dilatation présentera de difficultés.

Quand les tissus utérins ne sont pas altérés, la dilatation du segment inférieur est plus longue à obtenir que celle du segment supérieur. La résistance est quelquefois telle que l'oblutation seule est impuissante à la vaincre.

J'ai recours alors à un faisceau de tiges de laminaria. Je place au centre du faisceau quelques tampons de coton que je pousse jusqu'à mi-hauteur du canal cervical.

Le faisceau se trouve ainsi écarté à sa base et disposé en pyramide. Au bout de 10 à 15 heures, la dilatation a pris la forme conique que je maintiens et que je développe par les tamponnements ultérieurs.

Précédé et suivi qu'il est par l'application du coton iodoformé, le recours occasionnel aux tiges expansibles ou aux sondes d'Hégar n'offre aucun danger.

D'obturations en obturations, la cavité acquiert des dimensions telles qu'une fois débarrassée du coton et rendue béante par la pression atmosphérique, elle devient visible jusqu'au fond.

Je n'ai jamais pensé que tous les utérus fussent susceptibles d'être dilatés à ce degré.

Les tentes expansibles, les bougies de Hégar ne constituent pas non plus des procédés d'une application universelle et elles ne donnent pas, dans le premier utérus venu, l'agrandissement maximum qu'elles peuvent fournir.

La possibilité, pour la matrice, de subir la dilatation est liée à la préexistence de certaines conditions qui sont créées par des circonstances spéciales (affections cavitaires, gravidité, etc.).

Vouloir dilater quand ces circonstances n'existent pas est un non-sens. C'est un non-sens également de dépasser le degré utile et il ne faut rendre une cavité visible par une dilatation poussée au maximum que si le contrôle de la vue donne aux investigations et aux manœuvres intra-utérines un supplément de précision indispensable.

Quelques-uns affirment que le contrôle du toucher suffit toujours. Il peut suffire, puisqu'on s'en est contenté jusqu'à présent ; mais prétendre qu'il n'y a jamais rien à gagner à explorer et à agir de visu dans l'intérieur de la matrice, c'est poser une conclusion contraire au bon sens.

Les grandes dilatations ne sont, à mon avis, indiquées que dans des affections qui siègent dans la profondeur de la cavité ou dans les parois du corps utérin. Or, ces affections (tumeurs fibreuses, endométrites fongueuses, cancer) ont hypertrophié, ramolli, écarté ou même détruit la paroi ; il s'en suit que l'utérus est préparé à subir la dilatation. Celle-ci est, pour ces raisons, facile à provoquer. L'hyperplasie déterminée par le tamponnement à demeure se surajoute à l'hyperplasie préexistante due à l'affection, et, de leur association résulte la tolérance de l'utérus à loger des tamponnades très volumineuses.

Les dilatations de moyen ou de petit calibre marchent en général plus lentement. Elles conviennent pour un genre particulier d'affections qui n'augmente pas la dilatabilité de l'organe (strictures, déviations, endométrites non végétantes).

L'utérus peut même être sclérosé par l'inflammation chronique, ce qui rend ses parois très peu extensibles,

Mais, pour toutes les affections de ce genre, les grandes dilatations sont inutiles. On peut recourir, par conséquent, à tous les procédés plus violents et plus rapides auxquels on associera le tamponnement avec avantage, soit pour garder entre deux séances de dilatation le terrain conquis par la première, soit pour conserver, à volonté, l'accès qu'on s'est frayé, soit enfin pour assurer l'innocuité des manœuvres.

Betrix dit qu'il faut en moyenne 6 à 8 tamponnements espacés sur 15 à 20 jours pour obtenir une dilatation qui permette l'inspection directe de la cavité utérine.

Cela était vrai pour l'ensemble des dilatations auxquelles il avait assisté; mais il n'y a d'avantage à établir le temps moyen que pour des cas de même nature.

Dans le cancer, on arrive au résultat au bout de 3 ou 4 obturations. Dans le cas que j'ai dilaté à l'hôpital Beaujon, deux ont suffi.

Dans les fibromes intrapariétaux, il faut de 6 à 8 obturations.

Dans les endométrites chroniques, il en faudrait ordinaire-

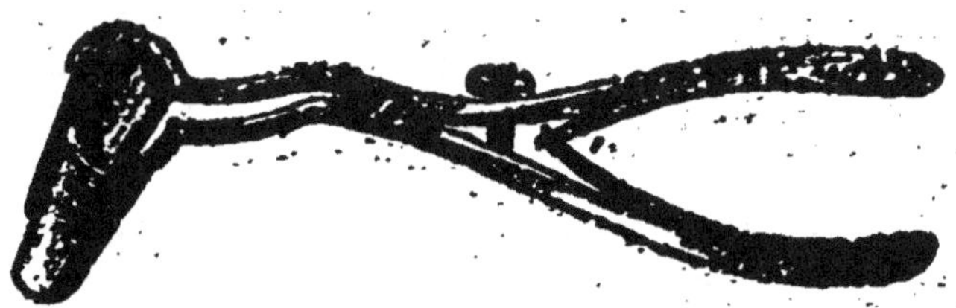

Fig. 21. — Spéculum intra-utérin de Vulliet.

ment davantage si, une fois arrivé à un certain degré, on n'avait pas la ressource d'employer un spéculum intra-utérin qui permet de voir successivement une grande étendue de la muqueuse.

Je me sers aussi du spéculum intra-utérin pour écarter les

végétations, les proéminences do tumeurs qui obstruent la cavité et empêchent l'inspection.

Il est une dernière considération que je veux encore faire valoir. L'obturation de la cavité utérine telle que je la pratique ne facilite pas seulement l'exploration de l'intérieur de l'utérus; c'est en même temps une méthode thérapeutique. Le tamponnement appliqué à toutes espèces de clapier a une efficacité reconnue depuis longtemps. Le tampon porte les topiques sur toute l'étendue des surfaces malades, il absorbe les liquides sécrétés, il joue le rôle du drainage. Quelle que soit l'affection virulente qui siège dans l'utérus, le tamponnement exercera sur elle l'action la plus salutaire ; mais, employé dans un but thérapeutique, le tamponnement devra étaler, séparer simplement les surfaces; il ne faut pas qu'il les distende et qu'il les force. Dans tous les autres procédés de dilatation, on se sert d'agents qui peuvent provoquer des accidents septiques; dans la méthode du tamponnement, cet agent les conjure et les arrête.

L'utérus montre pour les tampons une tolérance dont j'ai été le premier étonné. Il est rare qu'il réagisse quand on se sert de tampons qui entrent facilement et quand on ne tasse pas le coton avec trop de force. Quelquefois, il se produit des coliques passagères sans importance. Dans les premiers temps où nous appliquions cette méthode, nous avons noté quelques symptômes que nous attribuions à un mouvement fébrile.

Je crois que c'était une erreur d'interprétation. L'iodoforme détermine comme premières manifestations toxiques de l'agitation psychique et cardiaque.

Nous nous servions uniquement à cette époque, pour la préparation des tampons, de la solution d'iodoforme à 1/10. L'accélération du pouls et l'inquiétude des malades étaient dues vraisemblablement à l'action de l'iodoforme en excès, car, depuis que j'ai recours aux solutions plus diluées et depuis que je suis devenu plus attentif à l'action de l'iode je n'ai plus observé ces accidents fébriformes.

Il m'est arrivé, par contre, quelquefois, de voir survenir, sans cause appréciable, un accouchement de la tamponnade. J'appelle ainsi quelques douleurs qui expulsent dans le vagin le coton placé dans la matrice. Après deux ou trois jours de repos, je reprenais la dilatation qui se poursuivait ordinairement sans nouvel incident.

J'ai vu survenir chez trois malades des nausées et des troubles gastriques analogues à ceux qui accompagnent le début de la grossesse.

Dans deux cas, un tamponnement à demeure a produit sur des troubles nerveux chroniques le même effet sédatif que celui que nous observons chez certaines femmes qui ne se sentent bien que lorsqu'elles sont enceintes.

Jamais la dilatation n'a produit d'accidents septiques ; elle les a ou arrêtés ou atténués lorsqu'ils préexistaient.

La dilatation a un effet hémostatique déjà connu depuis longtemps. Elle décongestionne la muqueuse, en déterminant l'ischémie dans les vaisseaux superficiels.

Cet effet est si prononcé qu'il m'est arrivé de renoncer, après la dilatation, à des opérations que je me proposais d'exécuter contre des fibromes qui donnaient lieu à des hémorrhagies abondantes.

Résumé. — La dilatation de l'utérus est indiquée :

1° Pour recalibrer et rectifier son canal.

2° Pour y pénétrer avec des instruments de petit ou de moyen calibre ou pour y introduire des topiques liquides ou solides.

3° Pour y introduire le doigt seul ou le doigt accompagné d'instruments.

Dans les deux derniers cas, il faudra toujours que le calibre de la dilatation surpasse le diamètre des corps engagés.

Plus la dilatation visée doit être considérable, plus il faudra procéder avec lenteur et ménagement, et si, pour remplir les indications du premier et du second chef, les procédés ordinaires suffisent, il y aura le plus souvent avantage lorsqu'il s'agit des indications du troisième chef, à leur associer l'obturation antiseptique selon ma méthode.

4° Pour inspecter l'intérieur de la cavité utérine avec ou sans l'aide du spéculum intra-utérin.

La dilatation, lorsqu'on vise ce but, doit être poussée à un degré qu'on n'atteint pas par les procédés ordinaires ; il faut d'emblée, ou, une fois les limites des autres procédés atteintes, employer exclusivement la méthode de l'obturation progressive.

L'obturation est susceptible des mêmes applications que la sonde à demeure ; elle empêche le rapprochement des parties qu'il y a intérêt à maintenir séparées ; elle constitue un drainage excellent dans les affections virulentes de la cavité utérine.

Elle a une action hémostatique certaine. Associée aux autres procédés, elle nous assure des dilatations durables qui permettent de renouveler à volonté nos interventions.

Entraînant à la longue l'hyperplasie des parois, elle est susceptible de rendre des services partout où des modifications plastiques sont désirables.

Elle agit sur certaines névroses de la même façon que la grossesse.

Elle donne la solution du problème de l'endoscopie utérine ; elle nous permet de diagnostiquer, de panser, d'opérer, de surveiller les suites opératoires de visu jusque dans les parties les plus profondes de la cavité utérine.

Dans la suite de ce cours, qui doit comprendre toutes les manœuvres et toutes les opérations gynécologiques, j'aurai l'occasion de vous parler des applications spéciales de la dilatation ; cela formera le complément indispensable de cet exposé sommaire.

CINQUIÈME LEÇON

DE L'ABAISSEMENT OU PROLAPSUS ARTIFICIEL DE LA MATRICE ET DE SES APPLICATIONS.

L'utérus, à l'état normal, peut être facilement refoulé en haut, en avant, en arrière ou de côté, d'environ un pouce et demi à deux pouces ; il peut aussi être attiré en bas jusqu'à ce que le col descende au niveau de la vulve.

Cette mobilité est fonctionnelle, les moyens de suspension de l'utérus sont disposés pour la permettre. Sans elle, le coït, la gestation, l'accouchement subiraient toutes sortes d'entraves, et la vessie et le rectum ne pourraient supporter isolément, encore moins simultanément, la distension que comporte leur rôle de réservoir.

L'utérus comme l'intestin est entouré par un repli du péritoine. Ses attaches sont donc de nature mésentérique. Les deux lames du mésentère, au lieu de s'adosser l'une à l'autre, après l'enveloppement, comme cela a lieu pour l'intestin, divergent et gagnent la périphérie du bassin, où elles vont faire suite au péritoine pariétal.

Quant au péritoine pariétal, il est relié aux couches sous-jacentes par un tissu cellulaire lâche qui permet un certain degré de glissement.

Il en résulte que lorsque la matrice est attirée vers la vulve, c'est la descente du péritoine pariétal qui lui permet d'obéir à l'effort de traction.

Cet effort ne porte pas sur quelques points d'attache isolés ; il est réparti sur tout le pourtour du fond du sac péritonéal.

Les mésentères en général et celui de l'utérus en particulier constituent un système d'attache qui, tout en maintenant l'organe, lui laisse cependant une mobilité plus ou moins grande.

En arrière, au niveau des ligaments de Douglas, le tissu cellulaire est plus dense qu'ailleurs ; mais la disposition est, au degré près, la même que sur le reste de la périphérie.

Quant aux tissus sous-péritonéaux accolés à la face inférieure du mésentère, ils n'opposent pas de résistance à l'abaissement. Que la descente de matrice soit ou occasionnelle et provoquée ou qu'elle résulte de conditions pathologiques diverses, c'est toujours au niveau des ligaments de Douglas que la résistance est le plus considérable.

Ces notions sur le mode de suspension de l'utérus et celles que je vous ai développées déjà à propos de la pression intra-abdominale formèrent la base d'une doctrine des déplacements utérins, doctrine que je vous exposerai lorsque nous traiterons de l'orthopédie de la matrice.

Provoquer artificiellement, mais avec tous les ménagements voulus et sans excéder certaines limites, les mêmes déplacements que ceux qui résultent de l'exercice des fonctions normales n'a rien que de parfaitement légitime.

L'abaissement est sans danger. — La manœuvre de l'abaissement ne saurait soulever d'objections tirées des dangers qu'elle peut faire courir.

C'est cependant l'effroi de provoquer des troubles imaginaires qui a empêché longtemps qu'elle devînt d'un usage courant.

Quant à son utilité, elle ne peut être contestée que par ceux qui ne l'ont pas essayée, ou qui, l'ayant essayée, n'en ont pas su tirer parti.

L'utérus in situ est, dans sa partie haute, difficilement accessible et explorable. Mais une fois abaissé il est facile de l'étreindre par les explorations abdomino ou vésico-rectales.

Que la matrice soit dilatée, ce ne sera plus l'organe en bloc, mais chacune des parois qui pourra être palpée isolément avec un maximum de précision résultant d'un minimum de distance et de masses interposées entre les deux mains qui vont à la rencontre l'une de l'autre.

La dilatation et l'abaissement associés pour concourir au même but, l'exploration des parties hautes de l'utérus, sont le progrès le plus sérieux et le plus indiscutable de la gynécologie moderne.

Contre-indication.

Peut-on abaisser tous les utérus ?

Évidemment non.

Toutes les fois qu'il existe des exsudats pelviens, des phlegmasies utérines ou périutérines, des adhérences anormales récentes ou anciennes, il est dangereux, il est souvent impossible d'exercer des tractions effectives sur la matrice.

Mais ces conditions anormales sont faciles à reconnaître soit par leurs symptômes propres, soit par la perte même de la mobilité de l'utérus, soit enfin par la résistance perçue lorsqu'on veut déterminer le prolapsus.

Manuel opératoire.

Pour faire descendre l'utérus, on se sert :

1° de ténaculum ;

2° de pinces à griffes ;

3° de fils passés au travers du col ;

4° de la serre-fine à griffes que je vous présente.

Quel que soit l'instrument choisi, il devra assurer une bonne prise.

Les ténaculum à un seul dard ne valent rien ; ceux qui en ont plusieurs sont d'une implantation difficile.

Le ténaculum est un instrument de fixation plutôt que de traction.

Les pinces tiennent beaucoup mieux : les unes ont des mors peu pénétrants ; elle tiennent par compression ; les autres ont des griffes acérées qui entrent dans les tissus ; ces dernières déterminent moins de traumatisme, et un traumatisme plus rapidement guérissable que les premières.

J'ai essayé un modèle, de provenance anglaise, je crois, dans lequel, l'une des branches se termine par une petite spatule et l'autre par des griffes.

Bien que le tissu ne fût pas altéré, j'ai produit deux déchirures et la pince a lâché prise.

Les anneaux des pinces (en forme de ciseaux) empêchent de retirer le spéculum de Cusco ou le spéculum cylindrique qui a servi à découvrir le col.

Il faut avoir, pour en faire usage, un spéculum articulé sur un seul côté, ou faire entrer la pince latéralement entre les deux valves, ce qui est presque toujours possible.

J'ai fait construire une pince qui s'ouvre et qui se ferme par le glissement d'un manchon cylindrique. On peut l'employer avec tous les spéculums.

Le manche est mince, il occupe moins de place dans le vagin que celui de la pince ordinaire. Il est très long, en sorte que la main de l'aide qui exerce la traction ne gêne pas l'opérateur.

Le fil de grosse soie constitue un excellent moyen de traction, mais il est toujours laborieux, quelquefois même impossible de le placer.

Il faut d'abord recourir à la pince à griffe pour fixer, attirer et faire saillir le col ; il s'agit ensuite de l'embrocher à sa base avec une aiguille.

Tout cela est long et pénible. Quand le col est court, on peut, même en prenant les plus grandes précautions, traverser les tissus au-dessus du niveau de l'insertion des culs-de-sac.

Néanmoins, une fois en place, le fil a de grands avantages ; il tient peu de place dans le vagin et il n'y a pas de corps dur et piquant qui entrave le passage du doigt à travers le col.

Si, après avoir traversé le col de part en part avec un fil plié en deux sur toute la longueur, on fait passer ensuite chacune de ses extrémités dans l'anse, le col se trouve à la fois embroché et enserré circulairement. On aura ainsi une prise très solide et largement répartie. C'est là un avantage quand les tissus sont friables.

Un autre artifice qui donne deux prises, une pour chaque lèvre, consiste à harponner dans le canal la partie médiane du fil, à l'attirer au dehors et à la sectionner.

La serre-fine à trois griffes que je vous montre est très facile à implanter et à enlever. Elle se ferme automatiquement et s'ouvre à l'aide d'un mécanisme très simple. Cette serre-fine est munie d'un fil qui, après implantation des griffes, sert de moyen de traction.

Elle réunit les avantages de la pince à griffes et ceux du fil.

Fil ou griffes seront appliquées autant que possible sur la ligne médiane. Les prises latérales sont moins anodines à cause du voisinage du paramétrium.

Quand les lèvres sont déformées par un ectropion, par des végétations, des déchirures, des hypertrophies partielles, il faut d'abord, avec l'aide du tire-balles, les rapprocher, les ramener dans leur situation normale; on implante ensuite l'instrument de traction.

Cette précaution est surtout nécessaire lorsqu'on veut exécuter une opération de restauration, l'opération d'Emmet par exemple.

Quelquefois il n'y a pas de lèvres ; cela s'observe surtout chez les vieilles femmes. Dans ce cas on détermine avec de petites pinces une saillie de tissu autour de l'orifice externe, et une fois la saillie déterminée on y implante des pinces à griffes plus grosses.

Position de la malade anesthésiée.

La position qui convient le mieux soit pour déterminer le prolapsus, soit pour procéder aux opérations et aux manœuvres qu'on exécute sur l'utérus abaissé est celle de la taille (la position de Simon). Néanmoins on peut attirer l'utérus vers la vulve dans toutes les postures gynécologiques. Si la séance doit être longue, la malade sera complètement anesthésiée.

Si on ne détermine qu'un prolapsus modéré et de courte durée, on peut, chez des malades peu sensibles, se passer de l'anesthésie.

Dans ce cas, j'oins, cinq minutes avant d'opérer, le col et le vagin d'une pommade à 4 % de cocaïne; cela suffit ordinairement pour supprimer toute sensation douloureuse lors de l'implantation des griffes.

On a toujours le temps de recourir à l'anesthésie générale, si cette anesthésie locale est insuffisante.

Précautions antiseptiques.

Lorsqu'on a recours au prolapsus, c'est en général pour accomplir une série de manœuvres prévues ou imprévues qui réclament la plus stricte antisepsie.

Mais les mesures antiseptiques ne seraient-elles pas commandées par le but principal qu'elles le seraient déjà par le fait qu'il faut implanter des griffes sur le col.

Pour que la désinfection soit complète, il faut ouvrir largement le vagin avec le spéculum que comporte la position dans laquelle on opère.

Un tampon de ouate monté sur une pince servira à brosser les parois pendant l'irrigation.

Quand l'utérus est le siège d'écoulements suspects, il faut y pratiquer des injections et le nettoyer avec un écouvillon doux.

Le col ne doit pas être pris trop au bord ; celle des deux branches de la pince qui est la plus étroite est placée intérieurement; on gagne ainsi de la place pour pratiquer le toucher intra-utérin.

Une fois la prise assurée, on enlève le spéculum ou on retire suffisamment les valves de Simon pour que les parois vaginales puissent s'inverser et la traction commence. La force déployée ne devra jamais excéder 4 ou 5 livres.

Un doigt placé dans le vagin surveille la descente de l'utérus et déprime le périnée.

Si on sent une résistance anormale il faut palper soit par les culs-de-sac, soit par le rectum, pour vérifier l'état de tension des ligaments de Douglas ou de toute autre partie susceptible de retenir l'organe.

En cas d'obstacle absolu, il faut renoncer à l'abaissement ;

mais si l'utérus est descendu dans une certaine mesure, on peut ordinairement, en ouvrant très largement la vulve, accomplir quand même, bien qu'un peu plus haut et avec moins de facilité, les manœuvres projetées.

La traction sera faite suivant la même courbe que dans l'application du forceps.

A mesure que l'utérus descend, il s'incline en arrière, il subit une élongation comme dans le prolapsus pathologique; son axe devient rectiligne; les plis, les inégalités, les angles de ployure s'effacent, en sorte que l'accès de la cavité devient plus aisé.

La manœuvre du prolapsus artificiel varie suivant le but qu'on se propose.

On abaisse l'utérus soit pour explorer, soit pour opérer.

Les explorations se font sur l'utérus dilaté ou sur l'utérus non dilaté.

Exploration de l'utérus abaissé et non dilaté.

Un ou deux doigts sont introduits dans le rectum aussi haut que possible, leur face palmaire tournée du côté de la matrice.

L'autre main presse sur l'hypogastre immédiatement audessus de la symphyse.

Un aide attire doucement l'utérus. Pendant qu'il descend, l'opérateur cherche à l'étreindre entre ses deux mains; il réussit en général à apprécier sa forme, ses dimensions, sa consistance, les accidents de relief que peut présenter sa surface extérieure. Tous les segments de l'utérus arrivent successivement sous ses doigts, qui finissent par se rencontrer derrière le fond de la matrice.

Soit qu'il refoule l'utérus de côté par une pression simultanée des deux mains, soit qu'un aide le fasse dévier latéralement par le moyen d'un cathéter métallique, il arrive à pouvoir explorer aussi dans la région médiane les annexes et les parties latérales de l'utérus; à reconnaître le siège, les altérations de forme, de volume, de consistance de la trompe et de l'ovaire; à étudier les rapports de l'utérus avec des tumeurs voisines ou contiguës.

La castration, la salpyngotomie exigent des investigations préalables aussi précises que possible. L'abaissement associé à l'exploration bimanuelle constitue la méthode la moins incertaine pour recueillir sur les conditions de l'ovaire et des trompes les données nécessaires pour prendre une décision opératoire.

Ils sont ordinairement introuvables par l'exploration bimanuelle simple.

Le palper recto-abdominal de l'utérus abaissé facilite les investigations de détails sur la paroi postérieure. S'il est nécessaire d'explorer aussi la paroi antérieure avec une grande pression, il faut dilater l'urèthre et entrer avec un doigt dans la vessie pour pratiquer le palper vésico-rectal.

On se sert pour dilater l'urèthre des bougies utérines graduées de Hégar, après avoir fait, s'il y a lieu, des incisions bilatérales ou multiples à l'entrée du méat urinaire.

Exploration de l'utérus abaissé et dilaté.

Ce genre d'exploration est destiné à permettre l'introduction du doigt jusqu'au fond de la matrice.

Il comporte donc une dilatation préalable suffisante. Les débutants commettent généralement la faute de tenter la manœuvre avant que l'agrandissement de la cavité soit arrivé au degré voulu.

On ne peut ainsi aboutir à rien, et si, pour compléter la dilatation, on essaie de forcer le doigt à travers le canal utérin, les griffes de la pince déchirent le tissu et lâchent prise.

Plus la dilatation est complète, moins il y a de force à déployer. Il y a encore une autre raison pour laquelle il faut dilater largement. Le toucher intra-utérin peut amener la découverte de lésions cavitaires ou pariétales qui réclament une intervention chirurgicale. Or il y a tout intérêt à profiter de l'anesthésie et de la dilatation pour opérer séance tenante, sous le contrôle du toucher. Cela sera très facile si on peut glisser sur les côtés du doigt les instruments nécessaires.

Autrement il faudra remettre l'opération ; l'utérus reviendra sur lui-même et quand on voudra opérer il faudra tout recommencer.

Chaque opérateur doit donc connaître le diamètre de la tente de laminaria ou d'éponge, le numéro de la bougie d'Hégar qui donne à son doigt un accès facile jusqu'au fond de l'utérus.

Mais, malgré que l'on ait pris toutes les mesures possibles, il peut arriver que l'on n'entre pas dans l'utérus, ou que, y étant entré, on ne puisse cependant pas faire le nécessaire ; ma méthode de tamponnement rend dans ce cas les plus grands services.

En empêchant la matrice de revenir sur elle-même, elle permet de garder le degré de dilatation obtenu. Le coton à demeure entraine dans la paroi des modifications plastiques qui disposent l'utérus à subir une distension ultérieure plus grande qu'on peut déterminer ensuite soit par des tamponnements graduellement plus volumineux, soit par d'autres moyens. Dans le cas où l'accès était suffisant, mais où l'opération n'a pas pu être terminée pour des raisons d'un autre ordre, le tamponnement maintient l'utérus ouvert aussi longtemps que le traitement l'exige ; il antiseptise les manœuvres faites et à faire.

Grâce au prolapsus associé à la dilatation, nous pouvons reconnaitre avec une grande netteté toutes les affections cavitaires ou pariétales qui donnent lieu à des modifications de relief ou de consistance perceptibles par le toucher.

Fongosités, indurations, hypertrophies générales ou partielles, polypes, fibromes, etc., etc. En combinant le toucher intrautérin avec les explorations par le rectum et par l'hypogastre, on peut même découvrir des fibromes enfouis dans la paroi qui ne font saillie ni dans la cavité utérine, ni dans la cavité péritonéale. La différence de consistance du tissu sain et du néoplasme suffit pour nous les faire percevoir.

DE L'ABAISSEMENT DÉTERMINÉ DANS UN BUT OPÉRATOIRE.

Opérations sur les parois vaginales.

La vulve et la partie inférieure du vagin seront ouvertes le plus largement possible au moyen des valves de Simon. Le prolapsus utérin n'a d'autre but que de faire descendre et inverser les parois vaginales. Si l'opération intéresse la paroi antérieure, il faut amener le col en bas et le refouler contre le périnée.

Si elle intéresse la paroi postérieure, le col doit être attiré et repoussé contre la commissure antérieure.

Une fois la traction sur l'utérus achevée, il faut étaler au-devant ou dans le champ de l'orifice vaginal la portion de paroi qui doit être avivée et suturée.

On se sert pour cet usage de petites pinces à griffes implantées sur quatre points diamétralement opposés de la périphérie de la zone à aviver.

Des aides manœuvrent ces pinces de façon à incliner et à tendre les tissus pour la plus grande commodité de l'opérateur.

L'abaissement permet d'opérer comme à ciel ouvert. Les opérations de fistules, les colporrhaphies sont ainsi beaucoup plus aisées que dans la position de Sims.

On peut se servir d'instruments de la longueur ordinaire, qui sont plus faciles à manœuvrer que les longs bistouris et les longues pinces dont la position américaine nécessite l'emploi.

Opérations sur le col et sur l'utérus non dilaté.

Dans la Trachélorrhaphie, dans les amputations basses, hautes ou totales de l'utérus, il suffit d'attirer le col directement en bas, et de déprimer le périnée avec une seule valve courte, large, à bords relevés et présentant du côté de l'utérus une échancrure qui permet d'amener le col près de l'opérateur.

Des écarteurs ordinaires servent à découvrir de côté ou en haut des points isolés.

Toutes les opérations qui se pratiquent sur l'utérus sont beaucoup plus ordonnées, plus réglées, quand on abaisse que lorsqu'on opère in situ.

On peut constamment éponger, irriguer de façon à enlever le sang qui empêche souvent de distinguer les parties réellement avivées de celles qui ne le sont pas. Il est facile de voir les vaisseaux et de les lier d'une manière sûre et si les culs-de-sac ont été ouverts, le sang s'écoulera au dehors au lieu de pénétrer dans la cavité péritonéale.

A un degré modéré, ce prolapsus facilite le curage, l'écouvillonnage, le cathétérisme des rétrécissements, la pénétration des tentes expansibles et des dilatateurs de tous genres.

Opérations sur l'utérus dilaté.

Quand la matrice contient des débris d'œuf, des végétations molles ou dures, des polypes, des fibrômes pédiculés, sessiles ou pariétaux, il est souvent impossible de nettoyer complètement la cavité, de passer des anses de fil autour des pédicules, de pratiquer des incisions pour débrider les tumeurs, de les énucléer, de les morceler, si l'utérus n'est pas dilaté et abaissé de telle sorte que le doigt puisse guider les instruments.

J'ai pu extirper des polypes siégeant dans la partie la plus profonde de la cavité en provoquant des dilatations qui donnaient accès à deux doigts accompagnés de ciseaux et de pinces et en déterminant un abaissement maximum. Quelle que soit l'opération à pratiquer dans l'intérieur de l'utérus, il vaut mieux ne pas l'entreprendre que de la laisser inachevée, et la seule façon d'éviter cette faute, c'est de dilater et d'abaisser au degré maximum.

J'entrerai plus tard dans plus de détails sur les opérations praticables sur l'utérus abaissé et dilaté.

Chaque fois qu'on a déterminé le prolapsus artificiel, il faut terminer la séance comme elle a été ouverte, c'est-à-dire par une désinfection parfaite, et si l'utérus était dilaté, par un tamponnement au coton iodoformé.

SIXIÈME LEÇON

LE CURAGE DE LA CAVITÉ UTÉRINE

Le terme curage exprime de la façon la plus générale l'action d'extraire mécaniquement d'une cavité naturelle ou accidentelle ou d'une surface malade des produits pathologiques.

Le curage appliqué à la cavité utérine se légitime par les mêmes raisons que celles qui justifient l'emploi de la méthode du curage en général.

Qu'il s'agisse des os, des tissus articulaires, des glandes de la peau ou des muqueuses, l'expérience nous a enseigné que lorsqu'il existe à leur surface ou dans leur trame, des produits mous, fongueux, caséeux, incapables d'élimination spontanée, qu'ils soient de nature bénigne ou maligne, il fallait les enlever pour qu'un travail réparateur puisse procéder du tissu sain mis à découvert par le curage.

C'est Récamier qui a introduit cette méthode dans la thérapeutique utérine.

Il se servait d'une curette pleine, puis d'une curette fenêtrée qui porte encore actuellement son nom (rare exemple d'un instrument datant de 41 ans qui n'a pas encore été débaptisé).

Simon répandit l'usage de la curette en Allemagne, Marion Sims en Angleterre et en Amérique. Elle se popularisa malgré l'opposition de Braun, de Scanzoni, de Hildebrand.

Récamier était un innovateur de génie ; ses instruments :

le spéculum, la curette ; ses méthodes, ses opérations : l'abaissement, l'hystérectomie vaginale ont imprimé à la gynécologie l'impulsion qui devait la transformer.

Il est curieux que ces découvertes si fécondes n'aient, malgré l'immense autorité de leur auteur, attiré chez nous toute l'attention qu'elles méritent qu'après de longues pérégrinations à l'étranger.

Quoi qu'il en soit, le curage gynécologique a une origine indiscutablement française.

Dans quels cas faut-il pratiquer le curage de l'utérus ?

Toutes les fois qu'il existe sur les parois de la cavité utérine des débris ou des proliférations donnant lieu soit à des hémorrhagies, soit à des sécrétions abondantes qui, par leur intensité ou leur durée, entraînent l'épuisement et l'auto-infection.

Indications.

Le curage est indiqué :

Dans les néoplasmes malins (carcinome, sarcome) ;

Dans l'endométrite chronique ;

Dans l'endométrite puerpérale ;

Dans les suites de couches et de fausses couches, lorsque l'expulsion de l'œuf n'a pas été complète.

Si une prolifération ou un néoplasme forme une tumeur dure et circonscrite, pédiculisée ou sessile, le curage n'est pas applicable ; il faut avoir recours à d'autres procédés, tels que l'énucléation, le morcellement, l'ablation avec l'écraseur ou l'anse galvanique.

Les instruments usités dans le curage utérin sont : l'ongle, les curettes et les écouvillons.

L'ongle.

Partout où le chirurgien peut, à défaut du contrôle de la vue, employer celui du tact, il doit préférer ses doigts aux instruments qui agissent d'une façon aveugle. Les sensations tactiles directes fournissent sur la forme, les dimensions, la disposi-

tion et la consistance des tissus pathologiques des renseignements bien supérieurs à ceux que transmet l'extrémité d'une
curette qui rencontre les mêmes tissus.

L'ongle qui gratte, agit sous la surveillance constante de la
pulpe du doigt, surveillance qui peut à chaque instant devenir
encore plus complète par des contre-pressions exercées avec
l'autre main.

L'ongle réalise la complète extirpation des parties plus molles que le tissu normal mieux qu'aucun instrument et si, à
côté de ces parties molles, il s'en trouve dont la consistance surpasse celle du tissu normal, le doigt les découvrira et pourra
servir seul ou à l'aide de ciseaux à les énucléer et à les détacher.

On ne peut se servir de l'ongle que s'il est possible d'abaisser la matrice, ou d'engager la main dans le vagin. La matrice
doit en outre être dilatée au degré suffisant.

Dès qu'il y a lieu de gratter dans l'intérieur même de la
cavité, la malade devra être anesthésiée.

Il y a pour chaque main une zone inaccessible, car on ne
peut gratter que du côté palmaire.

Cette zone comprend un quart de circonférence placé à gauche pour la main gauche et à droite pour la main droite. Un
grattage complet de l'utérus avec l'ongle nécessite par conséquent l'usage successif des deux mains.

Curettes. — Il faut avoir recours aux curettes métalliques
lorsqu'on ne peut ni introduire la main dans le vagin, ni
abaisser l'utérus sur le doigt, ou lorsque l'organe a subi une
élongation qui éloigne son fond au delà des limites accessibles.

Les curettes sont des instruments en acier montés sur des
manches.

L'extrémité ou cuiller est ronde, elliptique ou allongée, tantôt pleine, tantôt fenêtrée.

Les bords varient du tranchant aigu au tranchant mousse. Les curettes tranchantes servent à peler des tissus présentant une certaine adhérence ; à enlever par copeaux la muqueuse altérée. Les curettes mousses s'emploient pour opérer des détachements plus faciles, par exemple des débris d'œufs déjà décollés, des fongosités friables.

Le praticien exercé se servira toujours des curettes tranchantes avec lesquelles il agira avec plus ou moins d'intensité, suivant la consistance et l'adhérence des tissus à extirper.

Les grandes curettes à bords parallèles conviennent pour racler à grands coups toute l'étendue de l'une ou des deux parois.

Dans les cornes utérines, dans les régions latérales, dans les anfractuosités d'une ulcération, on emploie avec avantage des cuillers de petites dimensions.

M. A. Reverdin a fait construire une curette dont le manche

Fig. 25.

perforé sur toute sa longueur sert de canule, en sorte qu'on peut opérer le curettage sous une irrigation continue.

Manuel opératoire.

Un triple critérium sert à déterminer jusqu'à quelles limites il faut racler.

C'est : 1° La résistance rencontrée ;
     2° Le bruit perçu ;
     3° L'aspect des débris.

La main perçoit très nettement lorsque la cuiller entraîne quelque chose ou lorsqu'elle glisse sur une couche sans y pénétrer. La mollesse, la friabilité des tissus pathologiques donne

7

des sensations très différentes de celles transmises par le contact du tissu normal.

Le raclage de masses molles communique à la main des
vibrations faibles et vagues ; celui de tissus sains produit une
vraie crépitation perceptible par l'ouïe.

Fig. 80.

A mesure que les débris sont détachés, ils descendent vers
l'orifice. Il faut les recueillir et les examiner. A l'œil nu, on
reconnaît leur nature ; si le diagnostic est douteux, on se sert
du microscope. Quand les particules solides forment avec le
sang une bouillie informe, on reçoit le tout dans un vase plein
d'eau, où le triage s'opère de lui-même ou après un battage.
C'est le meilleur moyen pour déplier des lambeaux de muqueuse recoquevillées et pour isoler des particules solides
enrobées de sang et de sécrétions.

Écouvillonnage.

Les fongosités très molles, les tissus décollés, mais attenant encore par simple application, les enduits couenneux,
les sécrétions visqueuses, peuvent être enlevés par un ba-
layage opéré avec du coton porté sur une pince ou sur une
tige métallique comme le porte-coton de Playfair.

Je me sers d'allumettes en bois. L'extrémité étant coupée, je
mets l'allumette en contact avec un flocon de ouate à peu près
carré et je la fais tourner entre deux doigts. La ouate s'enroule autour du bois ; elle doit dépasser un peu aux extrémités pour former un pinceau mou.

C'est là un écouvillon si simple, si bon marché qu'on n'aura
pas la tentation d'employer deux fois le même ; c'est là son

principal avantage. Il évite les manipulations malpropres qu'il faut faire pour changer le coton sur l'instrument de Playfair.

M. Doléris a introduit dans la thérapeutique utérine une brosse en crins analogue à la brosse à pipes ou à bouteilles. Les soies de la brosse varient de longueur et de force. Cet instrument, excellent pour opérer le nettoyage des débris libres, est susceptible aussi, lorsque la brosse est rude, d'entamer des tissus mous et friables ; il peut donc être, dans beaucoup de cas, substitué à la curette ou lui servir de complément.

Quand la matrice a été irriguée et brossée avec l'instrument de Doléris, on est sûr de sa parfaite propreté.

La manœuvre consiste à enfoncer et à retirer plusieurs fois l'écouvillon, à le faire tourner sur lui-même et à le diriger vers l'une et l'autre des cornes utérines.

Du curage dans les néoplasmes malins.

Le curage employé seul ne peut donner que des résultats palliatifs dans les néoplasmes malins.

D'abord parce que la proportion des malades qui consultent le médecin à une époque où leur carcinome ou leur sarcome est encore assez limité pour être extirpé entièrement, est extrêmement restreinte ; et ensuite parce que le curage ne peut extraire que les parties molles du néoplasme, c'est-à-dire celles de la surface qui sont en voie de désintégration.

La base sur laquelle reposent les parties molles est en général dure, squirrheuse ; on peut, il est vrai, l'extraire par énucléation au moyen de l'ongle et des ciseaux ; mais quand bien même on réussirait à débarrasser l'utérus de ces parties dures, il resterait encore à leur périphérie une troisième zone qui n'est ni plus dure, ni plus molle que le tissu normal et qui cependant est infiltrée par des cellules malignes.

Cette troisième zone est celle qui renferme les éléments cancéreux les plus jeunes et les plus vivaces ; *elle n'est pas susceptible de disparaître par le curage.*

Quelque superficielle que soit une ulcération cancéreuse, il ne faut pas oublier que cette ulcération n'est qu'une des façades en voie de modification d'une tumeur circonscrite ou d'une infiltration diffuse, dont le reste est enfoui dans la paroi utérine. *Le danger résulte bien plus de ce qui pousse et de ce qui voyage du côté de la profondeur que des produits qui se mortifient à la surface.*

Le curage des néoplasmes malins se fait avec la curette tranchante et avec l'ongle. Quelque minutieux et complet que puisse être le raclage avec la curette, on ne pénètre pas dans toutes les anfractuosités de l'ulcération aussi sûrement qu'avec l'ongle.

L'action répétée de l'ongle sur un même point réussit, en outre, à entamer des parties dures, à les dissocier, et à déterminer leur énucléation.

Il faut recourir finalement aux ciseaux pour compléter l'action de l'ongle et pour parer les bords et le fond de la surface curettée et grattée.

Un curage complet n'est applicable que lorsque le cancer est superficiel et limité, c'est-à-dire quand il existe tout autour du néoplasme une certaine épaisseur de tissu nécrosé supposé sain, qui est destiné à préparer le terrain pour recevoir des applications caustiques susceptibles de déterminer une eschare assez épaisse pour détruire la troisième zone, c'est-à-dire la partie la plus périphérique de l'infiltration.

Là où l'extirpation et la destruction complète du cancer n'est plus possible, il faut se borner à un curettage modéré, suffisant pour enlever les tissus mortifiés et les bourgeons par où se produisent les hémorrhagies ; aller au delà, c'est s'exposer inutilement à *perforer des cloisons* et à provoquer l'apparition prématurée des perforations et des fistules.

Le curage dans l'endométrite chronique.

Le traitement de l'endométrite chronique est un des problèmes les plus complexes de la gynécologie.

Lorsqu'on commença à porter directement des topiques solides et liquides dans la cavité utérine, il semblait que toutes les endométrites allaient guérir rapidement et radicalement. Mais on eut beau pratiquer des injections, introduire des pommades, des glycérolés, casser des crayons de nitrate d'argent dans l'utérus, l'endométrite demeurait ordinairement rebelle ou récidivait bientôt.

Maintenant, c'est le curage qui est à la mode ; je connais des praticiens qui sont en proie à une véritable curomanie.

Quelques cas heureux les ont grisés et ils raclent toute femme qui présente les symptômes d'un catarrhe utérin, lors même parfois qu'il est encore à l'état plus ou moins aigu. J'ai vu les résultats de cette pratique brutale et ils sont de nature à discréditer une méthode qui cependant, appliquée sur des indications logiques, constitue la plus efficace des interventions.

Il nous faut, Messieurs, distinguer plusieurs formes et plusieurs degrés dans l'endométrite.

Ni l'endométrite aiguë, ni l'endométrite subaiguë ne doivent être traitées par le curage.

Il faut les combattre par le repos et par une thérapeutique purement antiphlogistique, résolutive et calmante.

Le curage n'est applicable qu'à certaines formes franchement chroniques, qui ont résisté à d'autres traitements.

L'inflammation chronique détermine des altérations de texture de la muqueuse qui ont pour point de départ des proliférations soit du tissu épithélial (endométrite parenchymateuse), soit du tissu conjonctif (endométrite interstitielle).

Quand la prolifération se fait du côté de la surface, elle donne lieu à des granulations, à des villosités, à des végétations diverses.

Si elle se produit du côté de la profondeur, la muqueuse augmente d'épaisseur et les glandes hyperplasiées pénètrent souvent jusque dans la couche musculaire.

L'endométrite chronique peut en outre déterminer l'atrophie, la sclérose de la muqueuse.

La forme atrophique de l'endométrite s'observe à tout âge comme dernier terme d'endométrites aiguës intenses.

C'est la forme ordinaire que prend cette affection chez les femmes sur le retour. Elle ne s'accuse pas par un catarrhe intense, mais chez les sujets âgés il arrive que les vaisseaux de la muqueuse se dilatent, se rompent et des hémorrhagies persistantes peuvent faire croire à l'existence de cancers ou de fibromes.

Quels que soient les caractères histologiques des altérations de la muqueuse, nous sommes appelés à intervenir énergiquement lorsqu'il se produit des hémorrhagies et des écoulements catarrhaux ou purulents qui affaiblissent les malades, paralysent leur activité et finissent en général par affecter leur moral.

Je considère cependant le raclage comme la ressource ultime du traitement.

L'inflammation chronique procède en général de l'inflammation aiguë qui elle-même est d'origine virulente.

Les virus qui pénètrent le plus ordinairement dans l'appareil génital sont le virus blennorrhagique, le virus puerpéral, et un troisième plus banal, moins spécifique, le virus catarrhal.

Tous les trois sont susceptibles de déterminer des endométrites qui finissent par être chroniques ; mais, tandis que le virus blennorrhagique et le virus puerpéral donnent lieu à des symptômes aigus qui font date pour l'époque de leur invasion, le virus catarrhal se greffe souvent sur la muqueuse d'une façon plus latente.

Nous savons cependant que la distension d'une cavité par rétention des liquides qui doivent en sortir (sténoses), que les déchirures qui exposent la muqueuse vaginale à l'air libre (déchirure du périnée), ou la muqueuse utérine dans le vagin (lacération du col), favorisent la greffe du virus catarrhal qui ne paraît pas pouvoir s'installer et évoluer facilement sur des muqueuses intactes.

Si l'on peut découvrir les causes premières d'une endométrite, il faudra en tenir compte dans le traitement et ne pas se borner à éloigner mécaniquement une muqueuse malade qui sera remplacée par une autre qui ne tardera pas à le devenir.

Je vais vous citer un exemple tiré de ma pratique personnelle, pour me faire comprendre.

Il y a quelques mois, je vis une dame qui présentait des lacérations bilatérales profondes du col ; les deux lèvres étaient en ectropion.

Elle se plaignait de tous les malaises qu'entraîne la lacération ; elle perdait abondamment au moment des règles, et constamment, mais en petite quantité dans l'intervalle. Comme la muqueuse cervicale érodée saigna lors de mon examen, je ne cherchai pas d'autre cause aux hémorrhagies.

Je fis l'opération d'Emmet.

Une fois l'avivement terminé, ayant écarté les lèvres, je fus fort surpris de voir, dans la partie supérieure de la cavité cervicale et de constater avec la sonde dans la cavité corporéale, des fongosités qui tapissaient toute l'étendue de la paroi.

J'étais trop avancé pour reculer ; je ne jugeai pas à propos non plus de compliquer ma trachélorrhaphie d'un curage.

Les lèvres furent amenées en coaptation parfaite et hermétiquement suturées.

Au bout de huit jours, j'enlevai les fils; la réunion était complète.

J'étais persuadé que j'aurais à revoir cette malade pour traiter son endométrite fongueuse, mais je voulus attendre après les règles.

Elles parurent au bout de quinze jours; il se produisit après un vrai écoulement lochial. Les secondes règles se montrèrent quatre semaines après les premières ; l'écoulement disparut. Cinq mois se sont passés depuis. La femme se porte parfaitement bien, ses menstrues sont normales, il n'y a plus de pertes d'aucune sorte, l'endométrite a parfaitement guéri sans curage.

Lacération ; ectropion ; greffe d'un virus catarrhal ; inflammation de la muqueuse cervicale, puis, par extension, de la muqueuse corporéale; production de bourgeons sur ces muqueuses : tel avait été l'enchaînement étiologique de cette endométrite fongueuse.

La réparation de la lésion primitive suffit pour amener la régression définitive des produits morbides et de l'affection qui les avait fait naître.

On ne saurait tirer d'un cas isolé des conclusions générales. Celui-ci me paraît cependant prouver que, lorsque la cause d'une inflammation peut être reconnue, il faut en tenir compte dans le traitement.

La lacération est une des portes d'entrée de l'endométrite. L'ignorance de ce fait conduit souvent le médecin à se contenter de considérer les symptômes inflammatoires post-puerpéraux comme une subinvolution, terme très ingénieux, mais qui n'explique pas grand'chose.

Les rétrécissements donnent aussi lieu à une endométrite susceptible d'affecter la forme bourgeonnante.

Le diagnostic de la variété d'endométrite ne présente ordinairement pas de grandes difficultés quand on a dilaté suffisamment pour pouvoir pratiquer le toucher intra-utérin. Cependant, il y a des cas où je me suis bien trouvé d'avoir pu faire l'inspection directe de l'intérieur de la cavité.

Pour franchir les degrés qui séparent une dilatation qui permet de toucher, d'une dilatation qui permet de voir, j'ai recours à la méthode des tamponnements progressifs. *Je me contente d'atteindre l'agrandissement qui suffit pour introduire mon spéculum intra-utérin et pour l'ouvrir avec facilité.* Par une succession d'inspections partielles on arrive aisément à reconnaître le caractère et le siège des lésions. Lorsqu'elles proéminent dans la cavité, elles sont aisées à constater; mais si elles se sont produites dans l'épaisseur de la muqueuse ou du côté de la profondeur, les lésions sont moins évidentes ; toutefois, l'épaississement, la congestion, l'hypersécrétion, se trahissent ordinairement déjà au doigt exercé, mais encore mieux à la vue quand on se sert du spéculum.

La dilatation qui étale les surfaces permet un raclage beaucoup plus complet. En la maintenant, on peut surveiller la formation de la nouvelle muqueuse et l'influencer dans un sens favorable par des topiques qui n'ont pas de meilleurs véhicules que le coton même dont on se sert pour dilater.

L'endométrite chronique est une affection qui doit être combattue dans sa cause d'abord, et pour laquelle on emploiera le curage à l'ongle ou à la curette lorsqu'il faut enlever toute la muqueuse ou en extirper des proliférations très adhérentes. L'écouvillonnage suffira quand ces proliférations seront molles et friables.

L'abrasion complète d'une muqueuse uniformément dégénérée se fera avec une curette allongée à bords parallèles et tranchants.

Elle sera tenue de façon à appuyer par tout un côté contre la paroi par laquelle on commence. Une fois entamée, on continuera à la peler tout entière.

Il faudra exercer des contre-pressions, soit par le rectum, soit par la paroi abdominale. L'abaissement d'une part, et les contre-pressions, de l'autre, assureront assez de fixité à l'utérus pour que le tranchant de la curette puisse mordre.

Il est bon de recueillir tous les lambeaux, de les mettre dans l'eau pour qu'ils s'étalent et se déplient ; on juge, en additionnant leurs superficies, si la somme représente bien toute l'étendue probable de la muqueuse.

L'endométrite chronique invétérée sans production de bourgeons est, d'après mon expérience, la plus difficile à guérir, même par le raclage.

L'abrasion complète de la muqueuse laisse intacte la partie profonde des culs-de-sac glandulaires. — Il procède de leur épithellum malade une prolifération qui communique à la nouvelle muqueuse les caractères pathologiques de l'ancienne.

L'endométrite récidive plus ou moins vite ; mais en raison du soulagement qu'elles ont éprouvé à la suite du premier raclage, les malades consentent volontiers à une seconde et même à une troisième opération.

J'ai fini par guérir ainsi radicalement deux femmes qui

souffraient, l'une depuis 10 ans, l'autre, depuis trois ans et demi d'une endométrite chronique, toutes deux d'origine blennorrhagique.

Après le raclage, je fais une irrigation au sublimé au millième et un tamponnement au coton iodoformé ou salolé que je laisse pendant 48 heures. Tous les deux jours, j'écouvillonne la cavité avec une solution de sublimé au cinq-millième et je renouvelle le tamponnement.

Le tamponnement intra-utérin est un puissant modificateur de la muqueuse de nouvelle formation.

L'iodoforme ou le salol agissent sur le principe même de l'inflammation et le coton exerce sur les produits extravasés une compression salutaire.

Le premier symptôme qui indique la récidive, c'est le retour des hémorrhagies et des sécrétions anormales.

La première période qui suit l'opération manque en général. La seconde est d'ordinaire normale et elles se maintiennent telles si la guérison est définitive.

Si les menstruations subséquentes deviennent trop abondantes, s'il se produit des pertes intermenstruelles, on peut s'attendre à une récidive. Dès que je m'aperçois de ce retour de la maladie, je fais deux fois par mois un badigeonnage de la cavité modérément dilatée avec une solution de nitrate d'argent à 1/30. Deux fois, j'ai fini par obtenir ainsi des guérisons définitives qui, deux mois après l'opération, me paraissaient douteuses. La teinture d'iode ne m'a pas donné de si bons résultats.

Du curage dans l'endométrite puerpérale.

Malgré que le traitement des complications immédiates de la parturition soit plutôt du domaine de l'obstétrique, je serais incomplet si je ne vous disais pas quelques mots du curage dans la métrite puerpérale.

La putridité envahissant soit la grande plaie qui résulte du décollement du placenta et des membranes, soit les déchirures déterminées par le passage de l'enfant, constitue l'origine et le foyer de l'infection puerpérale.

Cette putridité détermine un ramollissement pulpeux et une gangrène de la caduque utérine et du disque placentaire. Il se produit ordinairement une pseudo-membrane grisâtre qui recouvre toute l'étendue de la muqueuse utérine.

Ce foyer d'infection est d'autant plus dangereux que l'utérus est dans des conditions de vascularisation qui favorisent une absorption rapide des produits septiques.

Tenter de changer la nature de cette plaie en la débarrassant des tissus mortifiés qui l'empoisonnent, en la raclant, en la lavant avec des liquides antiseptiques énergiques et la recouvrant ensuite d'un pansement occlusif, antiseptique aussi, qui joue le rôle d'un drainage, constitue le traitement le plus énergique, mais aussi le plus sûr d'un état ordinairement mortel.

Sans doute, le tableau n'est pas toujours aussi sombre ; il y a des degrés dans l'infection ; mais lorsque l'ascension du thermomètre, les frissons, les symptômes de péritonite, ou d'infection générale annoncent une des formes graves de l'inflammation puerpérale, il faut déployer toutes les ressources de la thérapeutique la plus logique et la plus efficace.

Procédé opératoire.

La malade étant anesthésiée, je racle énergiquement toute l'étendue des parois avec une grande curette *mousse* ; elle suffit pour détacher des masses friables pulpeuses et elle n'expose pas à endommager la paroi utérine qui est souvent ramollie et infiltrée.

Le raclage terminé, j'irrigue avec une solution de sublimé à 1/1000 ; j'écouvillonne et j'obture la cavité avec du coton iodoformé.

Quand l'infection est moins intense, je me contente de l'irrigation, de l'écouvillonnage et de l'obturation.

Je renouvelle le pansement toutes les 24 heures.

Je ne saurais trop vous recommander, en terminant, de ne pas recourir à une thérapeutique active à la moindre élévation du thermomètre, comme je l'ai vu faire.

Les accouchées sont sujettes à des petits mouvements fébriles de cause banale qu'il faut savoir distinguer des premières manifestations d'une infection grave.

Du curage dans la rétention du délivre et des débris d'œuf.

L'avortement dans les six premières semaines ne diffère pas beaucoup d'une menstruation abondante et douloureuse ; le produit de la conception passe ordinairement inaperçu au milieu des caillots, la réalité même de la grossesse est presque toujours douteuse.

D'autre part, la plaie d'insertion et l'ovule ayant des dimensions minimes, les accidents de rétention sont rares et peu prononcés et ils n'ont pas non plus des caractères assez spéciaux pour qu'il soit facile de les différencier d'une affection banale de l'endométrium.

A partir de cette première période, où l'avortement est plus ou moins latent, jusque vers le milieu du troisième mois, l'œuf sort ordinairement tout entier ; quelquefois cependant il crève, le contenu sort et l'enveloppe vide reste.

Dans l'avortement qui se produit au delà de 3 à 4 mois, le travail détermine la formation d'une poche d'eau qui éclate ; le fœtus est expulsé ; mais soit que la connexion entre les tissus maternels et ovulaires soit encore trop intime, soit que les contractions ne se produisent pas avec assez d'intensité et assez de suite, le décollement et l'expulsion de l'arrière-faix subit souvent des retards considérables et même ne s'effectue pas du tout.

Plus la grossesse se rapproche du terme, plus le travail devient complet, c'est-à-dire plus l'accouchement tend à se terminer d'une façon normale par l'expulsion spontanée et dans les délais ordinaires, du délivre tout entier.

Si la femme qui accouche ou qui avorte est entourée de soins éclairés, une intervention opportune relativement simple achèvera l'expulsion du délivre.

L'utérus est mou, dilaté. Suivant le siège des débris et leur degré d'adhérence, et suivant la capacité de l'utérus, le curage se pratiquera avec la main, avec les doigts ou avec des instruments spéciaux, pinces, curettes, etc.

Il ne rentre pas dans le cadre de notre sujet de vous entretenir du curage obstétrical.

Nous avons à nous occuper du cas où l'élimination du délivre ne s'étant pas produite dans le délai normal, nous sommes appelés à intervenir après un temps plus ou moins long parce que la femme perd du sang ou présente des accidents fébriles.

Antoine Dubois disait : « Tant qu'une femme n'est pas délivrée, elle n'est pas accouchée ».

Or une femme qui perd parce que tout ou partie du délivre est encore dans la matrice plusieurs mois après l'expulsion de l'embryon ou du fœtus, est une femme *qui n'a pas fini d'accoucher*.

Tous les moyens hémostatiques ne peuvent être que palliatifs ; ceux-là seuls qui parferont l'œuvre que la nature a laissée inachevée seront les moyens curatifs.

Or, malgré toutes les protestations de l'extrême droite, il n'y a que le curage utérin au moyen des instruments appropriés qui, dans certains cas, satisfasse à l'indication précise et impérieuse qui se pose.

Les complications qui se développent à la suite de la rétention prolongée du délivre sont dus à l'hémorrhagie et à l'infection survenant isolément ou simultanément.

L'hémorrhagie se produit par les vaisseaux mêmes des tissus emprisonnés qui ont conservé ou contracté des relations vasculaires avec la circulation maternelle, ou par ceux de la muqueuse utérine congestionnée et enflammée par le fait de la présence des débris non éliminés.

L'infection qui survient immédiatement après les couches

nous a déjà occupé ; elle a des caractères propres qui en font une entité clinique spéciale : l'infection, qui se manifeste après plusieurs semaines, alors que l'utérus est déjà en partie revenu sur lui-même, est dans la règle moins intense. La quantité de ces tissus ne joue qu'un rôle secondaire ; l'intensité de l'infection dépend surtout du degré de virulence du contage greffé.

L'hémorrhagie se présente de bien des façons différentes.

Elle est soudaine et profuse ou continue, mais peu abondante.

Tantôt elle fait suite immédiate aux écoulements de la parturition ; tantôt elle ne se montre qu'après des relevailles normales ou même après un temps beaucoup plus long.

Ces circonstances expliquent pourquoi les malades, quand elles viennent à nous, ont souvent oublié qu'elles ont fait une fausse couche, et cela d'autant plus aisément que l'avortement s'est produit plus près du début de la grossesse.

C'est en les questionnant sur l'allure de leurs règles que nous arrivons à découvrir ce qui s'est passé et à aider leur mémoire.

Ces hémorrhagies ne menacent pas toujours la vie des malades, mais elles les condamnent à l'inaction ; elles occasionnent des anémies très graves et elles ne cessent (c'est là le point important) que lorsque la matrice se vide.

Quand un certain temps s'est écoulé depuis les couches, l'utérus ordinairement n'est plus dilaté ; mais il est facilement dilatable.

Il est mou ; ses parois cèdent, et il suffit souvent de le saisir avec les pinces par une ou par les deux lèvres, d'engager le doigt dans l'orifice pour pénétrer ainsi lentement et sans violence jusqu'au fond.

Si la résistance est trop grande, j'obture la cavité avec du coton iodoformé ; au bout de quelques heures ou le lendemain, je fais une nouvelle tentative ; si j'échoue encore, j'anesthésie et j'emploie les sondes de Hégar ; la dilatation est alors poussée jusqu'à l'admission aisée du doigt.

S'il a fallu endormir dès la première séance, il faut que la dilatation aboutisse immédiatement, et on aura recours sans désemparer au cathétérisme progressif selon la méthode de

Hégar. C'est l'abondance de l'hémorrhagie qui indique le plus ou moins de hâte à apporter dans l'intervention. L'ongle est la meilleure des curettes pour bien curer ce qui doit l'être et pour ne pas curer inutilement les parties où ne siègent ni altérations ni débris.

C'est au doigt qu'il faut donner la préférence tant qu'on peut espérer de le faire entrer ; mais si la dilatation est trop laborieuse, il faut se servir de la curette qui sera manœuvrée comme dans l'endométrite chronique, avec cette différence qu'il faut concentrer son action sur l'endroit où siègent les débris du délivre.

Le raclage avec l'ongle ou avec la curette est la partie essentielle du traitement des hémorrhagies ; tandis que c'est une thérapeutique antiseptique locale qui jouera le rôle principal lorsque nous aurons plutôt à combattre des accidents d'infection post-puerpérale ; le raclage n'interviendra utilement que s'il y a lieu d'éloigner de la plaie utérine des tissus mortifiés qui l'alimentent d'éléments virulents.

Du reste, j'ai eu la preuve que le raclage est parfois impuissant à extraire complètement des placentas adhérents, surtout lorsqu'ils sont petits. J'avais un jour raclé, selon toutes les règles, la matrice d'une femme qui avait fait une fausse couche deux mois auparavant. Je ramenai des débris dont l'apparence et la quantité pouvaient me permettre de conclure que le nettoyage était complet. Le lendemain, elle expulsa spontanément, à la suite d'un vrai travail, une moitié du disque placentaire. Le travail, à mon avis, fut déterminé non par le raclage, mais par le tamponnement intra-utérin dont je l'avais fait suivre.

Depuis cette époque, je n'ai recours d'emblée au raclage qu'en cas d'hémorrhagies ou d'infection grave ; autrement j'écouvillonne, j'irrigue avec la solution de sublimé et je fais un pansement iodoformé intra-utérin.

Le coton dont je remplis l'utérus aide au décollement définitif des débris et provoque un travail effectif qui les expulse.

L'effet du tamponnement sur la marche de l'infection est d'une efficacité qui me paraît certaine.

Tant à la Maternité qu'à la polyclinique et dans ma pratique privée, j'ai vu un grand nombre de métrites post-puerpérales.

Depuis que j'ai associé le tamponnement aux injections, j'ai obtenu des résultats beaucoup meilleurs qu'autrefois lorsque j'employais les injections intra-utérines seules.

Je ne puis pas abandonner ce sujet sans vous exprimer mon opinion sur la conduite que doit tenir le médecin lorsqu'il se trouve en présence d'une femme qui est en train d'avorter.

Tant que l'arrêt de développement et le décollement de l'œuf ne peuvent pas être considérés comme définitifs et certains, il doit s'abtenir de toute intervention manuelle ou instrumentale, commander le repos le plus absolu et administrer de la morphine en injection sous-cutanée.

En l'absence de symptômes graves, il doit également se borner à une surveillance vigilante ; mais si la femme perd beaucoup de sang, si le travail intermittent et sans résultat traîne pendant des jours et pendant des semaines, il ne doit pas la laisser s'épuiser en douleurs stériles et devenir trop débile pour pouvoir de longtemps ni concevoir ni mener à bien des grossesses ultérieures.

Un fœtus ou un œuf mort doivent être extraits dès qu'ils sont une source de dangers pour la mère.

L'extraction complète d'un œuf mort, mais retenu, nécessite un curage utérin.

On introduit une éponge iodoformée dans la cavité cervicale.

L'éponge convient mieux que d'autres engins de dilatation, parce qu'elle ne lèse pas l'œuf qu'il faut autant que possible ramener entier.

Après huit à dix heures, si l'on peut entrer avec le doigt dans la cavité utérine, on administre de l'éther, on abaisse l'utérus et on décolle l'œuf de la paroi.

S'il crève, il faudra, après l'expulsion du fœtus, détacher ses enveloppes et le placenta.

Il faut ne laisser aucun débris dans la cavité utérine et terminer l'évacuation complète de l'utérus dans la même séance.

Si toutefois on n'arrive pas à ce résultat, il faut tamponner l'utérus après l'avoir irrigué et écouvillonné.

Les suites de cette extraction pratiquée avec toutes les précautions nécessaires, et en dehors de tout état virulent préexistant, sont ordinairement très simples ; il faut cependant tenir les malades au repos pendant 15 jours au moins.

SEPTIÈME LEÇON

DE LA LACÉRATION DU COL ET DE SON TRAITEMENT CHIRURGICAL. — OPÉRATIONS D'EMMET ET DE SCHRŒDER.

I. — OPÉRATION D'EMMET.

Messieurs,

L'opération dont je vais donner la technique est une des plus récentes parmi celles que nous devons au génie des gynécologues américains. Elle doit être en même temps considérée comme une des plus importantes et des plus utiles.

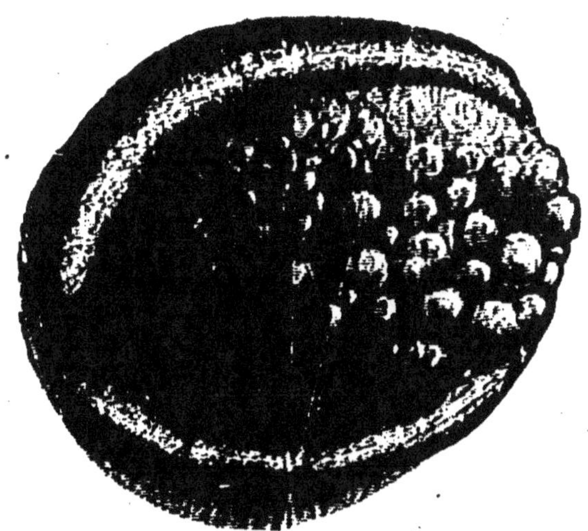

Fig. 27. — Déchirure double du col avec dégénérescence kystique de la lèvre antérieure (Emmet).

La lésion qu'elle a pour but de réparer est une fréquente complication de l'accouchement. Par le fait du passage de la tête fœtale, l'utérus subit toujours des déchirures plus ou moins étendues. Ces lésions ont généralement une tendance à se réparer spontanément pendant l'involution utérine ; mais dans un bon nombre de cas, elles persistent et donnent lieu à des lésions que les praticiens observent souvent et qui sont l'éversion et la *lacération du col*, l'ectropion de ses lèvres et consécutivement l'endométrite cervicale et corporéale chronique.

La lacération du col est la conséquence d'un travail laborieux ou compliqué. On peut en résumer ainsi les plus importants facteurs :

1° Tête volumineuse ;

2° Application du forceps ;

3° Introduction de la main dans l'utérus pendant le travail ;

4° Rigidité du col ;

5° Accouchement précipité.

L'emploi du forceps et l'accouchement trop précipité sont, à mon avis, celles des causes qui produisent le plus souvent la lésion qui nous occupe.

Cette lésion se manifeste, du reste, par des symptômes subjectifs avant que le gynécologue ait l'occasion de la constater *de visu*. Deux ou trois mois après l'accouchement, et alors

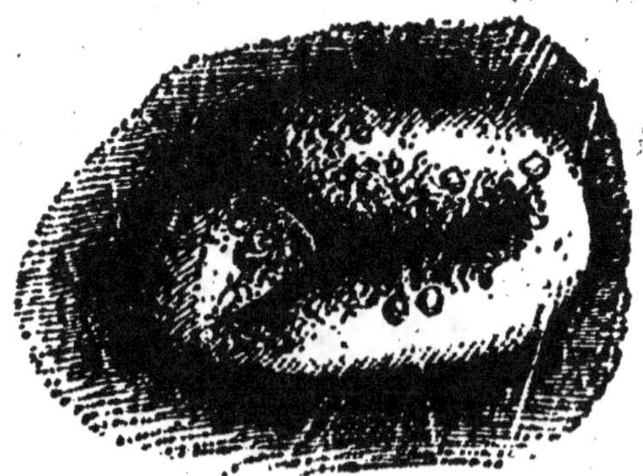

Fig. 23. — Déchirure bifide du col (Emmet).

que le temps aurait dû faire disparaître toutes les conséquences normales de l'expulsion fœtale, la femme éprouve des symptômes qui appellent sérieusement l'attention. Les règles sont augmentées ; souvent on observe un écoulement sanguin en dehors des époques menstruelles ou après le coït ; la marche est difficile et les malades accusent au plus haut degré cette sensation de pesanteur si fréquente dans les affections utérines. Il existe un écoulement purulent et souvent sanieux qui est fourni par la plaie utérine.

Tous ces symptômes sont plus que suffisants pour nécessiter un examen.

Il est absolument nécessaire, pour bien constater l'étendue de la lacération cervicale, d'examiner la malade soit dans la position de Sims ; soit, ce qui est encore préférable, dans la position génu-pectorale. Vous soulevez le périnée avec une large valve de Sims ou de Simon, de manière à embrasser la totalité du col.

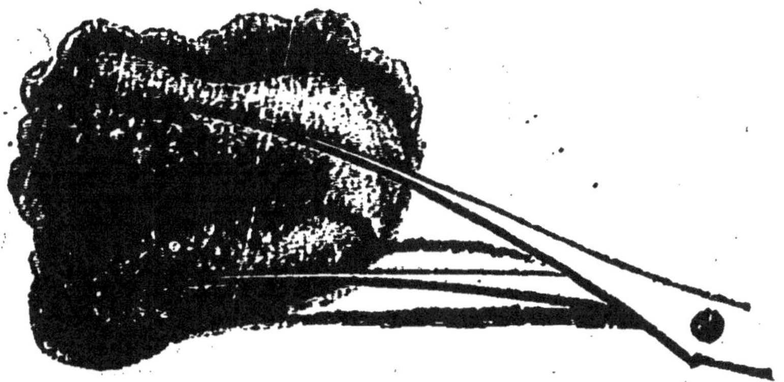

Fig. 20. — Lacération du col. — Tenaculum double permettant d'écarter les lèvres du col pour mesurer l'étendue de la déchirure (Emmet).

Celui-ci est volumineux ; la régression utérine est incomplète et on observe souvent, quand l'affection dure depuis longtemps, les follicules de Naboth hypertrophiés. La déchirure se présente sous des formes variées. Ces formes peuvent être ramenées à trois types principaux : la lacération uni-latérale, la lacération bi-latérale et la lacération étoilée.

Dans le premier cas, la déchirure se trouve sur l'une des extrémités du diamètre suivant lequel la tête a franchi l'orifice. Dans le second le col est divisé aux deux extrémités de ce diamètre. Dans le troisième la lésion est multiple et on observe de nombreuses fissures en forme d'étoile ayant pour centre l'orifice.

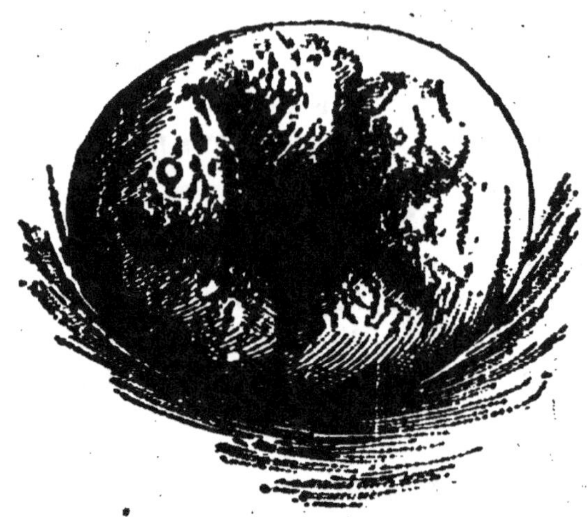

Fig. 50. — Lacération multiple ou étoilée (Emmet).

La tête se dégageant ordinairement en O. I. G. A. on trouve le plus souvent une déchirure plus profonde à gauche et en avant occasionée par l'occiput et une autre moins profonde à droite et en arrière occasionnée par le menton. Je le répète, pour bien se rendre compte de l'étendue de la lésion, il faut employer le spéculum de Sims ou de Simon ; la position française ne permettant que difficilement d'embrasser la totalité du col qui est toujours notablement hypertrophié.

En pratiquant le toucher, on sent que l'orifice n'est plus entouré par le bourrelet circulaire des lèvres, mais qu'il présente latéralement des échancrures qui se prolongent plus ou moins haut vers les insertions vaginales.

Les lèvres résultant de la déchirure sont rouges et dépourvues de leur épithélium ; leur surface est saignante, fongueuse ; le plus souvent il existe une éversion, une sorte d'ectropion de la muqueuse utérine, qui se présente alors avec ses glandes dégénérées ou hypertrophiées.

Pour bien se rendre compte de la lésion et du traitement chirurgical qui peut lui être appliqué, il faut saisir avec un tenaculum chacune des lèvres de la déchirure et les ramener en

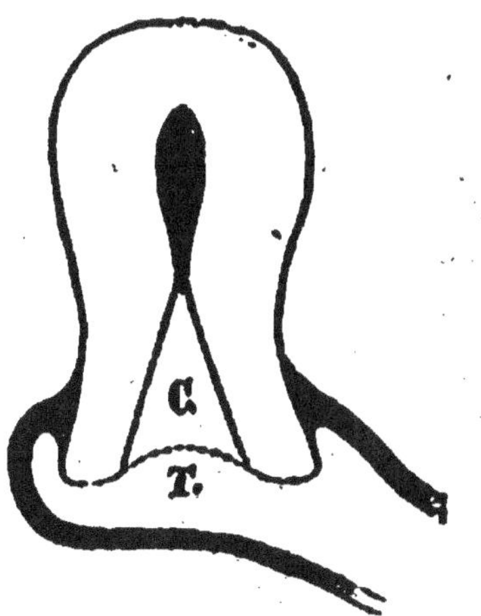

Fig. 31. — Lacération du col. Tissu cicatriciel qui persiste après la déchirure (Emmet).

contact ; on rétablit ainsi la forme normale du col utérin. Dans certains cas, cependant, la lacération est trop étendue pour qu'on puisse obtenir ce résultat.

Je ne vous dirai que quelques mots du diagnostic différentiel. Cette lésion est du reste une de celles qui se prêtent le plus rarement aux erreurs de diagnostic.

La lacération du col peut cependant être confondue avec la dégénérescence épithéliale qui affecte si souvent l'utérus ; mais il suffit de mettre en garde le praticien contre cette cause d'erreur qu'un examen attentif permettra toujours d'éviter.

Avant de décrire le procédé opératoire indiqué par Emmet pour combattre cette lésion, je dois vous dire quelques mots des conséquences qu'elle entraîne.

Indépendamment des malaises qu'elles éprouvent (pesanteurs, douleurs lombaires, etc.), les femmes atteintes d'une lacération cervicale étendue, sont sujettes à des affections utérines plus ou moins graves. Je ne citerai ici que les plus importantes qui sont :

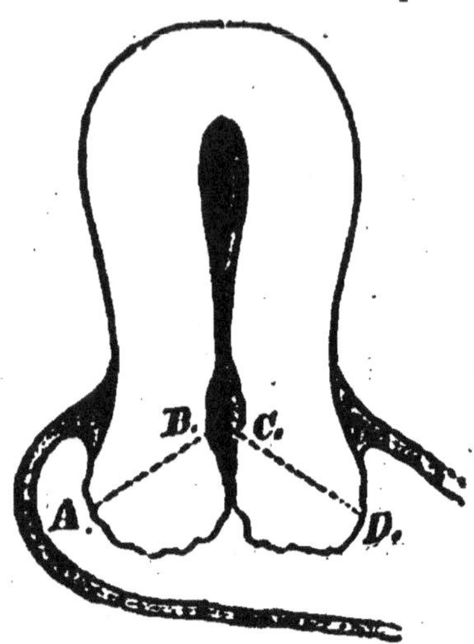

Fig. 32. — Hypertrophie cicatricielle après une déchirure du col. La ligne A B C D indique les parties qui devront être enlevées (Emmet).

Le défaut d'involution de l'utérus ;
L'endométrite cervicale ;
Le catarrhe utérin ;
La dégénérescence fongueuse des glandes de la cavité du col ;
La dyspareunie ;
Et enfin les déplacements utérins.

J'insiste surtout sur les déplacements qui sont presque toujours la conséquence inévitable de la déchirure du col. Les pessaires sont, en général, inefficaces et mal supportés quand il existe une lacération, et cela à cause de l'inflammation utérine ou péri-utérine qui est la conséquence ordinaire de la déchirure.

Emmet, G. Thomas et la plupart des gynécologues américains pensent que cette lésion *est de nature à favoriser* le développement de l'épithélioma. Sans admettre cette manière de voir d'une façon absolue, il est permis de supposer que l'irrilation constante de la muqueuse utérine produite par la lacération cervicale peut contribuer au développement de la diathèse épithéliale chez les personnes qui y sont prédisposées ; que la

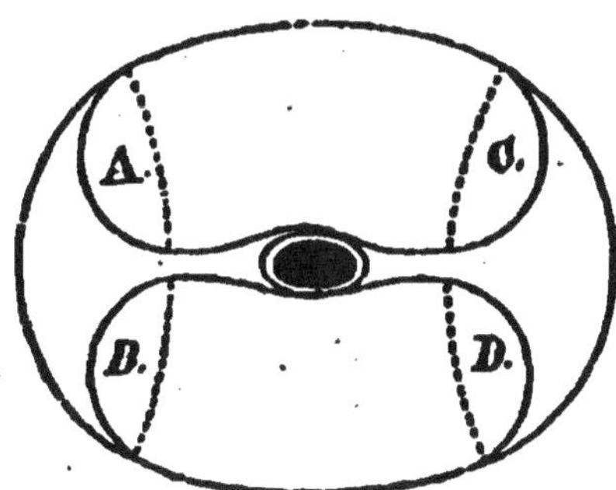

Fig. 33. — Opération d'Emmet. Diagrammes des surfaces à dénuder (Emmet).

lacération peut, en un mot, être la cause occasionnelle chez une femme prédisposée à devenir cancéreuse. Le professeur Vulliet a pris des moulages en plâtre de quelques cavités d'utérus cancéreux dilatés selon sa méthode. Sur trois d'entre eux on voit très nettement le néoplasme rayonner autour des lacérations typiques.

Arrivons maintenant au traitement chirurgical de cette lésion qui constitue le véritable sujet de cette leçon.

L'opération consiste à réunir les lèvres de la plaie par un procédé désigné sous le nom de *trachélorrhaphie* ou opération d'Emmet.

Après avoir été anesthésiée, la malade est placée soit dans la posture de Sims, soit dans le décubitus sacro-lombaire de Simon.

Après avoir abaissé l'utérus, l'opérateur examine l'étendue de la lésion et rapproche avec un ténaculum chacune des lèvres de la déchirure, afin de déterminer les surfaces à aviver et qui, une fois réunies, donneront aux lèvres leur disposition normale.

On peut pratiquer l'avivement avec des ciseaux ou avec le bistouri ; les ciseaux nous semblent préférables parce qu'ils permettent d'enlever plus rapidement les tissus. Afin d'empêcher l'hémorrhagie, Emmet conseillait l'emploi du *tourniquet utérin*, sorte d'appareil analogue au serre-nœud de Maisonneuve. Cet instrument consiste en une anse métallique qui embrasse la portion vaginale du col au-dessus du point à opérer. Le tourniquet utérin est peu employé aujourd'hui et Emmet reconnaît lui-même qu'une irrigation d'eau chaude faite avant l'opération diminue tout autant l'écoulement sanguin que le tourniquet.

Il faut enlever par l'avivement non seulement la muqueuse, mais aussi le tissu cicatriciel des angles jusqu'au point de jonction des deux lèvres. On obtient ainsi, dans la lacération bilatérale, deux surfaces avivées séparées par le trajet normal du canal cervical (fig. 31, 32 et 33).

Après avoir étanché le sang avec des tampons d'ouate, on rapproche les lèvres de la plaie et on procède à la suture.

Fixant son tenaculum près de l'angle supérieur de la lacération, en manœuvrant les lèvres à l'aide de pinces pour les placer dans une situation symétrique, on introduit à l'aide du porte-aiguilles, une aiguille à environ

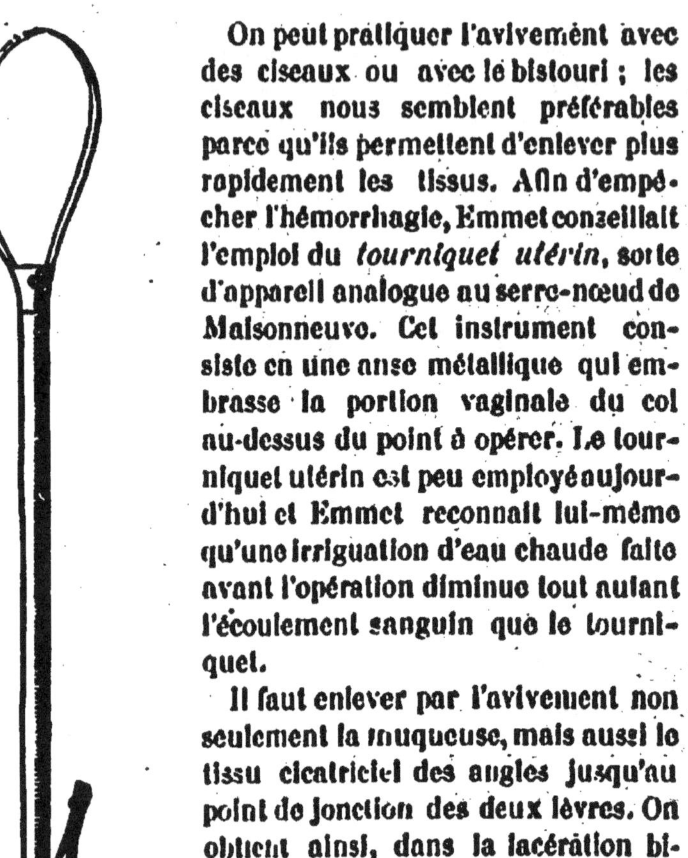

Fig. 34.— Tourniquet utérin (Emmet).

un demi-centimètre de la substance avivée et on la fait pénétrer ensuite dans la lèvre opposée. L'aiguille est chargée d'un

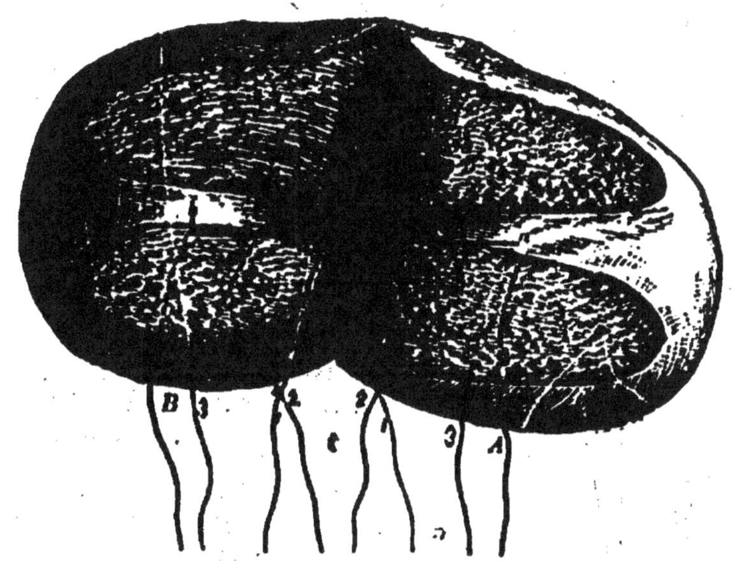

Fig. 35. — Surface à dénuder (Emmet).

fil d'argent dont les extrémités sont maintenues par un aide.
On passe de la même manière les autres sutures qui sont espacées d'environ cinq millimètres.

Les deux lèvres de la plaie sont alors réunies et on procède
à la torsion des fils en commençant par les sutures supérieures.

Il faut avoir soin de ne pas couper les fils près de leur
point de torsion, car ils blesseraient la muqueuse vaginale.

Il faut leur laisser une longueur suffisante pour que leur
extrémité ressorte en dehors de la vulve.

On les coupe alors au même niveau et on les enroule autour
d'un peloton de gaze iodoformée. L'enroulement cesse lorsque
le peloton est remonté jusqu'au col.

Sur le premier tampon on en place un second et même un
troisième.

Vulliet opère toujours, quand l'abaissement est possible,
dans la position de Simon, et il se sert de porte-aiguilles et

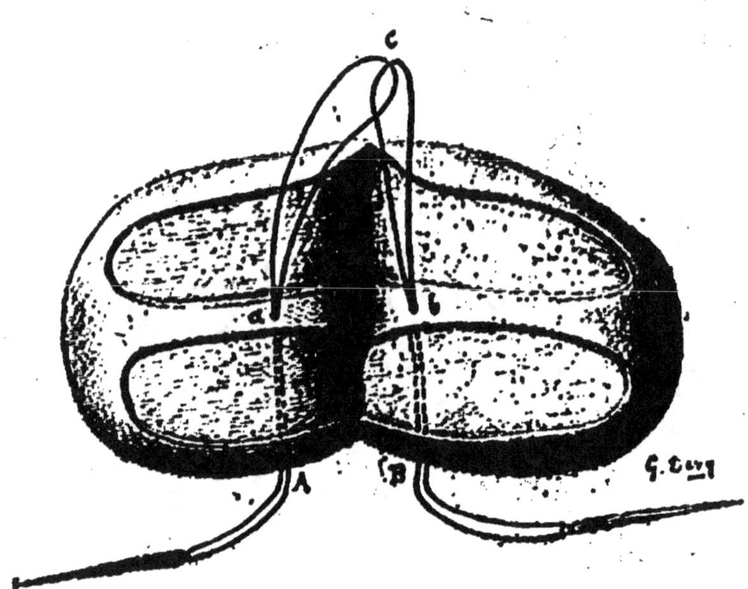

Fig. 38. — Montrant le trajet des anses des fils; les anses sont entrecroisées en C comme les anneaux d'une chaîne (Emmet).

d'aiguilles ordinaires chargées de fil de soie iodolée, c'est-à-dire immergé dans un mélange composé de :

Glycérine.................⎱
Alcool ....⎰ āā 50   gr.
Iodol.........................   10   gr.

Ce fil résiste à toutes les causes de décomposition pendant plus de douze jours. Il ne blesse pas la muqueuse vaginale et sa section et son enlèvement sont plus faciles que ceux du fil métallique.

Cette opération soulève encore en Europe beaucoup d'objections de la part des gynécologistes de profession ; elle ne s'est pas encore vulgarisée parmi les praticiens, qui pour la plupart ignorant la lésion même, n'ont pas l'idée de la réparer ; mais c'est une intervention absolument logique et à ce titre le temps lui fera faire son chemin bien mieux que des discussions dans lesquelles nous n'avons pas voulu entrer.

Les sutures seront enlevées du 8e au 10e jour.

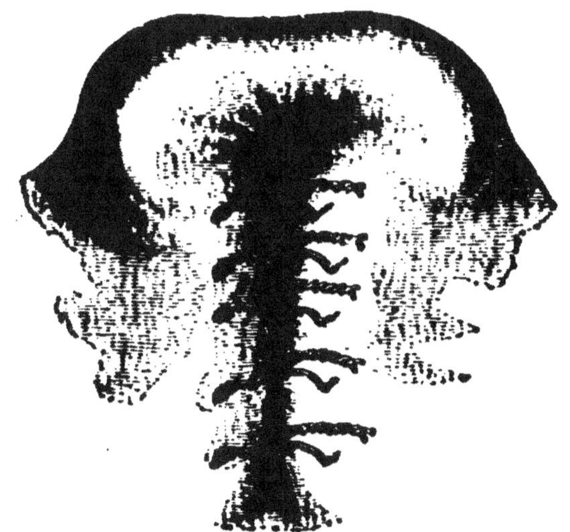

Fig. 37. — Aspect du col après la suture de la lèvre antérieure (Emmet).

On a fait faire au col un 1/4 de tour pour amener en avant sa partie latérale.

Dans la posture genu-pectorale, le spéculum de Sims n'exerce aucun tiraillement sur les parties franchement réunies.

Si la réunion n'est pas parfaite, on peut poser des sutures secondaires qu'on laissera encore pendant huit jours.

II. — OPÉRATION DE SCHRŒDER.

L'opération de Schroeder ne comporte plus un simple avivement suivi de sutures latérales ; c'est une excision conique de chacune des lèvres suivie d'une réunion de la muqueuse intra-cervicale à la muqueuse périphérique du col. Son but est d'enlever les tissus modifiés par l'inflammation chronique, qui s'est établie sur les lèvres en ectropion.

La figure 38, empruntée à Fritsch montre un col dont la muqueuse est atteinte d'érosions dues à l'inflammation chronique.

La valve supérieure c c est une valve pour l'irrigation continue ; le liquide entre par la canule a et ressort par l'extrémité cachée de la valve. Les oreilles c c empêchent aux lèvres et aux poils de masquer le champ opératoire.

Les parties latérales de la valve inférieure sont très relevées; cette disposition dispense de l'usage d'écarteurs latéraux.

L'opérateur fait de chaque côté du col une incision qui comprend toute l'épaisseur des lèvres et remonte assez haut pour

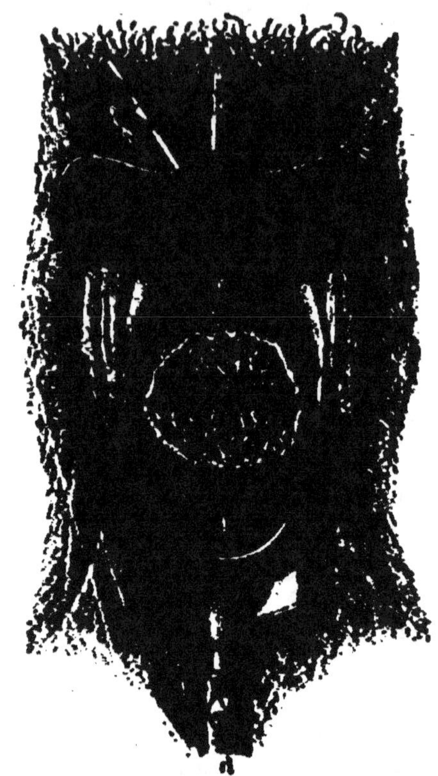

Fig. 33.

qu'il puisse écarter les lèvres jusqu'au niveau où elles sont saines intérieurement.

Saisissant alors la lèvre inférieure au milieu de l'érosion au moyen de pinces à griffes, il fait une première incision circonscrivant inférieurement la partie érodée, puis une seconde incision transversale au niveau de l'angle de convergence des deux lèvres. Ces deux incisions doivent avoir une direction oblique et convergente, de façon à exciser toute la partie malade de la lèvre. Quand le lambeau est enlevé, on réunit la

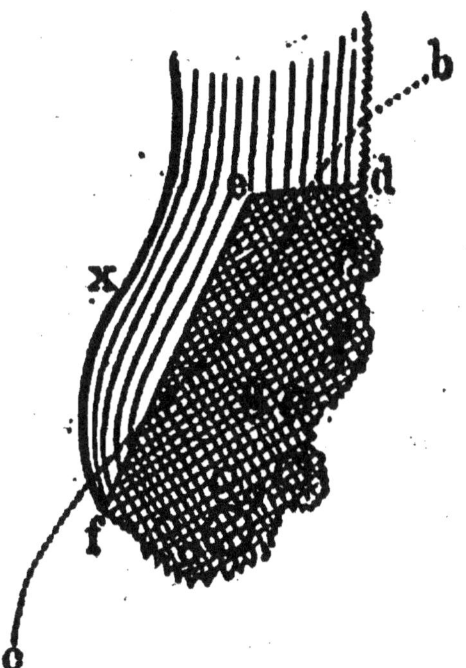

Fig. 30. — Opération de Schrœder.

muqueuse intra-cervicale à la muqueuse périphérique du col par des sutures placées suivant une disposition qui sera indiquée quand nous décrirons l'hystérectomie.

On procède de la même manière pour la lèvre supérieure.

La figure 39 montre en coupe médiane : 1° la direction des incisions ; 2° le lambeau qui tombe ; 3° le fil qui doit réunir le point d au point f.

La figure 40 nous fait voir les surfaces de section réunies après ligatures faites.

S'il y a lieu, on place une ou deux sutures latérales pour clore les incisions bilatérales faites au début de l'opération.

Après avoir vu faire plusieurs fois cette opération en Allemagne, j'ai emporté l'impression qu'elle ne valait pas celle d'Emmet.

En voici les raisons.

1° La suture attire la muqueuse intracervicale à la rencontre de la muqueuse externe du col en sorte que l'opération détermine un nouvel ectropion qui ne peut avoir moins d'inconvénients que celui qui existait avant l'excision.

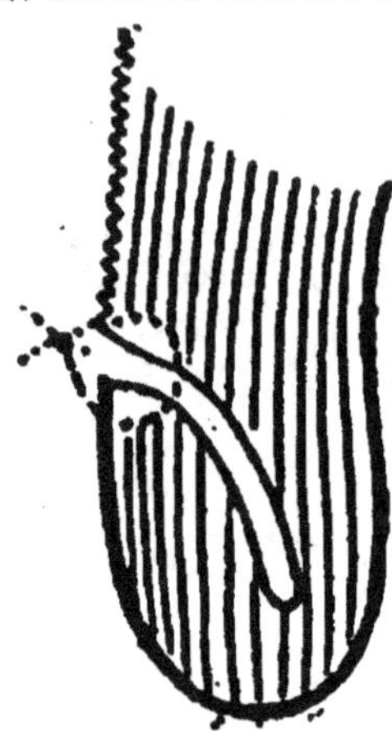

Fig. 40. — Opération de Schroeder.

Il est un fait certain, c'est que, par ce procédé, l'épithélium cylindrique de la partie inférieure du canal cervical ne fait pas entièrement retour à la cavité utérine.

Voilà, à mon avis, le vice capital de cette opération.

Quant à l'avantage qu'elle paraît présenter sur celle d'Emmet, avantage qui résulterait du fait de l'excision des parties malades, il est plus théorique que pratique.

Après la trachélorrhaphie selon Emmet, il se produit une involution des tissus telle qu'ils reviennent d'eux-mêmes à leur état normal. Le professeur Vulliet, qui a fait plus de quatre-vingts trachélorrhaphies ordinaires, n'a jamais vu subsister, après cette opération, les phénomènes que déterminaient l'ectropion : elle a toujours été suivie d'une guérison complète des parties réunies.

Nous estimons que l'opération de Schroeder n'est utile que pour exciser des tissus suspects de malignité ; nous disons *suspects*, car si leur malignité était certaine, il faudra recourir aux opérations plus complètes et plus radicales que nous décrirons à propos du traitement chirurgical du cancer.

HUITIÈME LEÇON

FISTULES GÉNITO-URINAIRES

Messieurs,

On décrit généralement sous le nom de fistules vésico-vaginales les diverses lésions qui font communiquer la vessie avec les organes génitaux de la femme. Comme ces fistules ne portent pas exclusivement sur le vagin, nous pensons qu'il est préférable de leur donner le nom générique de fistules *génito-urinaires*.

Variétés. — La fistule reçoit des noms différents selon son siège :

Lorsque la lésion établit une communication anormale entre la vessie et le vagin, il y a *fistule vésico-vaginale*, c'est la variété la plus fréquente.

Lorsque la lésion établit une communication entre l'urèthre et le vagin, il y a *fistule uréthro-vaginale*.

Lorsque la lésion établit une communication entre la vessie et l'utérus, il y a *fistule vésico-utérine*.

Enfin, dans quelques cas très rares, il existe une solution de continuité qui établit une communication entre la vessie, l'utérus et le vagin; c'est la *fistule vésico-utéro-vaginale*.

Gaillard Thomas a établi la division suivante entre les diverses fistules génito-urinaires :

1° *Fistules urinaires :* Fistule vésico-vaginale ; fistule uréthro-vaginale ; fistule vésico-utéro-vaginale ; fistule vésico-utérine ; fistule urétéro-utérine ; fistule urétéro-vaginale.

2° *Fistules fécales :* Fistule recto-vaginale ; fistule entéro-vaginale ; fistule recto-labiale.

3° *Fistules vaginales simples* : Fistule péritonéo-vaginale ; fistule périnéo-vaginale ; fistule vaginale borgne.

Nous ne nous occuperons que des trois principales variétés que nous avons décrites plus haut.

Étiologie. — Les fistules génito urinaires reconnaissent quatre causes principales :

La pression résultant du passage de la tête fœtale pendant l'accouchement ;

La pression résultant de corps étrangers dans la vessie ou le vagin (calculs de la vessie, pessaires vaginaux) ;

Les abcès et les phlegmons ;

Les affections cancéreuses ;

La pression exercée par la tête fœtale sur les parois vaginales comprimées contre la symphyse pubienne pendant un travail prolongé est la cause principale des fistules urinaires chez la femme ; à la suite de cette compression prolongée survient une inflammation gangreneuse qui détruit une portion plus ou moins étendue de la paroi.

Baker Brown et Dieffenbach ont publié des faits intéressants dans lesquels la fistule avait été produite pendant le travail de l'accouchement par la pression résultant d'une pierre contenue dans la vessie.

Ce n'est que plusieurs jours après la délivrance qu'on s'aperçoit de l'accident ; souvent même la fistule n'est découverte que plusieurs semaines après l'accouchement, alors que toute crainte de fistule semblait avoir disparu.

Les abcès vaginaux peuvent également donner lieu à des fistules génito-urinaires par les mortifications qu'ils déterminent et leur ouverture spontanée dans la vessie.

Enfin, le cancer de l'utérus est une cause fréquente de fistules lorsqu'il s'étend dans le vagin. Mais les lésions de ce genre, coïncidant avec une affection dont la marche est rapidement fatale, ne sont pas susceptibles de subir utilement des opérations plastiques, et leur traitement ne doit pas figurer dans ce chapitre.

Symptomatologie. — Les signes qui annoncent l'existence

des fistules urinaires méritent d'être étudiés avec soin, car il est souvent très difficile de déterminer le siège exact de la lésion.

On peut les diviser en deux groupes :

1° Ceux qui sont fournis par l'écoulement de l'urine ou des matières fécales et l'action excitante que cet écoulement exerce sur les parties ;

2° Ceux qui sont fournis par l'examen physique.

L'écoulement de l'urine par le vagin est plus ou moins considérable selon le siège et l'étendue de la lésion. Si la fistule siège dans l'urèthre, la vessie peut être distendue sans donner lieu à aucun symptôme fâcheux et ce n'est que pendant la miction que l'urine s'écoule par le vagin.

Dans d'autres cas, l'écoulement est intermittent selon la posi-

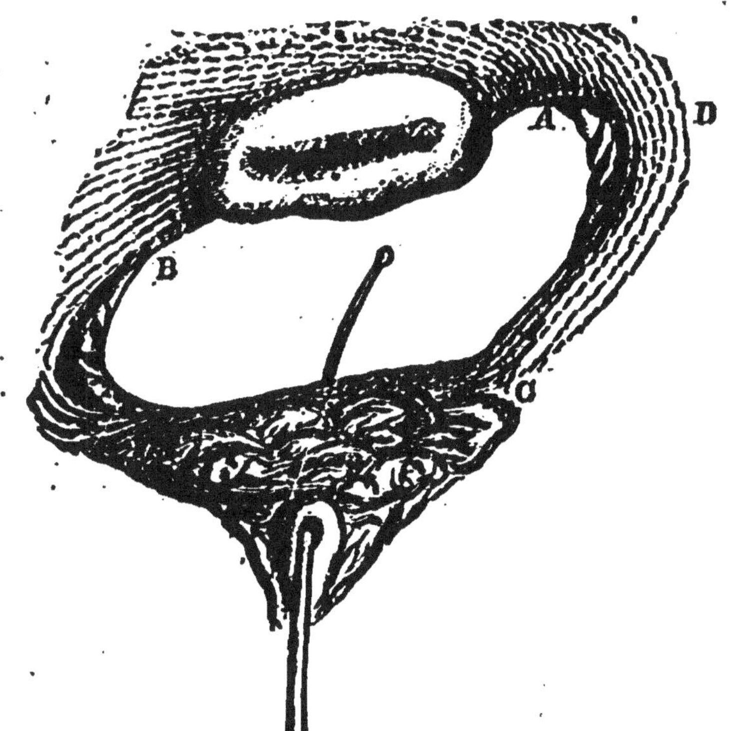

Fig. 41. — (Emmet-Olivier). — Fistule comprenant toute la base de la vessie, la femme étant dans la position génu-pectorale.

tion de la malade. Pendant la position assise, l'urine peut cesser
de s'échapper par suite de la pression exercée par les intestins
sur le bas-fond de la vessie. Si la fistule est située au-dessus des
uretères, l'écoulement anormal de l'urine a lieu lorsque la
malade est couchée et cesse pendant la station ; mais ce sont là
des cas exceptionnels et le plus souvent l'écoulement est constant et les incommodités qui en résultent trop connues pour
qu'il soit nécessaire de les décrire et d'insister sur l'importance
du traitement opératoire.

Pour découvrir la fistule, il faut placer la malade dans la position de Sims ou dans la position génu-pectorale. Le seul spéculum qui convienne pour cet examen est celui de Sims.

Lorsque l'ouverture fistuleuse est large, il est facile de la découvrir et d'en déterminer la nature et l'étendue ; mais il n'en
est pas de même lorsqu'il s'agit d'une petite ouverture. Il faut,
dans ce cas, après avoir écarté les parois vaginales à l'aide du
spéculum et d'écarteurs, injecter dans la vessie un liquide et
rechercher avec soin le point par où il s'échappe dans le vagin.
On emploiera de préférence un liquide aseptique (solution faible d'acide borique) légèrement coloré avec de l'indigo.

Ces petites fistules siègent le plus souvent au point de jonction du vagin et du col ; une fois qu'on aura découvert l'orifice
du trajet fistuleux, on en étudiera facilement le parcours à
l'aide d'un stylet.

OPÉRATION.

Ce n'est point ici le lieu de faire l'historique de cette opération
qui doit être considérée comme une des plus importantes con-
quêtes de la chirurgie moderne.

Depuis le commencement du siècle, les gynécologues les plus
habiles tentèrent la restauration de la fistule vésico-vaginale
par la suture. Il suffira de citer les noms de Roux, Nægelé,
Dieffenbach, Lallemand, Wutzer, Saugler, etc., pour voir que
l'opération était pratiquée par des chirurgiens autorisés. Ils
échouaient cependant le plus souvent.

C'est ainsi que Wutzer, qui s'était plus spécialement adonné à la pratique de cette opération, n'obtenait que 15 pour cent de guérisons et les succès obtenus par les autres chirurgiens n'étaient guère plus brillants.

Ces insuccès étaient alors expliqués par des raisons dont nous avons reconnu aujourd'hui le peu de fondement. C'est ainsi qu'on les attribuait à la souillure de la plaie par l'urine, au peu de tendance à la cicatrisation des tissus du vagin, etc.

Ces insuccès étaient simplement dus à l'insuffisance des moyens pratiqués pour *découvrir le champ opératoire* et à *l'insuffisance de l'avivement*. En effet, si l'on compare la pratique chirurgicale actuelle avec celle pratiquée par les chirurgiens de la première moitié de ce siècle, on voit que la différence des procédés ne porte que sur ces deux points principaux.

Jobert fut le premier qui introduisit dans la thérapeutique opératoire des fistules un progrès important. Sa méthode auto-plastique *par glissement* fut considérée à l'époque de son apparition, comme le perfectionnement par excellence. Jobert attachait surtout de l'importance aux incisions libératrices qu'il pratiquait sur les parois vaginales. Nous verrons plus loin que les résultats obtenus par ce chirurgien n'étaient pas dus à cette cause, mais dans l'avivement qui était plus étendu.

C'est certainement à Sims que revient l'honneur d'avoir, par des procédés vraiment nouveaux, mis à la portée de tous, la guérison de la fistule vaginale.

Les innovations introduites par ce chirurgien portent sur trois points principaux :

1° Dilatation et exploration du vagin permettant de placer sous les yeux et à la portée de l'opérateur les parties à réunir.

2° Avivement suffisant et application de sutures ne provoquant ni inflammations, ni ulcérations.

3° Méthode permettant de maintenir la vacuité de la vessie un temps suffisant après l'opération.

Chacun de ces trois points a conservé plus ou moins d'importance aujourd'hui ; mais il est incontestable qu'ils ont été et sont encore la base de la thérapeutique opératoire appliquée aux fistules, depuis que Sims a publié son célèbre mémoire sur *les sutures d'argent* lu à l'Académie de médecine de New-York le 18 novembre 1857 et popularisé sa méthode, par de nombreuses opérations pratiquées quelques années après en France et en Angleterre.

Moment favorable à l'opération.— De même que pour la périnéorraphie on a longuement discuté sur la question de savoir à quel moment il convient de pratiquer l'opération. Doit-elle être faite aussitôt après l'accouchement, c'est-à-dire après la cause qui a produit l'accident, ou doit-on attendre que la femme soit complètement remise des suites de la délivrance ? Nous pensons qu'il y a de sérieux inconvénients à tenter la réunion de la lésion immédiatement après sa formation. On s'expose ainsi aux causes d'infection qui peuvent accompagner l'accouchement ; les tissus sont plus vasculaires, plus friables. Il nous paraît donc préférable d'attendre deux mois environ après l'accouchement ; on est sûr ainsi que tous les tissus mortifiés sont complètement éliminés et que ceux qui restent sont susceptibles d'être réunis par première intention.

Il va sans dire que ce n'est pas là une date fixe et que l'opération peut être pratiquée avec succès beaucoup plus tard, puisque bon nombre de chirurgiens ont opéré et guéri des fistules datant de plus de 20 ans.

TECHNIQUE DE L'OPÉRATION.

L'oblitération de la fistule peut être obtenue par deux procédés opératoires très différents :

1° En réunissant directement les lèvres de la fistule ; c'est l'opération de la fistule vésico-vaginale proprement dite.

2° En pratiquant l'oblitération totale du vagin au-dessous de la fistule. Cette opération, qui n'est indiquée que lorsque la première est absolument impraticable, a été surtout préconisée par Simon sous le nom de *Kolpokleisis.*

Opération de la fistule vésico-vaginale et des fistules des voies génitales en général. — Les auteurs classiques décrivent plusieurs procédés opératoires. C'est ainsi qu'on trouve généralement dans les traités la description des procédés de Jobert de Lamballe, de Sims, de Simon, de Bozeman, etc.

Nous pensons qu'il n'y a pas lieu d'établir des catégories entre chacun de ces procédés et nous ferons connaître le mode opératoire que nous employons habituellement.

Manuel opératoire. — On peut distinguer trois points principaux dans le manuel opératoire de la fistule vésico-vaginale :

1º Position de la malade et découverte de la fistule.
2º Avivement des lèvres de la fistule.
3º Passage des fils et suture.

1º *Position de la malade, découverte de la fistule.* — Nous avons dit plus haut que les insuccès de nos prédécesseurs étaient dus en partie aux difficultés qu'ils éprouvaient à découvrir le champ opératoire. Il est donc de toute importance de placer la malade dans une position qui permette à l'opérateur l'accès facile de la fistule.

Sims a toujours opéré en plaçant la femme dans le décubitus latéral justement désigné sous le nom de position de Sims.

Plus tard, Bozeman a proposé la position génu-pectorale. Enfin, Simon a préconisé la position dorso-sacrée. On trouvera dans notre première leçon les détails techniques relatifs à ces diverses positions.

Si la femme n'est pas anesthésiée, le décubitus latéral de Sims doit être préféré. Outre que cette position permet de bien découvrir la fistule elle peut être supportée sans fatigue pendant un temps assez long.

La position génu-pectorale de Bozeman est extrêmement fatigante pour la femme et ne peut être employée qu'avec l'aide de l'anesthésie. Elle nécessite l'emploi d'un fauteuil spécial où la malade doit être fortement fixée. Toutes ces considérations nous ont fait abandonner la position génu-pectorale.

Le décubitus dorso-sacré présente d'incontestables avantages. Dans cette position, la fistule peut être admirablement découverte et il n'est besoin d'aucun appareil spécial.

Pour résumer la question des postures, nous dirons que nous préférons la position de Sims lorsque la femme n'est pas anesthésiée et que nous donnons la préférence au décubitus dorso-sacré lorsque l'anesthésie est pratiquée, ce qui est le cas le plus fréquent. Il est de règle, en effet, d'anesthésier les malades pour cette opération ; mais il arrive parfois que certaines femmes ont une très grande appréhension du chloroforme et refusent le concours de l'anesthésie.

Pour bien exposer la fistule et faciliter l'opération, il faut pratiquer le prolapsus artificiel. On se reportera à ce que nous avons dit de cette manœuvre dans le chapitre spécial que nous lui avons consacré.

Trois aides sont ordinairement nécessaires pour l'opération : un s'occupe de l'anesthésie et les deux autres maintiennent les cuisses, appliquent les écarteurs et épongent. On peut avantageusement remplacer l'emploi des éponges en pratiquant une irrigation constante du champ opératoire, ce qui peut être obtenu très facilement à l'aide d'un tube de caoutchouc en communication avec une prise d'eau.

2° Avivement des lèvres de la fistule. — Le spéculum étant introduit, la fistule bien exposée et les parties convenablement nettoyées et préparées, on procède à l'avivement.

Les bords de la fistule sont saisis soit avec une simple pince à griffes, soit à l'aide d'érignes ou d'un petit ténaculum. On avive ensuite avec des ciseaux, ou, mieux encore, avec le long bistouri articulé de Sims.

Cet avivement doit porter sur tout le pourtour de la fistule et être fait aux dépens de la muqueuse vaginale sans porter sur la muqueuse vésicale ; il doit être fait largement, de façon à faire disparaître tous les tissus cicatriciels et à donner une surface circulaire bien saignante. Comme nous l'avons dit, le succès définitif dépend de ce temps de l'opération et le chirurgien doit y apporter tous ses soins. Il est préférable de dessiner tout d'abord avec le scalpel le contour de l'avivement ; il

est alors plus facile de s'orienter lorsque le sang vient masquer
le champ de l'opération. Il peut arriver que des vaisseaux assez

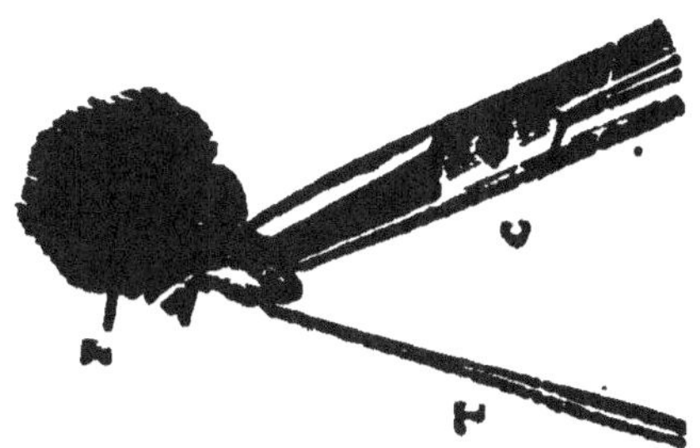

Fig. 42. — Avivement avec les ciseaux. — (Churchill).
T. Ténaculum saisissant la lèvre de la fistule ; F. surface avirée ; C. ciseaux.

volumineux donnent du sang ; il faut alors les saisir avec une
pince à forcipressure et y appliquer une ligature en catgut. Si
le vaisseau ne peut être saisi facilement, on termine rapidement
l'avivement sur ce point et on arrête l'hémorrhagie en appli-
quant une suture.

Nous préférons le bistouri pour mettre à nu les surfaces ;
mais nous pensons qu'on peut avec avantage se servir des ciseaux pour régulariser la plaie avant de procéder à la suture.
On emploie à cet effet des ciseaux courbes. Bozeman a imaginé
des ciseaux présentant des modèles variés et dont l'emploi est
très utile étant donné la difficulté qu'on éprouve parfois à bien
atteindre les lèvres de la plaie.

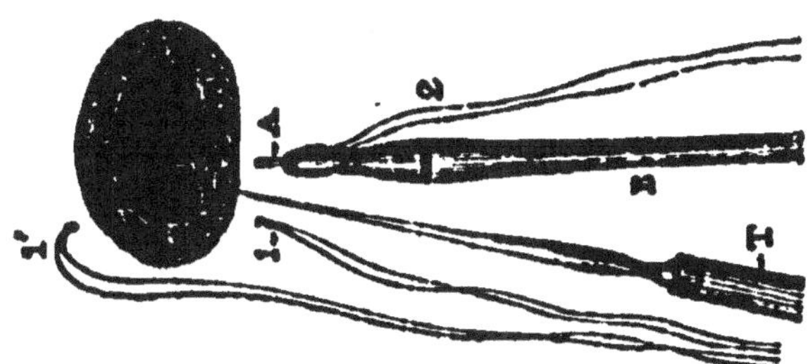

Fig. 43. — Suture. — (Churchill). — Premier temps.

3° *Passage des fils et suture.* — Nous décrivons deux procédés de suture: 1° le procédé ordinaire ; 2° le procédé de
Vulliet.

Procédé ordinaire. — On choisira pour la suture des aiguilles courbes décrivant un demi-cercle d'environ deux centimètres de diamètre. Celles-ci sont montées sur un porte-aiguille ; celui de Sims, qui permet d'incliner l'aiguille suivant des angles différents, est préférable.

Comme fil de suture, où peut employer le fil d'argent, la soie ou le catgut. Nous préférons le fil métallique qui peut être plus facilement tordu à distance.

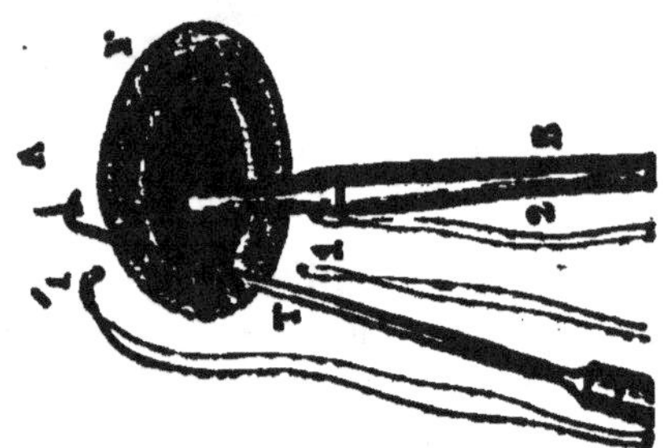

Fig. 41.— Suture. — Deuxième temps. — (Churchill).

L'aiguille placée sur le porte-aiguille est introduite dans les téguments à l'angle de la plaie le plus difficile à atteindre, à un centimètre environ du bord de l'incision ; elle vient ensuite ressortir (figure 43) près de la surface vésicale sans intéresser la membrane muqueuse de cet organe. L'aiguille, ayant traversé cette première lèvre, est ensuite dirigée à l'aide d'un petit ténaculum de façon à atteindre la lèvre opposée (figure 44), où elle est introduite par le même procédé, mais en sens inverse.

On continue de la même manière jusqu'à ce que le nombre des sutures soit suffisant pour assurer une coaptation bien exacte des lèvres de la plaie. Si cette coaptation n'est pas jugée suffisante après la torsion des premières sutures, on peut encore appliquer quelques sutures superficielles. Dans les fistules très étendues, il est parfois nécessaire d'appliquer deux séries de sutures : profondes et superficielles ; mais il suffit le plus souvent d'appliquer une seule rangée.

Lorsque l'aiguille pénètre dans les tissus, une certaine force est nécessaire pour empêcher le fil d'entraîner les téguments

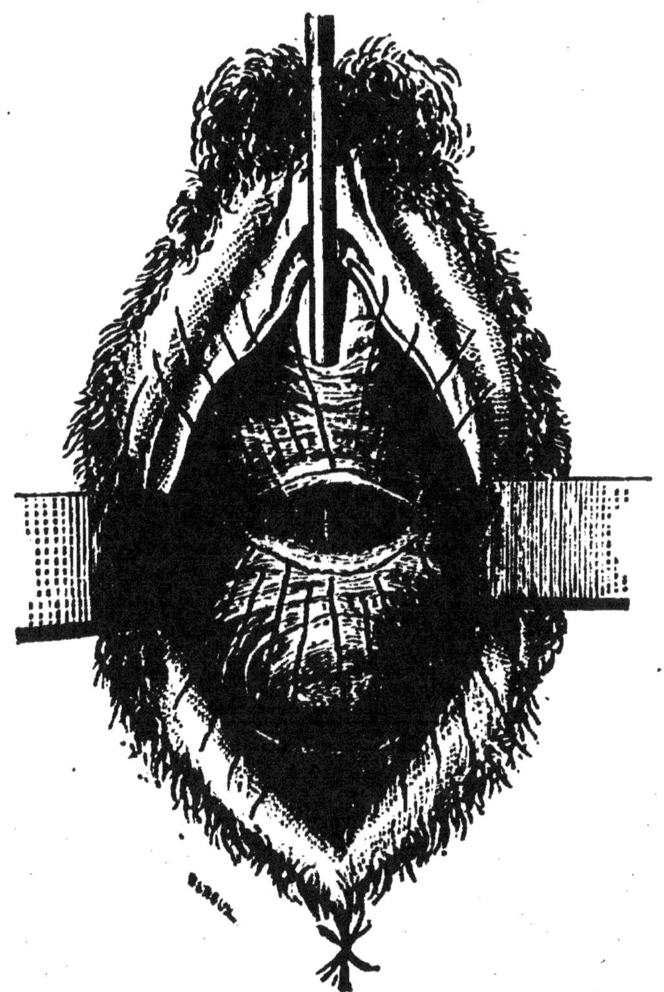

Fig. 45. — (Churchill). Les fils sont en place.

et les couper. Cette résistance est obtenue à l'aide d'une petite fourche à branches mousses appelée fulcrum. Cet instrument est également nécessaire pour réfléchir les fils et en pratiquer la torsion.

Fig. 46. — Fulcrum pour faire glisser les fils, les réfléchir et les fixer.

Quand on a passé tous les fils, on irrigue soigneusement la plaie et on enlève tous les caillots avant de procéder à la fixation et à la torsion des sutures.

On saisit les extrémités de chaque fil, on les tire légèrement de façon à rapprocher les lèvres de la plaie et on les introduit dans la cannelure du fulcrum. Ce temps de l'opération, qui est

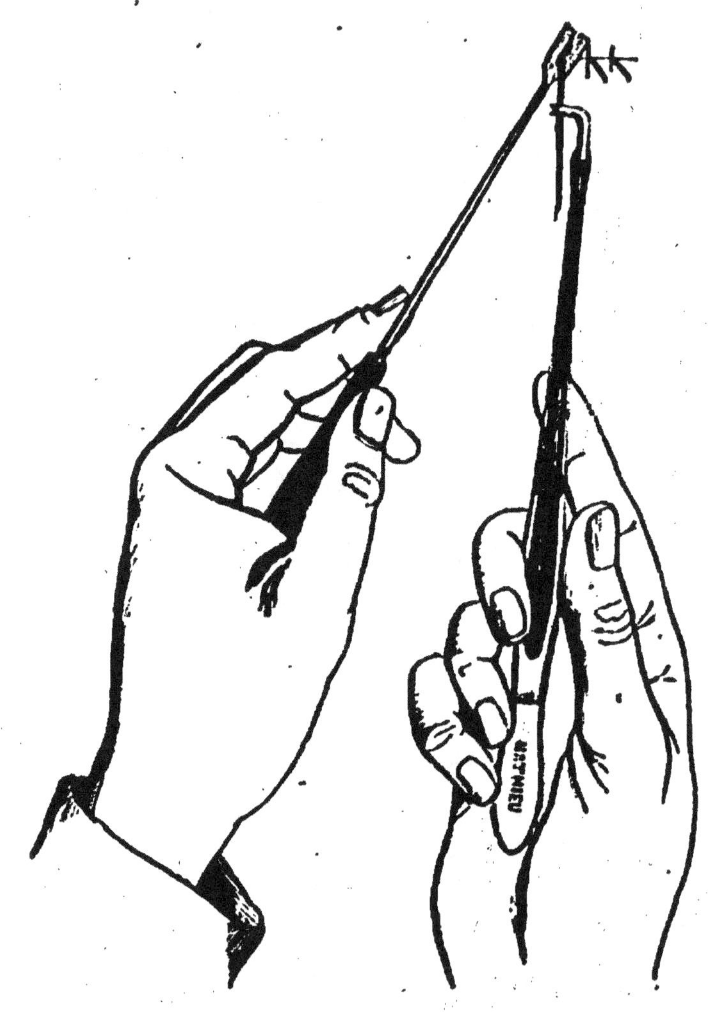

Fig. 47.— Torsion des sutures.

indiqué dans la figure 47, doit être pratiqué avec beaucoup de ménagement.

Une fois que la juxtaposition des lèvres de la plaie est obtenue, on pratique la torsion à l'aide d'une pince spéciale (fig. 47).

On répète ensuite la même manœuvre pour chaque fil. Une fois la torsion terminée, on coupe les fils à un centimètre envi-

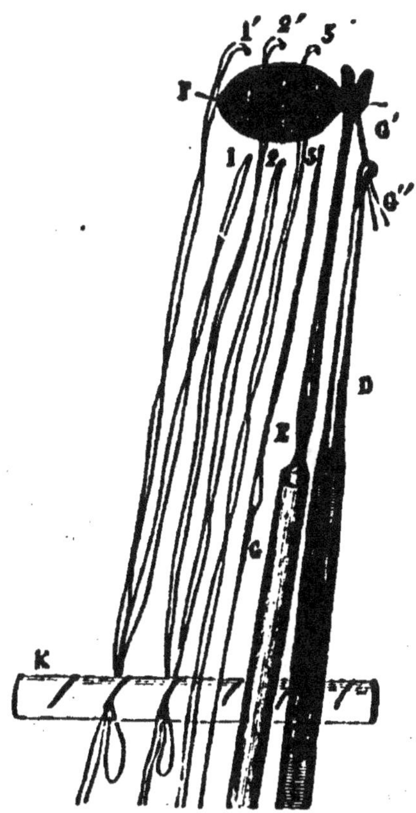

Fig. 48. (Churchill).— Suture des fils. — Troisième temps.

ron de la plaie et on les aplatit à l'aide d'une pince pour qu'ils ne puissent irriter les parois vaginales.

Des injections sont ensuite pratiquées dans la vessie afin de de la débarrasser du sang et des caillots qui pourraient provoquer du ténesme ou oblitérer l'urèthre.

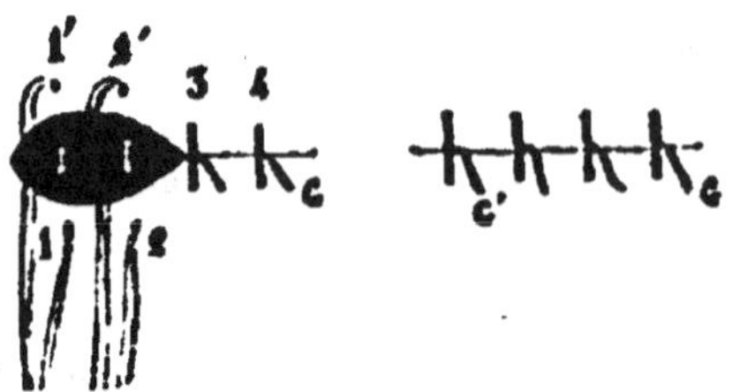

Fig. 49.— Sutures en place. Les fils sont tordus et coupés.

L'opération terminée, la malade est placée sur son lit dans

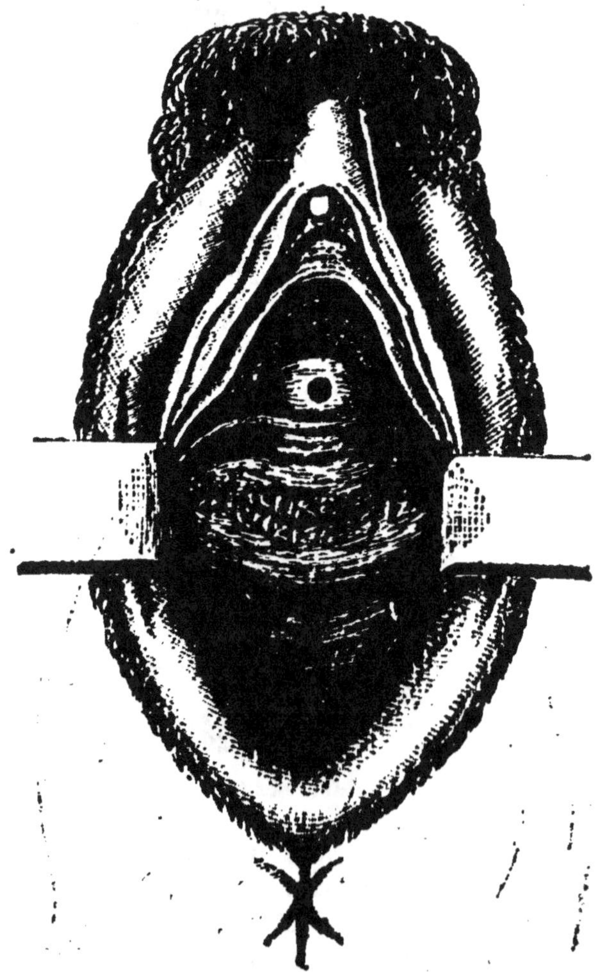

Fig. 50.— (Churchill). — Aspect de la plaie lorsque l'opération est terminée.

le décubitus dorsal, les genoux un peu élevés et supportés par des coussins.

Il faut placer dans la vessie une sonde à demeure. Sims a imaginé un cathéter spécial qui permet l'écoulement constant de l'urine. Il sera bon néanmoins d'examiner fréquemment le cathéter afin de s'assurer qu'il n'est pas obstrué.

On provoquera la constipation à l'aide des narcotiques et

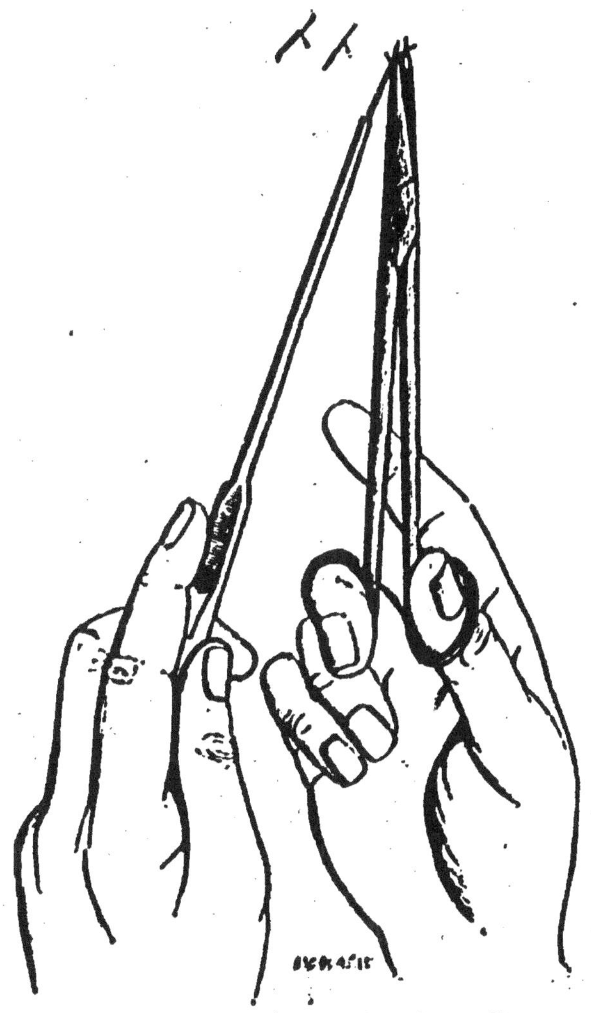

Fig. 51. — (Churchill). — Retrait des fils.

la malade sera soumise à un régime nutritif, mais non exci-
tant.

On retire les fils du dixième au douzième jour. Sims ne les
laissait pas plus de huit jours, mais, comme leur présence
n'occasionne aucun inconvénient, nous pensons qu'il est préférable de les enlever le plus tard possible. On appliquera un
spéculum pour retirer les fils. Cette petite opération, qui ne présente aucune difficulté spéciale dans ce cas, devra cependant
être faite avec ménagements.

Le cathéter à demeure sera alors enlevé et on pratiquera un
examen pour constater la réussite de l'opération. La vue
ne donne pas sur ce point une certitude absolue. Celle-ci ne
peut être obtenue qu'en remplissant lentement la vessie avec
de l'eau tiède. Il n'est pas rare de n'obtenir qu'un succès par-
tiel après une première opération. Un grand nombre de fistules étendues n'ont été guéries qu'après avoir pratiqué plusieurs
opérations successives.

Vuillet indique une manière plus simple de s'assurer si la
fistule est hermétiquement fermée au bout de huit jours.

Avant de retirer les fils il fait mettre l'opérée dans la posture
génu-pectorale (il faut que la vessie contienne de l'urine), il
place une valve de Sims et oriente le sujet de façon que la
suture soit bien en lumière, alors il engage la malade à tous-
ser. Si l'urine trouve une issue ouverte, on la voit sortir pendant les efforts de toux. Dans ce cas, Vuillet pose des sutures
secondaires sur les solutions de continuité et il ordonne un
repos de huit jours. Il a ainsi réussi à clore parfaitement d'une
seule opération, mais moyennant des sutures supplémentaires,
des fistules qui n'étaient pas complètement réunies au bout
des premiers huit jours.

Le procédé que nous venons de décrire s'applique aux fistules
vésico-vaginales simples. Il peut être modifié selon l'étendue
de la lésion et surtout suivant la variété de la fistule.

Bozeman a préconisé un procédé opératoire qui est maintenant abandonné et qui consiste à passer tous les fils dans

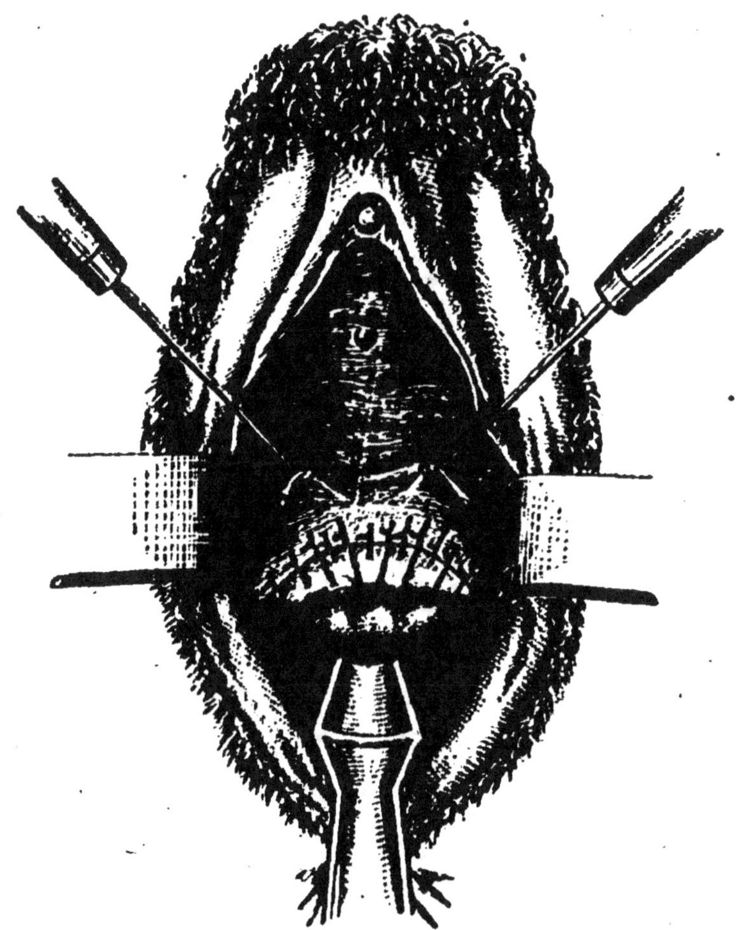

Fig 52. — (Churchill). — Procédé de Simon. L'utérus est abaissé.

une petite plaque d'étain perforée dans le but d'immobiliser l'ensemble des surfaces réunies.

Le procédé de Simon est une modification du procédé américain. Ce chirurgien pratiquait le prolapsus artificiel et appliquait deux rangées de sutures superficielles et profondes (figures 52 et 53).

Dans la fistule *vésico-utéro-vaginale*, le procédé ne diffère pas essentiellement de celui que nous avons décrit. Il faut pratiquer l'avivement en entonnoir de façon à pénétrer jusque

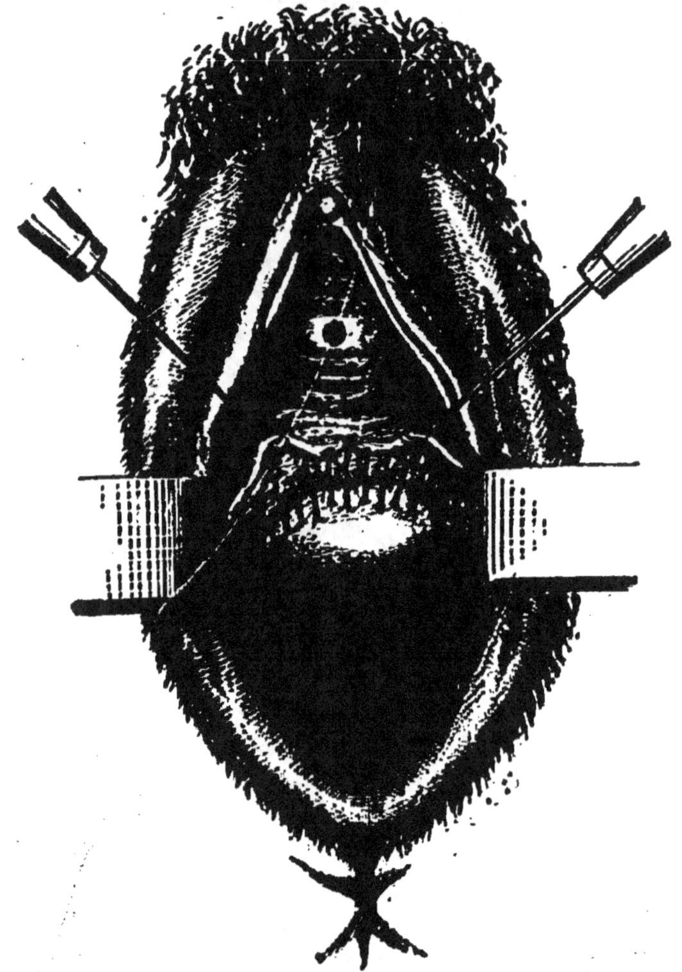

Fig. 53 — (Churchill.) — Procédé Simon. — Fistule vésico-vaginale profonde.

dans la vessie. Les sutures seront placées sur deux rangs ; une rangée destinée à réunir les parties profondes et une seconde rangée superficielle.

Les figures 51 et 53 qui représentent une fistule vésico-utéro-vaginale superficielle montrent que le passage des fils ne diffère pas sensiblement du procédé que nous avons décrit pour la

10

fistule vésico-vaginale proprement dite (figure 45 et 50). L'avi-

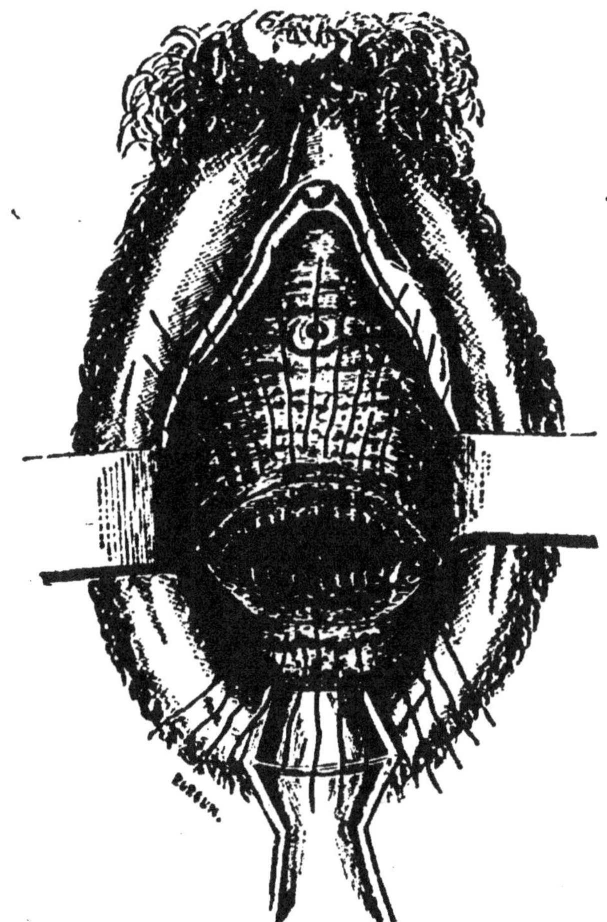

Fig. 51. — (Monteros). — Opération de la fistule vésico-utéro-vaginale
superficielle.

rement embrasse une plus grande épaisseur de téguments et les
fils pénètrent plus profondément dans les tissus. Comme nous
l'avons dit plus haut, il est le plus souvent nécessaire de faire
deux rangées de sutures et l'on doit surtout s'attacher à obtenir une coaptation parfaite des angles.

La figure 50 représente une fistule vésico-utéro-vaginale profonde avec les deux rangées de fils.

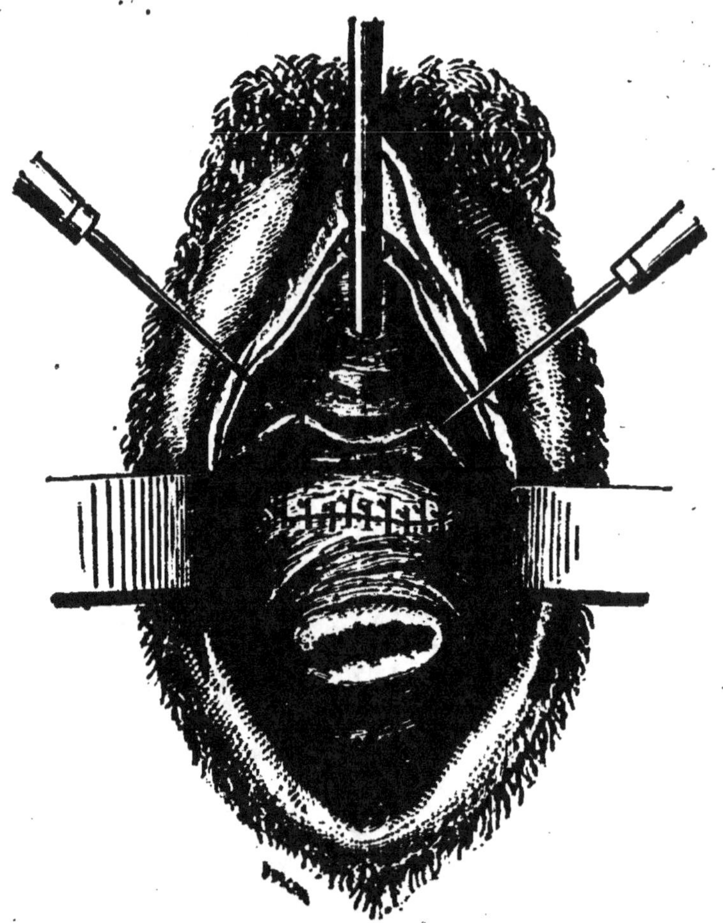

**Fig. 52. — Opération de la fistule vésico-utéro-vaginale superficielle.
Les sutures sont terminées.**

2ᵉ Procédé de Vulliet. — Après avoir fait l'avivement, Vulliet implante des petites pinces à griffes aux deux extrémités du diamètre suivant lequel les bords de la fistule se rapprochent le plus facilement (c'est tantôt le diamètre transversal, tantôt le diamètre antéro-postérieur, cela dépend du cas) ; un aide tire sur ces pinces jusqu'à ce que la fistule s'allonge jusqu'au rapprochement de ses bords.

Prenant alors une très petite aiguille munie d'un fil iodulé très fin, il réunit les bords de la fistule par une suture continue à points très rapprochés, faisant en sorte que les lèvres cooptées se retournent dans la vessie.

C'est l'application sur le bas-fond de la vessie du système de suture qu'on emploie pour les plaies de l'intestin.

Vous avez pu voir Messieurs, dans nos opérations sur le cadavre que, lorsque cette première suture est bien faite on peut insuffler très fortement la vessie sans que l'air s'échappe.

Quand la suture est achevée et arrêtée, on lave l'avivement vec une solution de sublimé au millième et on pose les sutures d'argent comme dans le procédé ordinaire. La suture au fil iodolé est une suture perdue destinée à la résorption où à l'enkystement.

L'imprégnation du fil par l'iodol le rend réfractaire à toutes causes de décomposition.

Vulliet a opéré cinq fistules par le procédé de la double suture et il a obtenu des guérisons d'emblée.

Dans le dernier cas il a fait la suture profonde et la suture superficielle avec le même fil comme dans la colporrhaphie antérieure.

Occlusion du vagin.—Opération du kolpokleisis.— Simon revendique la priorité pour cette opération qui a beaucoup perdu de son importance depuis les perfectionnements introduits dans le manuel opératoire des fistules vésicales.

L'occlusion du vagin, déjà préconisée par Vidal de Cassis et un grand nombre de chirurgiens de la première moitié de ce siècle, a pour but de remédier aux lésions dont on désespère d'obtenir la guérison par les procédés ordinaires. Il ne donne pas évidemment des résultats bien brillants, puisqu'il accumule, dans une sorte de cloaque vaginal l'urine, le sang menstruel et les autres sécrétions ; mais il permet néanmoins à la malade d'uriner par l'urèthre

On a proposé deux procédés : l'épistorrhaphie et l'oblitération proprement dite.

Le premier procédé, proposé par Vidal en 1833, consiste à aviver les surfaces internes des grandes lèvres et à les réunir par des sutures. Mais l'oblitération ainsi obtenue n'est pas

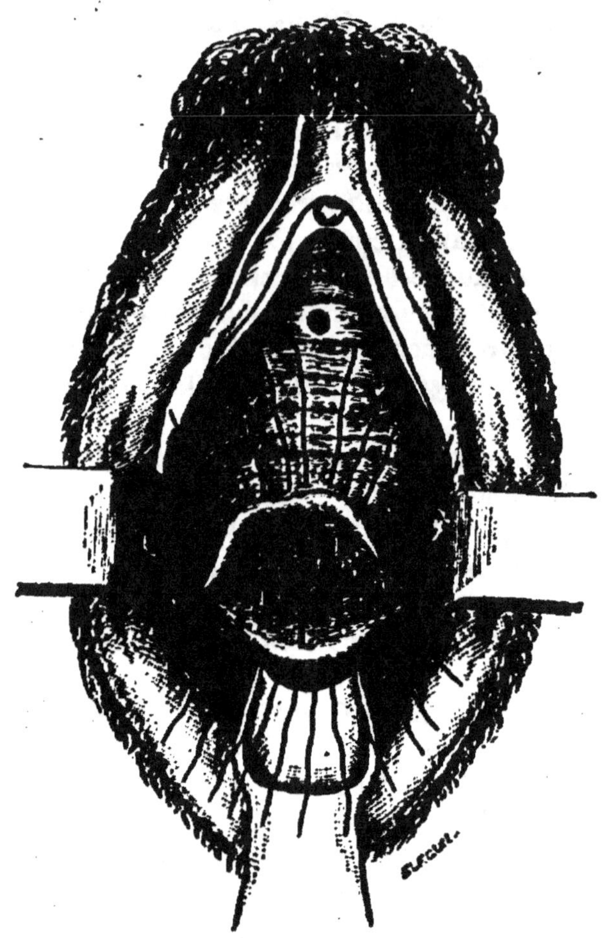

Fig. 53. — (Montéros). — Opération de la fistule vésico-utéro-vaginale profonde.

complète et il reste toujours une petite ouverture qui donne lieu à l'issue continuelle de l'urine.

Le procédé de Vidal a donc été abandonné depuis longtemps pour faire place au kolpokleisis, qui consiste dans la réunion des parois mêmes du vagin.

Après avoir enlevé la muqueuse vaginale et produit un avivement circulaire, on réunit les surfaces avivées avec des sutures.

On maintient une sonde à demeure dans la vessie jusqu'à ce que la réunion ait été obtenue.

Simon pratiquait d'abord l'oblitération à l'entrée de l'orifice vaginal ; mais il avait modifié son procédé et oblitérait le plus près possible de la fistule, afin de laisser une sorte de vagin à ses malades.

Le kolpokleisis est peu pratiqué, et il ne l'a guère été qu'en Allemagne, grâce aux efforts de Simon, qui préconisait beaucoup cette opération.

L'opération n'est, en effet, qu'un palliatif qui n'est applicable que lorsque les femmes ont dépassé la ménopause. L'accumulation du sang menstruel dans le vagin aurait plus d'inconvénients que la fistule elle-même.

L'impossibilité de clore l'orifice d'une fistule débouchant dans l'utérus peut seule justifier ces opérations telles que l'épisiorraphie et la colpokleisis.

Mais cette impossibilité n'est pas absolue. En dilatant l'utérus au degré maximum, comme le fait Vulliet, on doit certainement, dans certains cas, rendre accessible à la vue et aux manœuvres opératoires l'orifice fistulaire et être à même de lui appliquer les procédés employés pour la fistule vésico-vaginale.

Nous n'avons pas de cas à fournir à l'appui de cette assertion ; mais il est certain que les moulages que Vulliet a pris des cavités dilatées démontrent la possibilité de voir la paroi utérine avec assez de netteté pour pouvoir opérer directement sur elle.

NEUVIÈME LEÇON

DES FIBROMYOMES UTÉRINS ET DES OPÉRATIONS QUI LEUR SONT APPLICABLES PAR LES VOIES NATURELLES.

Messieurs,

Les fibrômes sont des tumeurs d'une composition histologique analogue à celle du muscle utérin. Ils sont constitués par des fibres musculaires et par du tissu conjonctif en proportion variable.

Leur cause première nous est inconnue. La statistique semble toutefois démontrer qu'ils surviennent avec plus de fréquence chez les femmes qui ont enfanté que chez les nullipares.

Ils prennent naissance dans le sein de la couche musculaire tantôt au centre de son épaisseur, tantôt plus près de la muqueuse ou de la séreuse.

Une fois constitué en tumeur, le néoplasme subit plus ou moins l'action de la contractilité de la paroi qui tend à l'exprimer comme un corps étranger. Elle le repousse dans la direction où la résistance est moindre.

Si la couche musculaire comprise entre le néoplasme et la séreuse est plus puissante que la couche comprise entre le néoplasme et la muqueuse, il sera graduellement chassé du côté de la cavité utérine. Le fibrôme sera repoussé du côté de la cavité péritonéale, si c'est la couche comprise entre le néoplasme et la muqueuse qui est la plus épaisse. Le dernier terme de cette expression est la constitution d'une tumeur pédiculée sous-séreuse ou sous-muqueuse, c'est-à-dire d'un polype fibreux.

La contractilité sera sans effet si le néoplasme est parfaitement central, car les deux couches d'égale épaisseur se faisant équilibre, le fibrôme reste indéfiniment intra-pariétal.

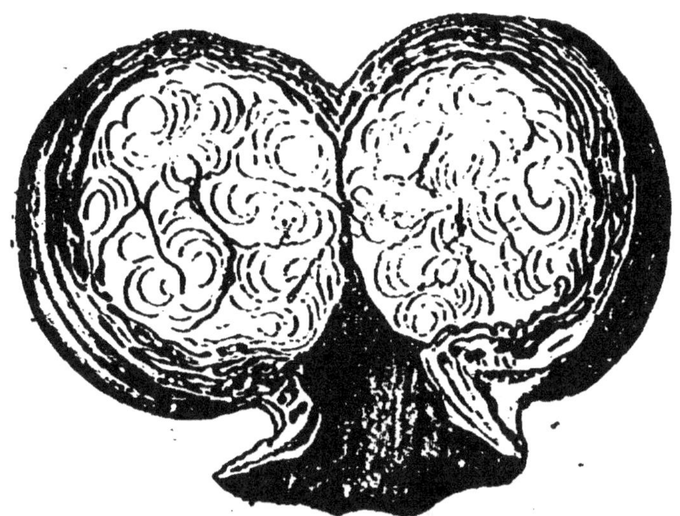

Fig. 57. — Fibrôme intra-utérin remplissant la totalité de la cavité intra-utérine.

D'autres circonstances ralentissent ou empêchent la migration. Ainsi les fibrômes qui prennent naissance dans la région des cornes, rencontrent plus de résistance à cheminer vers la cavité utérine que ceux qui se développent vers le milieu d'une des parois.

Ceux qui sont originellement mous parce que l'élément musculaire y prédomine sur l'élément conjonctif, ceux qui le deviennent par suite d'œdème ou de dégénérescence kystique ou myxomateuse, ne subissent pas, grâce à leur peu de consistance, l'action des contractions pariétales au même degré que les fibrômes durs et homogènes.

En examinant un certain nombre de pièces anatomiques, on en trouve dans lesquelles la couche musculaire est tellement altérée et amincie qu'elle est devenue complètement inerte et incapable de produire l'expression.

Enfin, la coexistence de plusieurs fibromes entraîne des effets mécaniques qui contrecarrent souvent l'action de la contractilité.

Il serait donc erroné de représenter tous les fibromes comme des tumeurs continuellement en marche vers l'une ou l'autre des cavités péritonéale ou utérine ; j'ai voulu simplement vous signaler dans la contractilité pariétale une force susceptible de les pousser spontanément plus ou moins vite du côté de la muqueuse ou du côté de la séreuse.

On peut utiliser cette force au point de vue thérapeutique, soit qu'on l'excite pour accroître son énergie, soit qu'on diminue les résistances qui l'empêchent de développer ses effets.

La migration d'un fibrome hors de la paroi est une éventualité éminemment favorable.

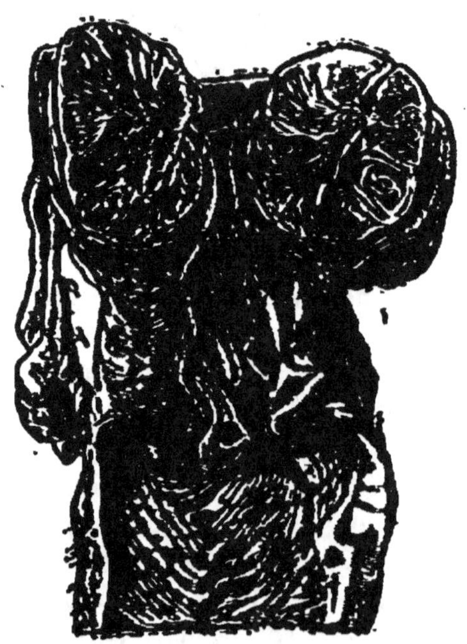

Fig. 53. — Fibromes multiples intra-pariétaux (musée de l'hôpital Saint-Thomas, à Londres).

Tant qu'il est enveloppé de toutes parts par le muscle utérin, il se trouve dans les conditions les plus favorables à son accroissement parce qu'il reçoit des apports nutritifs par toute sa périphérie. Les plus gros fibromes connus étaient interstitiels.

Plus au contraire il émergera hors du muscle, plus sa nutrition deviendra précaire et s'il s'est transformé en un polype, qui n'est plus nourri que par un pédicule, tout accroissement ultérieur devient improbable. Le volume atteint par les fibromes doit dépendre de la durée de leur période interstitielle.

Les petits ont dû naître probablement dans les couches périphériques, les moyens dans des régions plus profondes de la paroi.

Toute thérapeutique déterminant ou activant la migration hors du muscle exercera donc un effet salutaire en abrégeant cette période interstitielle.

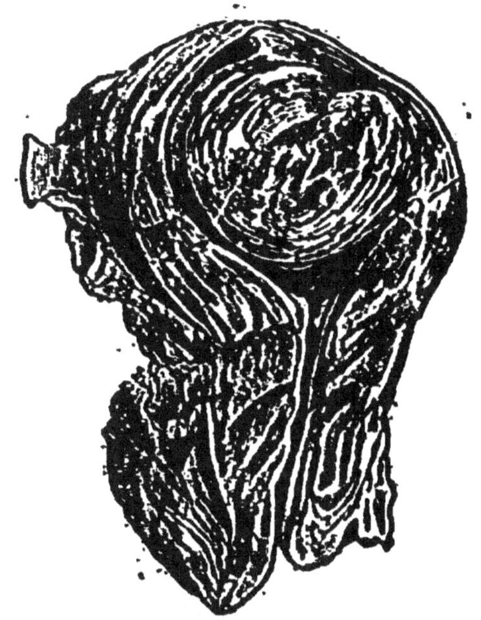

Fig. 50. — Fibrôme intra-utérin pédiculisé, remplissant la cavité utérine
(Musée du Collège des chirurgiens.)

Je soigne depuis 12 ans une dame portant deux fibromes. L'un, flottant dans l'abdomen, c'est-à-dire pédiculé, n'a pas augmenté de volume, il est ce qu'il était au début; l'autre, interstitiel, siège dans la paroi postérieure; il n'a cessé de croître pendant neuf ans. Son développement a été entravé par un traitement approprié, mais il ne s'est arrêté qu'il y a trois ans, lorsque la ménopause survint.

J'ai observé fréquemment, chez les malades que j'ai suivies longtemps, la transformation de fibromes interstitiels en fibromes pédiculés et chaque fois l'accroissement s'est arrêté et les symptômes se sont amendés.

La gynécologie actuelle est surtout opératoire ; c'est grâce à cette tendance qu'elle a fait des progrès immenses, mais il ne faut pas que le retentissement des succès obtenus par les procédés héroïques nous fasse négliger les ressources d'autres traitements, quand ils peuvent seuls, ou comme adjuvants de nos opérations, contribuer à amener de bons résultats.

Médication résolutive. — Je n'ai jamais vu la médication dite résolutive (l'iodure de potassium, les eaux minérales, etc.) amener la moindre amélioration durable ; je ne crois pas le fibro-myôme susceptible d'être résorbé sous l'action de médicaments quelconques. Certaines hyperplasies diffuses peuvent, il est vrai, disparaître même très rapidement par un traitement approprié ; mais ce ne sont pas des tumeurs fibreuses proprement dites.

Électricité-ergotine. — Seuls les agents susceptibles d'exciter la contractilité des fibres utérines sont, à mon avis, capables de produire des effets réels.

L'électricité et l'ergotine possèdent cette propriété.

Employés d'une manière systématique, ils entraveront, par la compression concentrique qu'ils déterminent, la nutrition du néoplasme s'il est central, et, s'il n'est pas central, les contractions le pousseront dans la direction où la résistance est le plus faible.

Pour obtenir cet effet, il faut continuer le traitement longtemps. Je donne l'ergotine tantôt à l'intérieur, tantôt en injections sous-cutanées.

J'emploie l'électricité en courants galvaniques ou en courants faradiques. Je ne puis conclure de mon expérience que les effets de ces deux genres de courants diffèrent beaucoup les uns des autres. Je ne suis sûr que d'une chose, c'est qu'il n'est survenu de modifications favorables que lorsque les tumeurs ont fini par sortir de la couche musculaire, et cet effet, je l'ai obtenu aussi souvent de la faradisation que de la galvanisation.

Je place l'un des électrodes sur le col, l'autre sur l'abdomen, au point où la tumeur proémine le plus vers la paroi.

L'introduction d'un des pôles dans la cavité, souvent impossible, me paraît inutile.

Je ne cherche jamais des effets caustiques en ponctionnant l'utérus avec un électrode incandescent.

J'estime que si l'on veut entamer ou désorganiser le tissu, il vaut mieux le faire par la cavité dilatée et au moyen du bistouri.

Les fibrômes altèrent les rapports des parties contiguës, ceux de la vessie et des uretères surtout, et cela d'une façon si bizarre qu'il ne me paraît pas prudent d'embrocher les parois et de cautériser des trajets dont on ne peut pas toujours préciser la direction. Je me sers d'une pile faradique de Gaëfe, j'initie la malade à son fonctionnement et je lui prescris deux électrisations par jour (15 minutes le matin, 15 minutes le soir). Je puis citer le cas d'une femme qui s'est électrisée pendant 7 ans. Au début je croyais avoir à l'opérer dans un avenir prochain, car les tumeurs remplissaient l'abdomen jusqu'au-dessus du nombril.

L'électricité et l'ergotine firent d'abord diminuer le volume des fibrômes qui restèrent ensuite stationnaires, augmentant cependant chaque fois qu'on discontinuait l'électricité. Cette patiente, une bouchère très active, put continuer à vaquer à ses affaires sans plus de gêne qu'une femme enceinte de 6 mois. Elle avait fini par juger elle-même de l'opportunité d'arrêter ou de reprendre l'électricité.

Les interruptions furent de six semaines d'abord, puis de deux et de trois mois. Elle a 47 ans maintenant; il y a deux ans que les règles se sont arrêtées. Elle ne s'électrise plus; les tumeurs se sont sensiblement réduites depuis la ménopause. La myotomie ou l'hystérotomie par voie abdominale ont été évitées.

Chez d'autres sujets où primitivement le ou les fibromes étaient enfouis dans les parois, de façon à donner à l'utérus le développement uniforme qu'il prend lorsqu'il est gravide, j'ai vu, sous l'influence de ce traitement, les tumeurs sortir graduellement soit vers la périphérie pour s'isoler en masses indépendantes et mobiles, soit vers la cavité utérine pour s'y présenter dans des conditions de fibromes pédiculés ou sessiles.

Je vous ai entretenu des effets de l'ergotine et de l'électricité, parce que j'ai recours à ces deux agents pour modifier les rapports des fibromes avec la paroi utérine, afin de les rendre plus accessibles s'il faut opérer par la laparotomie, ou de les forcer à sortir par les voies naturelles si on peut les pousser dans leur direction.

Division. — La division classique des fibromes intra-pariétaux, sous-séreux et sous-muqueux est parfaitement logique au point de vue anatomo-pathologique, mais au point de vue de la clinique elle n'est pas satisfaisante.

Un gros fibrome qui a distendu la paroi au point de la réduire aux proportions d'une mince enveloppe est aussi bien interstitiel qu'un petit fibrome qui a à peine modifié la forme, les dimensions et la texture de la tunique musculaire dans laquelle il est enfoui.

Cependant l'un constitue une tumeur abdominale, tandis que l'autre reste une tumeur de la région utérine, et au point de vue des symptômes et du traitement ces deux tumeurs sont absolument dissemblables.

La question importante me paraît être celle-ci : le fibrome se développe-t-il du côté de la cavité abdominale ou du côté de la cavité utérine ?

Appelons les premiers centrifuges, les seconds centripètes, le centre supposé étant la cavité utérine.

Quel que soit le sens dans lequel se produira l'effort de la contractilité, il y a avantage à surseoir à toute opération jusqu'à ce qu'on ait obtenu de l'électricité et de l'ergotine tout ce qu'elles peuvent fournir.

En déterminant ou en activant une migration centrifuge, ces deux agents amèneront :

1° L'arrêt de développement ;

2° Ils rendront l'opération plus facile, la tumeur s'isolant de la matrice ;

3° Enfin, si l'expression est complète, on pourra enlever le fibrôme sans amputer l'utérus.

Si la migration est centripète, l'opération deviendra possible par les voies naturelles. Elle sera beaucoup moins dangereuse et ne comportera pas le sacrifice de l'utérus.

Moyens d'investigation. — Le toucher vaginal, la sonde utérine, l'exploration bimanuelle ne sont pas des moyens d'investigation suffisants pour nous permettre d'établir les relations exactes de la tumeur avec la paroi. Ils pourront encore moins nous faire soupçonner la direction que lui imprimeront son développement ultérieur et les contractions pariétales.

Cela ne peut s'obtenir que par le toucher intra-utérin réitéré. Le doigt agissant par palpation directe, peut seul apprécier la différence de consistance, les contours de la tumeur, l'épaisseur des couches qui la recouvrent, le rapport qui existe entre les dimensions des grands diamètres du néoplasme et celles de la cavité.

Dilatation, tamponnement. — Il faudra donc dilater largement l'utérus et il faudra maintenir cette dilatation jusqu'à ce que la lumière soit faite. Le procédé de dilatation qui permet de réitérer et de varier les explorations tactiles à volonté nous donnera donc tous les renseignements utiles d'une façon autrement plus complète que les procédés qui ne fournissent qu'une dilatation éphémère et difficile à reproduire.

A ce titre, le tamponnement progressif seul ou associé à d'autres procédés convient tout spécialement pour procéder à l'examen des tumeurs fibreuses de l'utérus.

Position de l'utérus. — Il est encore un point, à propos du diagnostic de ces tumeurs, sur lequel je désire appeler votre attention.

Dans les différents traités de gynécologie que je connais, on ne paraît pas avoir accordé à la direction, à l'orientation de l'utérus atteint de fibrome toute l'importance qu'elle mérite.

Si l'utérus fibreux conserve sa position normale, le col restant très accessible par le vagin, et le fond par l'abdomen, les investigations et les opérations sont relativement aisées.

S'il est dévié en avant, les difficultés commencent, mais elles ne sont pas insurmontables ; on finit, en général, par pouvoir atteindre le col et palper le fond et les parois.

Mais si la déviation s'est produite en arrière, le col remonte derrière la symphyse, le fond s'abaisse dans la poche de Douglas. Sous l'influence de l'accroissement de la tumeur et de la stase qui résulte de ce déplacement, la masse s'allonge et augmente dans toutes ses dimensions ; elle finit par s'enclaver, par s'immobiliser dans cette situation.

Lorsque nous examinons une semblable tumeur, nous trouvons le bassin obturé complètement, et on ne peut parfois sentir ni le col aplati contre la symphyse, ni le fond arc-bouté contre la concavité du sacrum. Il est impossible dans ces conditions de recueillir les notions nécessaires à l'édification d'un diagnostic ; et cependant ce sont des cas où il est urgent d'intervenir, car un semblable état de choses entraîne des complications dangereuses pour les organes urinaires et pour l'intestin.

J'ai eu deux fois cette année l'occasion de voir des fibromes semblables.

Je fus appelé auprès de l'une de ces malades par le Dr Rolland, de Divonne. Elle se trouvait dans un état très grave. Elle avait eu dans la journée des accès d'urémie, ainsi que les vomissements caractéristiques de l'obstruction intestinale. Ses urines étaient fortement albumineuses.

A l'examen nous constatâmes que ces troubles étaient dus à une tumeur volumineuse qui obstruait complètement le bassin, comprimait le rectum et la vessie contre la ceinture osseuse.

Il n'y avait pas moyen d'insinuer le doigt derrière la symphyse pour remonter à la recherche du col luxé en haut et en avant. Le tympanisme empêchait de pratiquer le palper abdominal. En sorte que nous nous trouvions en face d'un cas à peu près inexplorable et qui demandait une intervention urgente très grave.

Le D' Rolland avait autrefois diagnostiqué chez cette femme un fibrome utérin ; je pensais, comme lui, que les accidents auxquels nous assistions étaient dus au développement de cette tumeur dans l'utérus en rétroversion.

L'inutilité de nos efforts de réduction nous amena à conclure que la masse était fixée par des adhérences. Néanmoins nous décidâmes d'essayer des irrigations vaginales et rectales et des enveloppements froids sur le ventre.

La malade étant un peu mieux, elle fut amenée à Genève dans ma clinique particulière.

La tuméfaction n'avait cependant pas beaucoup diminué et j'entrevoyais la nécessité de faire une opération qui se présentait dans de très mauvaises conditions.

Ayant anesthésié la malade, je ne voulus pas opérer sans faire de nouvelles tentatives de réduction. J'allais y renoncer encore quand il me parut que la tumeur s'était un peu déplacée. Je me remis alors encore une fois à l'œuvre et tout à coup le fond de l'utérus bascula par-dessus le promontoire en même temps que le vagin reprenait sa longueur et que le col revenait à sa place. La tumeur réduite remontait jusqu'à l'ombilic. Cette réduction transformait la physionomie du cas.

J'aurais pu tenter une extirpation par laparotomie qui ne

présentait plus de difficultés spéciales, mais je préférai recourir à la dilatation.

Quand l'utérus fut largement ouvert, je ne pus nulle part sentir de tumeur circonscrite. Tout l'organe était hypertrophié, les parois étaient uniformément épaissies. Je crois avoir eu affaire à cette variété de néoplasie que Virchow range sous le titre d'hyperplasie générale du tissu fibro-musculaire utérin.

Je fis des scarifications internes profondes. Je plaçai un anneau d'Hodge pour empêcher une nouvelle rétroversion.

Cette femme se porte actuellement très bien ; son utérus a diminué considérablement de volume.

Le Dr Rossier, d'Albens, m'envoya la seconde malade. Elle portait une tumeur tout à fait semblable à celle de la malade de Divonne, mais les symptômes de compression sur les réservoirs pelviens étaient moins intenses.

Néanmoins, elle venait à Genève pour se faire opérer, car elle ne pouvait plus continuer ses travaux professionnels.

L'enclavement était encore plus prononcé que chez la première malade. Pendant trois jours, j'essayai vainement la réduction.

Le quatrième jour, j'avais tout préparé pour l'opérer par laparotomie ; cependant, une fois la malade dans l'anesthésie profonde, je voulus tenter un dernier effort pour faire basculer l'utérus par-dessus le promontoire. Le taxis par refoulement en haut n'amenant aucun déplacement, j'essayai de presser en sens contraire ; je sentis que l'utérus glissait encore plus bas ; je me mis alors à faire des pressions alternatives par le vagin et par l'abdomen ; l'utérus devint graduellement plus mobile dans les deux sens et enfin tout à coup il franchit le promontoire et se trouva réintégré dans sa situation normale.

Il remontait à un travers de main au-dessus de l'ombilic.

Il me parut d'abord qu'il existait une tumeur sur chacune des cornes utérines ; mais au bout de quelques jours les saillies avaient disparu et l'utérus avait repris la forme régulière d'une matrice gravide. Les proéminences que j'avais senties provenaient probablement d'un sillon médian déterminé par la pression du promontoire sur la partie médiane du fond de l'utérus.

Après la dilatation de la matrice, je constatai à droite, dans la paroi antérieure, la présence d'un gros fibrome interstitiel ; je le débridai profondément et il s'énucléa spontanément.

L'observation complète de ce cas paraîtra prochainement dans la thèse de mon assistant le Dr P. Julliard.

Cette femme est retournée dans son village en parfaite santé. Maintenant ces tumeurs étaient-elles simplement enclavées ou étaient-elles retenues par des adhérences réelles. C'est ce que je ne puis décider. Des membranes fausses peuvent se distendre et se rompre par des manœuvres comme celles que j'ai pratiquées. Je crois cette rupture sans danger si le déploiement de force n'est pas excessif et si on procède sans brusquerie.

Ces deux cas m'ont rappelé d'autres analogues où je n'avais pas déployé la même persistance dans les manœuvres de taxis ; j'avais dû pratiquer des opérations rendues très difficiles par la rétroversion de l'utérus fibreux fixe ou enclavé dans le petit bassin.

La rétroversion de l'utérus gravide est une complication connue de la grossesse. La rétroversion de l'utérus fibreux constitue une complication analogue qui demande un traitement semblable, c'est-à-dire la réduction de l'organe dans sa direction normale, réduction qui s'obtient par une sorte de massage et de taxis.

Lorsque cette réduction s'effectue, l'allure de l'affection change complètement et l'opération radicale, par l'incision du ventre ou par les voies naturelles, devient beaucoup plus facile.

Les déviations dans le sens antéro-postérieur ne sont pas les seules qu'on rencontre ; souvent l'utérus est dévié latéralement ; c'est ordinairement le cas lorsque le fibrome, émanant des régions latérales, a pris son développement entre les feuillets du ligament large.

Cette disposition est d'un mauvais présage pour les opérations qu'on voudrait tenter par la laparotomie.

INTERVENTION CHIRURGICALE.

Les symptômes qui indiquent l'intervention chirurgicale dans les fibromes utérins sont les hémorrhagies abondantes ou les phénomènes dus à la compression.

Les hémorrhagies se produisent principalement quand le fibrome se développe du côté de la cavité utérine, tandis que les phénomènes de compression se manifestent lorsque les tumeurs s'accroissent du côté périphérique. Si cet accroissement se produit dans le sens vertical, comme celui de l'utérus gravidique, les symptômes apparaissent beaucoup plus tard que lorsque le fibrome s'étend dans le sens horizontal. Les organes urinaires, le rectum, les vaisseaux pelviens sont dans ce dernier cas exposés à être refoulés contre les os dès que la tumeur devient volumineuse.

Il est impossible de poser des règles générales dont l'application permette de décider dans chaque cas par quelle voie il faut opérer.

Le tissu des fibromes est si apte à l'infection qu'on préférerait les opérations complètes par laparotomie aux opérations par les voies naturelles qu'on n'est jamais certain de pouvoir terminer d'emblée par l'extraction totale de la tumeur.

Les perfectionnements apportés dans l'antisepsie utérine nous ont toutefois rendus moins craintifs et nous voyons maintenant se dessiner une tendance à revenir autant que possible aux opérations par le vagin qui, en dehors de l'éventualité de l'infection, exposent moins l'opérée et ne mutilent pas autant l'organe qui porte le néoplasme.

Les progrès réalisés dans les procédés de dilatation qui nous donnent maintenant un accès plus complet et plus durable vers le champ opératoire ont contribué aussi à étendre les indications des interventions par la voie vaginale.

Il ne reste pas moins vrai qu'un utérus atteint de fibrome demande à être abordé avec autant de circonspection et de prudence que celui d'une accouchée et qu'on ne peut se risquer à attaquer les fibromes par le vagin que si on a la conviction de pouvoir maintenir tout le traumatisme à l'abri de l'infection.

Tous les opérateurs sont d'accord pour enlever, *par l'incision abdominale*, les tumeurs pédiculées et sessiles nettement sous-séreuses, ainsi que les grosses tumeurs interstitielles développées du côté périphérique et *par la voie vaginale* celles qui forment des polypes cavitaires ou dont la majeure partie proémine sous la muqueuse.

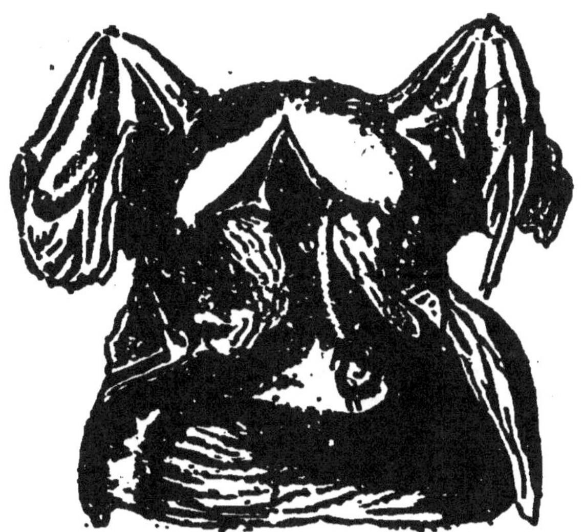

Fig. 60. — Polype fibreux expulsé de la cavité utérine dont il a pris la forme triangulaire. (Musée du collège des chirurgiens de Londres.)

Mais entre ces deux types diamétralement différents, il existe des variétés intermédiaires pour lesquelles on peut hésiter entre les deux voies. Cette troisième catégorie comprend tous les fibromes intra-pariétaux dont les diamètres n'excèdent pas la hauteur de la cavité utérine normale ou agrandie.

J'ai publié en 1883, dans les *Annales de Tocologie*, une série d'observations qui prouvent l'efficacité d'un traitement chirurgical aboutissant à l'énucléation spontanée de ces tumeurs hors de la parol.

Nous allons donc décrire comme opérations se pratiquant par les voies naturelles celles qu'on exécute :

1° pour les fibromes accouchés ;
2° pour les fibromes cavitaires ;
3° pour les fibromes intra-pariétaux.

Opérations usitées contre les fibromes accouchés.

On nomme fibromes accouchés ceux qui sont attachés à la parol utérine par un pédicule assez long pour que le néoplasme puisse sortir par le col et descendre dans le vagin. Ils n'y restent en général pas d'une façon constante ; leur sortie se produit sous l'influence d'un travail d'expulsion ; quand le travail cesse, ils remontent après un temps plus ou moins long dans l'utérus. Il est presque toujours possible de provoquer leur sortie en dilatant le segment inférieur et en donnant de l'ergotine.

Ce sont les plus simples à opérer ; en remontant avec le doigt le long de la tumeur, on arrive à son insertion.

Si elle est très haute, on attire la tumeur en bas au moyen des pinces à griffes. Toutefois, il ne faut pas exercer des tractions trop énergiques, car on pourrait produire une inversion de l'utérus.

Le degré de torsion que peut subir la tumeur permet d'apprécier la longueur et l'épaisseur du pédicule. C'est un moyen qui peut être utile lorsque l'exploration avec le doigt est insuffisante.

Si le pédicule est accessible et s'il n'est pas trop volumineux, on le sectionne avec de longs ciseaux guidés sur le doigt qui protège en même temps la parol utérine.

Si le pédicule est gros et court, on le guillotine au moyen d'instruments tels que :

L'écraseur de Chassagnac ;

. Les divers serre-nœuds ;
. L'anse galvano-caustique.

L'écraseur est aujourd'hui beaucoup moins employé qu'autrefois ; la constriction déterminée par la chaîne attire les parties centrales du moignon, en sorte qu'elles sont tranchées à un niveau plus élevé que les parties périphériques. Cette particularité expose à réséquer une partie de la paroi et même à la perforer. On ne fera donc usage de cet instrument que si le pédicule n'est pas trop épais et si sa longueur laisse une marge suffisante pour ne pas exposer à léser la paroi utérine. La chaîne

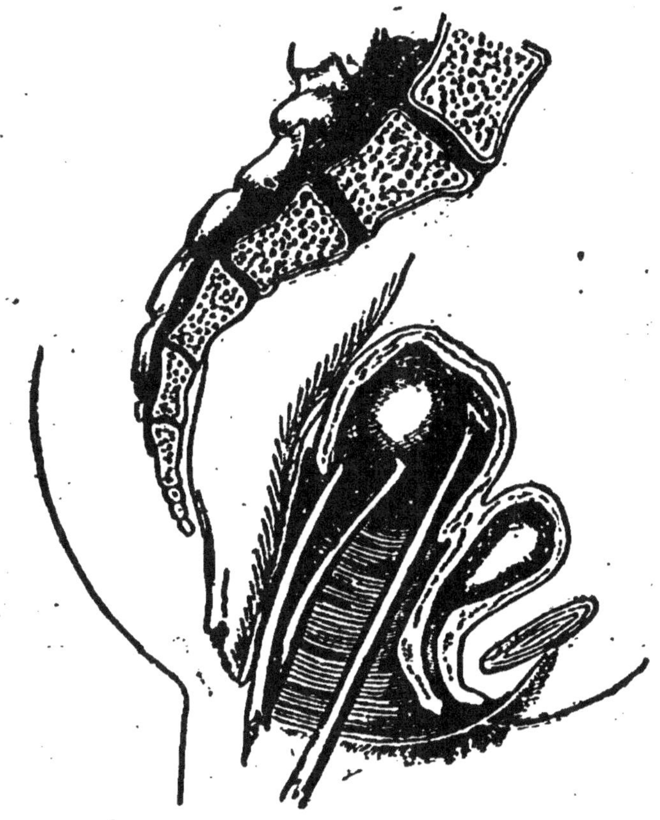

Figure 61. -- Ablation d'un fibrome au moyen de l'anse métallique
(Barnes).

mord assez facilement dans le tissu, elle ne glisse pas aussi facilement que le fil métallique.

Les *serre-nœuds* constituent un instrument de guillotine excellent quand la tumeur présente un équateur, mais le fil dérape aisément quand elle a des diamètres uniformes ou plus larges à la base qu'à l'extrémité libre.

L'anse galvanique, qui entre immédiatement dans le tissu, présente tous les avantages du fil métallique et de la chaîne de l'écraseur.

On a inventé divers instruments pour placer fils ou chaînes autour du pédicule. Celui de Pean me paraît le plus pratique de tous.

Il y a des polypes qui, en raison de leurs dimensions ou de la hauteur de leur insertion, ne sont pas susceptibles d'être entourés par un fil. On est obligé de les attaquer avec les ciseaux, de les morceler, c'est-à-dire de procéder comme dans l'embryotomie.

Comme on réussit au moyen des ciseaux, dans ces cas qui sont les plus difficiles à opérer, il faut en conclure que les ciseaux constituent le meilleur instrument pour toute espèce d'opérations de fibromes accouchés et qu'on peut toujours se dispenser de recourir aux autres.

S'il est impossible de terminer en une seule séance, il faut pratiquer l'irrigation et le tamponnement antiseptiques de l'utérus. Il se produit en général des contractions qui déterminent l'énucléation des masses qui restent ou qui, tout au moins, facilitent leur ablation dans les séances ultérieures.

Opérations destinées à enlever les fibromes qui siègent tout entiers dans la cavité utérine.

Ici, Messieurs, la dilatation rend des services tout à fait spéciaux.

Son rôle a été très bien compris par le professeur Landau

qui, rendant compte, dans une des dernières séances de la Société de médecine de Berlin, de deux cents cas où il a dilaté par ma méthode, signale sa supériorité pour amener la découverte de petits polypes siégeant très haut qui échappent souvent à l'examen fait dans la dilatation que donnent les procédés ordinaires. Tandis que les différents dilatateurs dilatent jusqu'au polype seulement, les tampons s'insinuent en plus entre la paroi et la proéminence tumorale, et une fois le tamponnement retiré, le doigt pénètre facilement autour du polype. Or, c'est précisément cette perception d'une masse isolable qui permet le diagnostic.

L'espace vide créé par la dilatation dans la partie qui loge le polype permet en outre de manœuvrer avec les instruments nécessaires pour exécuter l'opération.

Quand les fibrômes cavitaires ont un pédicule rétréci on peut les guillotiner comme les fibrômes accouchés ; mais lorsqu'ils forment des tumeurs coniques plus larges à leur base qu'à leur sommet, il faut les morceler et les extraire par fragments.

C'est là une opération longue qui exige l'expérience et l'habitude des manœuvres intra-utérines, mais elle n'est certes pas plus difficile qu'une embryotomie, lorsque l'ampliation utérine est suffisante.

J'introduis deux doigts dans l'utérus ; je conduis sur eux des ciseaux courbes longs et pointus et j'attaque la tumeur aussi haut que possible, cherchant à l'entamer au même niveau sur toute sa périphérie.

Une fois qu'elle est circulairement ouverte, la partie sectionnée commence à descendre dans la cavité utérine, puis dans le vagin. Je la saisis avec des pinces à griffes et je cherche à pratiquer l'énucléation en engageant l'ongle, puis le doigt, sous la muqueuse. Je n'ai jamais réussi à dégager ainsi d'emblée la tumeur de sa coque ; toutefois, la traction aidant, les lambeaux du néoplasme descendent un peu plus bas ; je les saisis plus haut et je ne sectionne que lorsque la traction des pinces ne produit plus aucun effet.

J'ai essayé le crochet énucléateur de Sims ; mais j'ai toujours trouvé que là où le doigt ne réussissait pas à dégager le néoplasme, aucun instrument ne pouvait réussir.

En procédant ainsi par sections, tractions et énucléations, on arrive à détacher une grande partie du néoplasme. Les parties qui pendent servent à conduire les mains et les instruments sur le foyer de la tumeur.

Quand les tumeurs ont une large base, il est bien rare qu'on puisse les enlever d'emblée d'une façon radicale et complète. Quand il ne reste qu'une partie minime du fibrôme, elle peut disparaître soit par résorption, soit par un processus de désintégration analogue à celui de l'involution qui suit l'accouchement. D'autres fois les contractions utérines chassent la culasse, c'est-à-dire la partie intra-pariétale de la tumeur par l'ouverture pratiquée dans la muqueuse. Ces contractions donnent lieu à des douleurs plus ou moins intenses dont l'intermittence révèle la nature.

Après l'opération, je fais toujours une irrigation intra-utérine avec une solution de sublimé au millième et si l'extirpation a été incomplète je tamponne en outre hermétiquement la cavité utérine.

Tous les deux jours, j'explore et je renouvelle le pansement. Si je trouve des lambeaux en voie d'expulsion, je les extrais avec des pinces ou je les réséque.

J'ai fait vingt et une opérations de ce genre sans qu'il se soit produit une seule fois des accidents septiques.

L'énucléation définitive a duré un maximum de trois semaines.

Grâce au pansement intra-utérin antiseptique nous sommes maîtres de la situation. Il rend anodines ces extirpations partielles et successives.

Nous avons encore à envisager les opérations pratiquées dans le cas de *fibrômes sessiles.*

Ces fibrômes ne sont jamais entièrement sous-muqueux,

c'est-à-dire entre la couche musculaire en arrière et la muqueuse en avant.

Ordinairement une partie seulement est extra-musculaire et proémine dans la cavité; l'autre est sertie, enchâssée dans le muscle utérin.

Si la tumeur est plus cavitaire qu'interstitielle, le procédé opératoire sera différent que si elle est plus interstitielle que cavitaire.

Après avoir déterminé une dilatation maximum par le procédé des tamponnements progressifs, on peut ordinairement se rendre bien compte des relations de la tumeur avec la paroi.

Nous avons souvent pu voir, une fois l'utérus béant, la saillie formée par le fibrôme; elle est reconnaissable non seulement par le relief qu'elle forme, mais aussi par la coloration de la muqueuse soulevée qui est plus rouge et plus congestionnée à ce niveau qu'ailleurs.

Si ensuite on complète par le palper et le toucher les données de la vue, la différence de consistance entre le néoplasme et la paroi nous permettent de préciser nettement la configuration et la situation du néoplasme.

Si la tumeur est surtout sous-muqueuse, on peut tenter de l'inciser et de l'énucléer immédiatement. Les chances de réussite seront d'autant plus grandes qu'elle siège plus bas et que la dilatation est plus grande.

Si au contraire la tumeur siège haut, s'il paraît impossible de l'énucléer, je préfère pratiquer une longue incision, irriguer au sublimé, tamponner la cavité et attendre.

Le procédé est le même pour ces tumeurs que pour celles qui vont nous occuper.

Fig. 62.

Des opérations dirigées contre les fibromes interstitiels.

Les fibromes interstitiels ou intra-pariétaux sont, comme nous disons au début, ceux qui ont le plus de chances de devenir très volumineux. S'ils sont déjà grands, ils se révèlent tout seuls ; s'ils sont petits, ils ne donnent pas lieu constamment à des symptômes assez caractéristiques pour que nous soyons amenés à aller à leur recherche.

Cependant, ils sont souvent la cause d'hémorrhagies insidieuses, les règles deviennent plus abondantes, les malades s'anémient et elles tombent dans un état dont on ne peut soupçonner la cause que par une enquête minutieuse sur l'allure des menstrues.

Une fois l'attention éveillée de ce côté-là, il est rare que d'autres particularités ne viennent fournir des présomptions en faveur d'une affection utérine qui nécessite un examen complet.

L'habitude de dilater pour chercher la cause des lésions de caractère obscur m'a fait faire souvent la découverte de fibromes intra-pariétaux latents. Je cherche toujours à en débarrasser l'utérus, parce que, je le répète, cette variété est celle qui est destinée à fournir les plus gros spécimens de fibromes, c'est-à-dire des tumeurs qu'on ne peut plus enlever que par la laparotomie.

Quant aux fibromes interstitiels plus volumineux, ils peuvent s'être développés sans avoir entraîné de changement dans les dimensions de la cavité utérine. Elle est alors trop petite pour que la tumeur puisse sortir par une incision qui comprendrait même toute la hauteur de la paroi, et je crois préférable pour les enlever de recourir à la laparotomie.

Mais si la cavité utérine s'est agrandie au point que sa hauteur n'est pas en disproportion avec les plus grands diamètres de la tumeur, on peut attaquer le fibrome par le procédé que je vais décrire.

L'opération comprend : 1° La dilatation ; 2° le débridement ; 3° le traitement consécutif.

La dilatation. — Elle a déjà dû, pour les besoins du diagnostic, atteindre le degré où le doigt pénètre tout entier et
aisément dans le canal utérin. Pour pouvoir opérer, il faudra
gagner plus d'espace encore.

Si la cavité n'est pas allongée, il suffit de pousser l'ampliation jusqu'au point où elle permet l'introduction de l'index et
des instruments nécessaires.

Si elle est allongée, l'index ne sera plus suffisant, il faudra
pénétrer avec l'index et le médius.

Si enfin le fibrôme siège très haut dans une cavité très profonde, il faudra pouvoir engager toute la partie du métacarpe
qui est au-dessus de la racine du pouce.

Il est bien entendu qu'avant de se résoudre à de semblables
dilatations on a cherché à utiliser la somme d'accès que
peuvent donner l'abaissement, la dépression de l'utérus et l'introduction de la main dans le vagin. Toute cette association
de manœuvres comporte une anesthésie complète.

Ces grandes dilatations ne sont pas réalisables, cela va sans
dire, dans tous les utérus affectés de fibrômes intra-pariétaux, mais plus le fibrôme a de grandes façades près de la
muqueuse, plus le degré possible de dilatation est considérable, et cela, grâce aux modifications spéciales qu'entraîne la
grossesse fibreuse.

Il est des cas où la tamponnade progressive suffit toute seule
comme moyen de dilater ; il en est d'autres où il faut de temps
en temps substituer au coton des corps qui donnent un agrandissement plus régulier. Les tentes d'éponge ou de laminaria
telles qu'on les trouve dans le commerce n'ont pas des dimensions suffisantes pour dilater sur toute leur hauteur des cavités utérines très profondes.

Je me sers dans certains cas des sondes uréthrales mascu-
lines en laminaria coupées de la longueur de la cavité utérine
et j'en place plusieurs à la fois.

Si je me sers de l'éponge, je la choisis proportionnée à la
cavité à dilater et je lui fais subir la préparation spéciale.

L'éponge est toujours conique. Pour obtenir des dilatations

aussi considérables tant au fond qu'à l'orifice, j'en place deux : l'une est introduite la base la première et l'autre en sens inverse.

Jamais je n'opère immédiatement après le retrait des tentes ; j'irrigue, je tamponne, je laisse le coton 48 heures. Je suis sûr après que le champ opératoire est stérilisé.

Quand la dilatation paraît suffisante, j'anesthésie le sujet, j'abaisse et je déprime l'utérus et j'introduis le ou les doigts jusqu'au fond de la cavité utérine.

Le débridement. — L'incision ne doit être ni une simple scarification, ni une boutonnière. Pour qu'elle remplisse son but, il faut qu'elle soit un débridement réel.

Sa direction et sa longueur devront être calculées sur la direction et la longueur du plus grand diamètre de la tumeur.

Sa profondeur devra mesurer l'épaisseur de la couche de tissu qui recouvre le néoplasme.

La direction et la longueur du plus grand diamètre de la tumeur sont des quantités d'une évaluation parfois fort difficile, je le reconnais ; elles le seront toutefois d'autant moins que nous serons plus familiarisés avec l'exploration intra-utérine.

Je me sers d'un bistouri à lame cachée dans une gaine. (fig. 62)

Je l'introduis comme une sonde utérine. Une fois qu'il est arrivé au niveau des limites supérieures de la tumeur, je fais émerger la lame à la longueur voulue ; je place l'extrémité du doigt sur l'extrémité du dos de l'instrument ; j'exerce une contre-pression avec l'autre main et j'entame la paroi ; je continue l'incision jusqu'à la limite inférieure du néoplasme. Arrivé là, je rentre la lame et je retire le bistouri fermé.

Quand on ne possède pas de métrotome à lame cachée, on peut se servir d'un bistouri boutonné du côté du dos seulement, on enveloppe le tranchant avec du sparadrap de manière à ne laisser à découvert que l'extrémité de la lame. On s'entaille généralement les doigts pendant l'introduction de l'instrument, surtout quand la dilatation n'est pas un peu excessive.

Je me sers aussi quelquefois de longs ciseaux courbes sur

le tranchant. L'usage des ciseaux s'impose quand la tumeur forme une saillie en cabochon qui proémine dans la cavité ; il faut alors commencer l'incision au pied du versant qui est tourné du côté de l'opérateur, c'est-à-dire aux limites inférieures du néoplasme, puis sectionner en remontant pour atteindre autant que possible le niveau des limites supérieures de la tumeur.

Lorsque la dilatation est telle que la vue peut plonger dans la profondeur de la cavité utérine, on opère sans anesthésie, car l'incision en elle-même est très peu douloureuse.

J'ai opéré dans ces conditions à la Maternité, en présence d'une nombreuse assistance de médecins, qui ont pu voir le bistouri cheminer dans la paroi comme si j'eusse pratiqué une incision sur les parois vaginales.

Le débridement donne lieu à une hémorrhagie d'une certaine abondance, mais de très courte durée. Cela ne peut étonner que ceux qui ne connaissent pas les effets hémostatiques constants des scarifications dans les cas de pertes dues à des fibrômes.

Pour terminer, je fais une longue irrigation intra-utérine désinfectante et je tamponne l'utérus et le vagin avec de la ouate iodoformée.

Traitement consécutif.

Dès le lendemain je commence l'administration de l'ergotine et de l'électricité.

Je renouvelle le tamponnement toutes les 48 heures. Je n'introduis plus ni le doigt, ni aucun corps étranger autre que le coton et la canule à injections.

Trois éventualités peuvent se produire à la suite de l'incision :

Ou l'énucléation se produit immédiatement ; ou la muqueuse se cicatrise, et le néoplasme se change lentement et graduellement en un polype cavitaire ; ou enfin il ne se produit aucune modification ; la tumeur reste dans la position qu'elle occupait avant.

La longueur et la profondeur du débridement, les connexions plus ou moins intimes du néoplasme avec le muscle, la consistance du fibrôme, le degré de contractilité de la couche externe sont très vraisemblablement les circonstances qui déterminent le résultat final de l'opération.

L'énucléation est en général annoncée par les douleurs caractéristiques d'un travail d'expulsion ; s'il n'y a aucun indice d'infection, il faut laisser ce travail s'accomplir sans intervenir.

Quand on juge l'effort de l'utérus épuisé, on pratique un examen avec le doigt.

J'ai trouvé le néoplasme à différentes hauteurs ; quelquefois il était déjà en partie dans le vagin; dans d'autres cas il n'avait pas franchi l'orifice externe ; enfin je l'ai trouvé engagé dans l'entrebâillement de l'incision.

L'énucléation ne s'est jamais produite d'emblée tout entière; ordinairement les parties qui sont sorties restent adhérentes à celles qui sont encore enfouies dans la paroi et il faut intervenir pour déterminer l'expulsion totale.

J'ai vu aussi l'élimination se faire par lambeaux qui se séparent tout seuls du reste de la masse. Ces lambeaux ont généralement la forme de masses discoïdes aplaties, à contours réguliers.

La séparation se produit vraisemblablement dans le tissu cellulaire qui réunit les différents îlots qui constituent l'agglomération tumorale. Je conserve des fragments de fibrômes sortis de cette façon-là.

Grâce aux conditions d'asepsie dans lesquelles on opère, grâce aux injections et aux pansements intra-utérins, on peut préserver l'organe de toute contamination.

Dans deux cas où le néoplasme a mis trois semaines à sortir, je n'ai observé ni fièvre, ni odeur, ni aucun signe de décomposition.

J'ai vu l'énucléation débuter le surlendemain du débridement, je l'ai vue aussi commencer au bout de 6, de 8, de 15 et même 21 jours.

Si au bout de trois semaines aucun symptôme ne la fait

prévoir, il est probable que l'incision s'est cicatrisée et que l'élimination ne se produira pas sous cette forme.

Formation de polype. — Quand même il n'est pas sorti de lambeaux au bout de trois semaines, il ne faut pas désespérer des résultats du débridement ; le néoplasme peut encore passer dans la cavité, entouré de muqueuse et transformé en polype. L'incision se referme, mais le néoplasme s'avance du côté de la cavité grâce à l'affaiblissement de la couche interne.

J'ai décrit, dans le travail que j'ai déjà mentionné, un cas dont les particularités prouvent de la façon la plus évidente ce genre de transformation. Le fibrôme intra-pariétal mit 3 mois pour passer de la paroi dans la cavité. Au bout de ces trois mois, j'enlevai le polype fibreux relié à la paroi au niveau seulement de l'incision par un pédicule aplati mesurant toute la hauteur du débridement. J'ai revu, le 28 novembre 1887, cette femme qui se porte très bien et dont l'utérus est tout à fait normal.

Résultat négatif. — J'ai débridé des fibrômes sous le contrôle de la vue. J'avais donc pu donner à l'incision toute la longueur et la profondeur voulues et, cependant, dans quelques cas, le fibrôme n'a pas bougé de sa place. La couche externe avait-elle perdu sa contractilité ? Est-ce que les connexions entre le néoplasme et la paroi étaient trop intimes ? C'est ce qu'il est impossible de déterminer.

J'ai l'impression que les fibrômes sujets à l'œdème, ou envahis par des dégénérescences, que tous ceux qui n'ont pas une consistance un peu supérieure à celle de la paroi, ne subissent pas à un degré suffisant l'effet de la contractilité ; c'est à cette cause surtout que je suis tenté d'attribuer les résultats négatifs.

Même dans cette dernière catégorie de cas, je n'ai pas eu à regretter d'avoir pratiqué ces incisions, car chez toutes les malades j'ai obtenu la diminution et chez quelques-unes même la cessation persistante des hémorrhagies, ainsi que l'arrêt de développement des tumeurs.

Je sais qu'on a attaqué des fibrômes intra-pariétaux par les voies naturelles en incisant le segment inférieur de l'utérus pour arriver sur le siège du néoplasme et pour l'extraire immédiatement par morcellement et par énucléation.

Je ne puis établir de parallèle entre cette façon de procéder et celle que je viens de vous exposer, car je n'ai pratiqué que cette dernière ; mais à priori je ne crois pas que les incisions donnent plus de place et plus d'accès que la dilatation selon mon procédé, et quant à l'extraction proprement dite du néoplasme, je ne crois pas non plus qu'elle puisse être plus complète, car il doit rester souvent une sorte de culasse que les contractions utérines doivent éliminer ultérieurement à travers les issues ouvertes.

Je préfère laisser aux contractions un rôle plus important et leur abandonner entièrement le soin de l'expulsion.

Quelque complètes que soient les garanties que donne une antisepsie rigoureuse, elles n'iront jamais jusqu'à transformer le traumatisme en une quantité négligeable.

Or, cette façon de forcer l'énucléation immédiate des fibrômes comporte un traumatisme beaucoup plus considérable que le procédé que je viens de vous exposer. En outre, lorsque l'ablation n'est pas complète, la partie qui reste se trouve mise à découvert et exposée à des chances d'infection bien plus nombreuses que lorsqu'on a fait un simple débridement.

J'ai encore, Messieurs, à vous démontrer, que dans certaines circonstances on peut utiliser la dilatation qui résulte de la grossesse pour déterminer l'expulsion de tumeurs fibreuses intra-pariétales volumineuses situées dans les régions supérieures de la matrice.

Je n'ai qu'un seul cas à produire, aussi m'abstiendrai-je de toute généralité ; je vais me borner à vous lire cette observation telle qu'elle a été rédigée par le Dr Juillard, mon assistant, qui m'a secondé dans toutes les phases du traitement que j'ai institué.

Le 24 février 1887, le professeur Vulliet fut appelé par le Dr Wartmann auprès de Madame G.

Madame G. a 30 ans. Mariée depuis 14 ans, elle est nullipare.

Elle souffre du bas-ventre depuis 12 ans, son abdomen a graduellement augmenté de volume. Ayant beaucoup consulté, elle sait depuis longtemps qu'elle est atteinte d'un fibròme utérin.

A partir du mois d'août 1886, les époques jusque-là régulières et normales, ont complètement cessé et le ventre a pris un volume plus considérable. Elle a pris conseil de plusieurs médecins pour lesquels, suivant son dire, la grossesse est restée douteuse.

Dans la semaine qui a précédé la consultation, elle a à plusieurs reprises ressenti des douleurs intermittentes.

C'est dans ces circonstances qu'elle fit venir le Dr Wartmann qui proposa une consultation avec le Prof. Vulliet.

Après un examen minutieux, Vulliet crut pouvoir diagnostiquer une grossesse dont le fruit mort ne pouvait être expulsé à cause de la tumeur.

Le jour suivant, un nouveau travail s'étant produit, un pied se présenta à l'orifice externe.

L'extraction n'offrit aucune difficulté ; et on put constater un fœtus de cinq mois environ, mort depuis quelques semaines déjà.

La délivrance nécessita l'introduction de la main dans la cavité utérine.

Vulliet profita de la circonstance pour palper la tumeur entre les deux mains, afin d'en déterminer le volume, la consistance et surtout les rapports avec les parois de la matrice.

C'était un fibròme interstitiel typique siégeant dans la paroi antérieure du corps de l'utérus. En haut il atteignait le fond, en bas il descendait jusqu'au niveau de l'orifice interne. Les parois du col proprement dit étaient libres et normales. La convexité de la tumeur était tournée du côté de la séreuse ; du côté de la muqueuse il n'y avait aucune proéminence marquée. Le néoplasme était dur, résistant et élastique. Vulliet en évalua le volume à celui d'une grosse orange.

Sur ces entrefaites, la patiente déclara que depuis long-temps elle était décidée à subir une opération radicale et qu'elle voulait qu'elle fût faite dès qu'elle serait remise de sa fausse couche.

Vu le volume de cette tumeur, vu son développement abdominal, toute tentative d'extirpation totale du néoplasme ne pouvait se faire que par la laparo-hystérectomie.

C'est alors que Vulliet eut l'inspiration de mettre à profit la dilatation physiologique de la grossesse pour appliquer le procédé qu'il avait employé jusque-là après la dilatation artificielle seulement.

Il exposa son plan au Dᵉ Wartmann et à moi.

Il consistait à observer la malade pendant 48 heures afin de pouvoir éliminer toute infection préexistante ; puis à tamponner l'utérus pour voir comment cet organe se comporterait à l'égard du tamponnement à demeure post-partum et enfin, s'il ne se manifestait ni fièvre ni intolérance, à pratiquer le débridement de la tumeur.

Sans se dissimuler les accidents qui pourraient survenir dans une entreprise sans précédent, Vulliet estimait que les dangers à courir ne pourraient pas être plus considérables que ceux qui accompagnent une laparo-hystérectomie. L'opération projetée lui paraissait en outre légitimée par la considération que l'utérus se débarrasse parfois spontanément des fibromes dans les suites de couches.

Le thermomètre n'ayant marqué aucune ascension de température, le tamponnement ayant été parfaitement supporté, Vulliet exécuta l'opération cinq jours après la fausse couche.

Il introduisit facilement une main dans la matrice délivrée de ses tampons et lavée avec une solution de sublimé au millième. Saisissant de l'autre un bistouri boutonné à lame cachée dans un manchon, il le glissa sur les doigts juqu'au fond de la cavité.

La lame du bistouri mise à jour, il put faire à son aise une longue et profonde incision.

L'hémorrhagie fut sans importance. Du reste, une nouvelle obturation fut faite immédiatement et changée ensuite tous les deux jours.

Le sixième jour après l'incision, Vulliet fut subitement appelé chez la malade qui était de nouveau en travail.

Au toucher il trouva dans le vagin un disque de tissu rond, aplati, complètement libre, qui avait été spontanément éliminé de la matrice ; il sentit dans l'entrebâillement de l'incision de débridement des lambeaux en voie d'expulsion.

Nous anesthésiâmes la malade et Vulliet procéda à l'extirpation de tout ce qu'il put atteindre.

La cavité fut de nouveau lavée avec une solution de bichlorure de mercure au 1/1000ᵉ et obturée complètement avec des tampons d'iodoforme.

A trois reprises, à des intervalles de cinq et de six jours, le travail recommença. Chaque fois il sortait de nouveaux lambeaux par l'incision.

Ils furent immédiatement extraits par traction et par section.

Enfin le 23 mars, après une dernière séance, la malade était complètement délivrée de cette tumeur qu'elle avait portée 12 ans. L'utérus encore gros, grâce aux modifications que lui avaient imprimées soit la grossesse physiologique, soit la grossesse fibreuse, entra en involution.

Deux mois après, la malade possédait un utérus normal, apte à la conception et à la gestation.

J'ai revu souvent la malade qui se porte à merveille.

DIXIÈME LEÇON

—

LE MASSAGE EN GYNÉCOLOGIE

Messieurs,

C'est à l'initiative de Thûre Brand que nous sommes redevables de l'introduction du massage dans la thérapeutique gynécologique.

Thûre Brand n'est pas médecin, mais ce n'est pas non plus un profane. Il fit ses études dans l'Institut central suédois pour le massage et la gymnastique médicale. Il en sortit diplômé et exerça ensuite la profession de masseur.

Quand l'idée lui vint d'appliquer aux affections pelviennes des procédés qui, dans son pays, étaient déjà très en crédit pour le traitement d'autres affections, il se livra d'abord à une étude très sérieuse de l'anatomie du bassin.

J'ai tenu à mentionner ces faits qui sont certifiés par des auteurs dignes de foi afin d'établir que le massage gynécologique n'a pas une origine aussi empirique qu'on a voulu le prétendre.

Vers l'année 1865, il avait érigé une méthode qu'il employait pour déterminer la résorption des exsudats pelviens anciens et pour corriger les déviations utérines.

Les manœuvres de Brand furent d'abord qualifiées d'indécentes et de brutales ; mais ces arguments, qui avaient servi à combattre toutes espèces d'innovations gynécologiques, ne réussirent pas à discréditer complètement des procédés d'une efficacité réelle.

Les succès l'emportèrent et des hommes d'une autorité indiscutable expérimentèrent la méthode Brand.

Schultze confia même à l'un des disciples de Thüre Brand et de Nissen, au D' Profanter, des malades de sa clinique à Iéna. Après avoir été témoin des résultats obtenus, il déclare dans la préface d'une publication du D' Profanter que le massage donne d'excellents résultats pour obtenir l'extension et la disparition d'anciennes adhérences d'origine paramétrique, et pour réintégrer l'utérus en procidence dans une position analogue à la position normale.

S'il est un gynécologue pouvant émettre sur ce sujet un avis compétent, c'est bien certes le professeur d'Iéna dont les travaux sur l'équilibre de l'utérus sont aujourd'hui classiques.

Schultze se porte garant de l'authenticité et de la fidélité des planches dont Profanter a illustré sa publication (*Die Massage in der Gynaekologie*. Wien, 1887).

Nous reproduirons quelques-unes de ces planches.

J'ai commencé il y a environ deux ans avec timidité, je l'avoue, à pratiquer le massage gynécologique. J'ai dû passer par une période de tâtonnements et faire un apprentissage d'une certaine durée; néanmoins je n'ai jamais eu à déplorer d'accidents. La méthode que je vais décrire ne m'est pas personnelle, car je me suis renseigné dans tous les documents bibliographiques que j'ai pu me procurer; mais je ne puis prétendre non plus qu'elle soit exactement celle qui se pratique en Suède, les publications spéciales étant très laconiques dans la description des manœuvres usitées dans l'école suédoise.

Ce dont je suis certain, c'est que j'ai fini par guérir, au moyen de ce massage, plusieurs de ces malades qui pérégrinent d'un spécialiste à l'autre, et que j'avais aussi vainement traitées autrefois par d'autres moyens. Ce sont les manœuvres que j'ai employées, leurs indications et leurs contre-indications qui vont faire le sujet de cette leçon.

Le massage comme la compression, détermine un dégorgement mécanique des tissus en provoquant une suractivité circulatoire. Les mouvements communiqués assouplissent les articulations et fortifient les muscles, ce sont là des faits connus depuis longtemps. L'efficacité du massage n'a pas besoin d'autre explication.

Il serait téméraire de pratiquer le massage gynécologique sans s'être, au préalable, familiarisé avec le massage en général. Ce n'est qu'après un apprentissage fait sur d'autres régions du corps plus tolérantes qu'on peut se risquer à aborder la plus vulnérable de toutes.

Indications et contre-indications. — Presque toutes les affections pour lesquelles le massage est indiqué ont une origine inflammatoire ou virulente ; les germes qui les ont fait naître peuvent encore subsister à l'état latent, mais ils sont rendus inoffensifs par l'enkystement ; si on procède avec maladresse ou violence, on risque de pousser les germes à travers les trompes dans le péritoine ou de les exprimer du côté du tissu cellulaire, ou enfin de rompre les digues que l'inflammation réactive avait établies autour d'eux.

Pour ces raisons, il ne faut jamais pratiquer le massage sur un utérus atteint d'endométrite aiguë ou sur des exsudats qui présentent encore des symptômes inflammatoires. Cette méthode n'est applicable que lorsque les lésions existantes sont le résultat de processus anciens.

En outre, toutes les manœuvres demandent à être conduites avec toutes les précautions que réclame l'antisepsie la plus rigoureuse.

Diagnostic. — Il est également d'une importance primordiale d'établir un diagnostic d'une grande précision. Il s'agit non seulement de reconnaître l'affection, mais de préciser très exactement ses localisations, ses limites. Si l'utérus est fixé, il faut reconnaître où s'insèrent les brides, où commence et où finit l'exsudat qui l'immobilise. Sans ces notions, les manœuvres ne pourront qu'être intenses ou disproportionnées.

Une pareille minutie dans le diagnostic ne peut s'obtenir que par l'examen pendant l'anesthésie.

Les manœuvres par lesquelles on arrivera sur le siège des lésions nous révéleront celles qu'il faudra exécuter méthodiquement pour accomplir le massage.

La pratique du massage exige :

Une expérience très grande de l'exploration ;

Une connaissance parfaite de l'ensemble de la discipline gynécologique qui seule nous permet de poser judicieusement les indications et les contre-indications de la méthode ;

Une grande finesse du sens tactile ;

Enfin, de l'adresse et de la persévérance.

Les manœuvres devront toujours être proportionnées à la tolérance du sujet. La force déployée, l'amplitude des mouvements suivront une progression ascendante.

Les parties malades devront être abordées par leur périphérie d'abord, ensuite les manipulations se concentreront sur le foyer de l'affection.

Le massage est dit externe quand les deux mains agissent sur les parois abdominales ; il est mixte quand l'une agit à l'extérieur et l'autre dans le vagin. Quelques traités marquent aussi le rectum comme l'une des voies par lesquelles on peut masser. J'ai toujours trouvé la muqueuse rectale trop sensible pour pouvoir tolérer autre chose qu'une manœuvre de réduction ou d'exploration de courte durée.

Par contre, la cavité utérine dilatée est un des points d'où l'on peut agir le plus directement et le plus efficacement sur certaines lésions qui intéressent le corps de l'utérus.

Quand nous ne connaissions pas les moyens de maintenir la dilatation, on ne pouvait utiliser qu'exceptionnellement cette voie ; mais en pratiquant le tamponnement à demeure comme je l'ai indiqué on peut réitérer l'introduction du doigt ou d'instruments aussi souvent que peut le nécessiter un traitement d'une certaine durée.

La malade sera placée dans un lit ou sur une chaise gynécologique le siège et le dos relevés ; il ne faut pas exagérer la flexion de la région lombaire, car les viscères abdominaux, en se tassant, diminueraient la souplesse des parois. Les jambes seront fléchies et légèrement écartées. Le lit sera facilement abordable des deux côtés.

Elle doit respirer régulièrement, la bouche entr'ouverte ; on ne commencera les manœuvres que lorsqu'elle sera calme et rassurée.

Si la vessie et le rectum sont distendus, il faut les faire évacuer.

Les ongles de l'opérateur étant taillés, ses mains très propres étant enduites d'un corps gras, il les applique sur la paroi abdominale, et cela largement, tranquillement, de façon à ne pas provoquer de chatouillement. Il faut procéder de façon à arriver sur les tissus malades d'une façon tangente et non perpendiculaire: ce sont les faces palmaires des dernières phalanges et non leurs extrémités qui doivent opérer les manipulations.

Massage abdominal externe.

La souplesse de la paroi abdominale est la condition première de tout massage gynécologique.

Chez les femmes qui ont accouché, chez celles qui ne sont pas trop grasses, on arrive en général facilement, en déprimant la paroi abdominale, à sentir la colonne vertébrale, à descendre le long des faces internes des parois du grand bassin jusqu'à la ligne innominée, à percevoir l'aorte et ses divisions reconnaissables à leurs pulsations.

Les débutants devront d'abord rechercher ces points de repère ; quand on ne les découvre pas, il est fort probable qu'on ne découvrira pas non plus les parties malades moins en saillie, moins consistantes et plus profondes.

Dans ce cas, il faudra différer le massage et reconnaître d'abord la nature des obstacles.

Ces obstacles peuvent être simplement occasionnels. Une pression trop brusque, une respiration trop superficielle, l'impression du froid, l'inquiétude suffisent pour produire une rigidité abdominale analogue à celle que détermine un effort.

Une diversion, par exemple une conversation engagée à propos avec la malade ou avec une personne de l'assistance, réussit souvent à dissiper ces tensions passagères.

Les obstacles permanents (l'accumulation du tissu adipeux dans les parois, dans l'épiploon, le météorisme, la rigidité des muscles) sont plus difficiles à surmonter.

Hégar et Kaltenbach ont eu l'idée de tirer parti du relâchement des parois qui suit les grandes évacuations. Ils recommandent de remplir la vessie et le rectum d'eau tiède, de tamponner le vagin et, au moment de pratiquer des explorations bimanuelles, de vider rapidement tous ces réservoirs.

Ce subterfuge réussit quelquefois à assouplir notablement l'abdomen, mais il est d'une efficacité plus réelle quand on a en vue un examen unique, que lorsqu'il s'agit d'instituer un traitement qui comporte la répétition quotidienne des mêmes manœuvres.

D'après mon expérience, c'est le massage superficiel qui prépare le mieux le sujet à subir le massage profond. Si je ne puis d'emblée déprimer la paroi, je commence par travailler à son assouplissement.

Il est incontestable qu'on peut diminuer considérablement l'obésité abdominale par une malaxation systématique générale de la graisse pariétale et de la graisse épiploïque. Pour cela, on saisit à pleine main la paroi en formant des plis qui comprennent toute son épaisseur et on comprime entre les doigts, dans les limites de la tolérance, les masses saisies : la tolérance augmente très rapidement dans une même séance et d'une séance à l'autre. Ce broiement, ce pétrissage sous-cutané associés à des pressions et des frictions contre la région profonde liquéfient les glomérules adipeux et forcent leur résorption, le météorisme diminue aussi grâce à l'excitation des mouvements péristaltiques et les courants circulatoires s'accélèrent dans tout l'abdomen ; c'est ce qui explique que même le massage superficiel exerce une action résolutive sur les exsudats profonds.

Le massage externe est donc plutôt un massage préparatoire, un massage d'assouplissement ; il ne pourra suffire que pour des tuméfactions qui proéminent fortement dans l'abdomen ou qui sont situées près de la marge du bassin dans la région antérieure ou latérale. Les deux mains agiront dans ce cas de façon à refouler lentement et doucement les tuméfactions contre les plans osseux des parois pelviennes, on associera à ces manœuvres des frictions dans un plan horizontal.

C'est le massage mixte qui est le plus en usage.

Le massage mixte.

Il n'est praticable que si les parois vaginales présentent aussi une certaine souplesse. Cette souplesse peut être considérablement accrue par le tamponnement progressif ou par l'application du pessaire Gariel ; mais, comme pour la parol abdominale, c'est le massage lui-même qui dissipe le mieux la rigidité des parois du vagin.

Nous envisagerons le massage mixte dans la partie antérieure, puis dans les parties latérales et enfin dans la partie postérieure du bassin.

Du massage dans la partie antérieure du bassin.

Quelle que soit la rigidité initiale des parois abdominales et vaginales, il y a un espace où les deux mains arrivent toujours à se rencontrer. C'est dans la région sus-pubienne, immédiatement derrière la symphyse.

La main qui est à l'extérieur se place le talon sur le mont de Vénus, et les doigts tournés du côté de l'ombilic.

L'index et le médius de l'autre main pénètrent dans le vagin ensemble, s'il est assez grand, successivement, s'il est étroit.

Les auteurs qui accusent le massage de produire de la douleur ou de la surexcitation ont probablement voulu agir avec un seul doigt ; c'est le bon moyen pour provoquer soit une sensation pénible, parce que l'attouchement n'est pas réparti sur une assez grande surface, soit une sensation de volupté qui ré-

sulte d'une action trop limitée, trop fréquente, et trop superficielle.

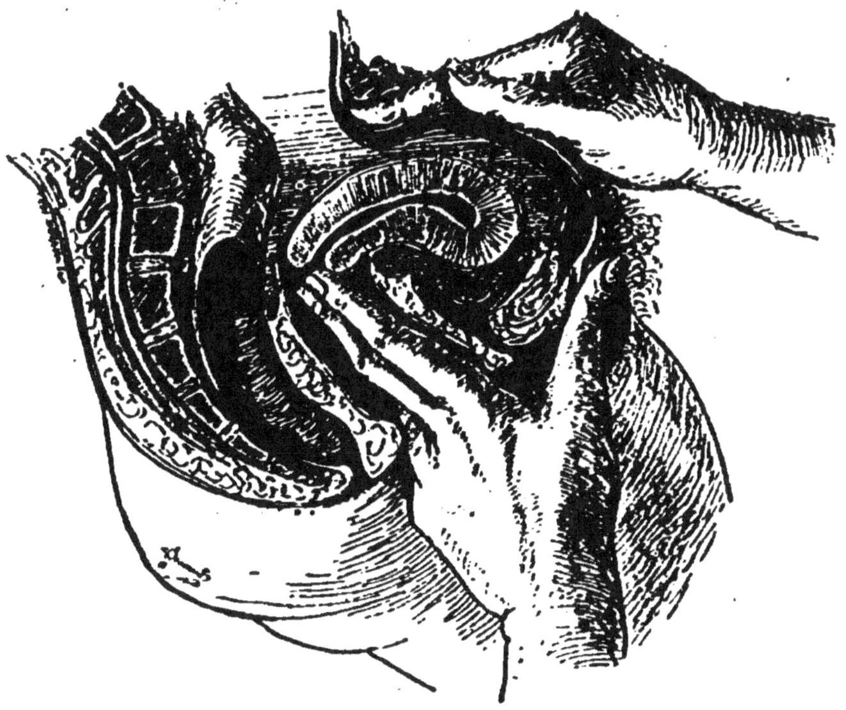

Fig. 63. — Massage utérin. Position des doigts.

Une fois les deux doigts engagés, on les place le dos contre
le périnée et la face palmaire contre la paroi vésico-vaginale.

La commissure antérieure se trouve ainsi hors de portée des
mouvements qui vont être exécutés.

Les mouvements (frictions, pressions, malaxations) devront toujours être *lents et soutenus*.

En procédant ainsi, le massage ne produira que les effets
thérapeutiques que l'on cherche.

Maintenant, pour s'atteindre et se sentir l'une l'autre à travers les parois, la main abdominale refoulera les tissus directement, de haut en bas, et la main vaginale de bas en haut.

On commet généralement la faute de trop plonger avec la main abdominale et de ne pas soulever assez avec la main vaginale. Chacune d'elles doit faire une partie du chemin ; il ne faut pas qu'elles s'attendent.

Immédiatement derrière la symphyse, les mains ne sont séparées que par les parois qu'elles refoulent, et par la vessie, mais un peu plus en arrière, l'utérus, s'il est dans la situation normale, s'interpose entre elles.

S'il est hypertrophié, le moindre mouvement se répercute d'une main à l'autre.

L'antéversion est la position qui se prête le mieux au massage de l'utérus, c'est celle où il faudra arriver à le ramener, quelle que soit la déviation dont nous le trouvions atteint.

Dans la métrite chronique, dans toutes les affections autres que des néoplasmes qui ont déterminé l'hypertrophie de l'organe, une fois que l'utérus est couché en avant, les doigts qui sont dans le vagin le soutiennent et l'immobilisent pendant que la main externe pratique une série de frictions sur la face postérieure, puis elle cherche à enserrer le fond entre les doigts de manière à le comprimer d'une façon concentrique comme dans la manœuvre obstétricale de l'expression.

S'il existe une infiltration du tissu cellulaire péri-utérin, c'est la main externe qui fixe et comprime la matrice pendant que les doigts font des passes lentes et douces au-devant du col.

Pour masser la marge de l'utérus, les deux mains, après s'être réunies sur le côté de l'organe, se refoulent latéralement ; la région latérale devient ainsi plus médiane et plus accessible.

Quand l'utérus est en antéflexion ou en antéversion pathologiques, c'est-à-dire lorsqu'il est immobilisé de telle façon qu'on ne peut ni le relever en totalité, ni redresser son antécourbure, il faudra, à côté du massage proprement dit, recourir aussi aux mouvements de gymnastique passive.

Les doigts placés sur l'abdomen s'insinueront derrière la symphyse afin d'arriver sur le fond de l'utérus ; ceux qui sont dans le vagin immobiliseront le col et ils agiront l'une et l'autre de façon à faire disparaître l'angle antérieur jusqu'à dé-

terminer la même rétrocourbure. Ces manœuvres seront répétées plusieurs fois dans chaque séance et d'une séance à l'autre on s'efforcera d'accuser davantage la flexion inverse à la
flexion pathologique. Quelquefois cette gymnastique arrive à
rendre à l'utérus sa direction normale, à faire disparaître une
ployure excessive; cependant, on ne peut se dissimuler que l'antéflexion qui tient à des altérations du tissu même de la paroi
(atrophie, sclérose) est ordinairement incurable. Le massage ne
pourra avoir sur elle qu'un effet temporaire, grâce à son action
résolutive sur les inflammations concomitantes.

.Quant aux antéflexions qui proviennent de brides d'origine
péritonitiques, brides qui maintiennent le fond de l'utérus
attaché au pelvi-péritoine, elles sont d'un pronostic beaucoup
plus favorable.

Ces brides ne se rencontrent pas volontiers sur la ligne médiane; elles se trouvent en général sur les parties antéro-laté-
rales unissant l'un des côtés de l'utérus avec la séreuse pelvienne du même côté.

Au moyen des mouvements communiqués, on arrive assez
facilement à déterminer leur point d'attache et le sens des tractions qu'elles exercent.

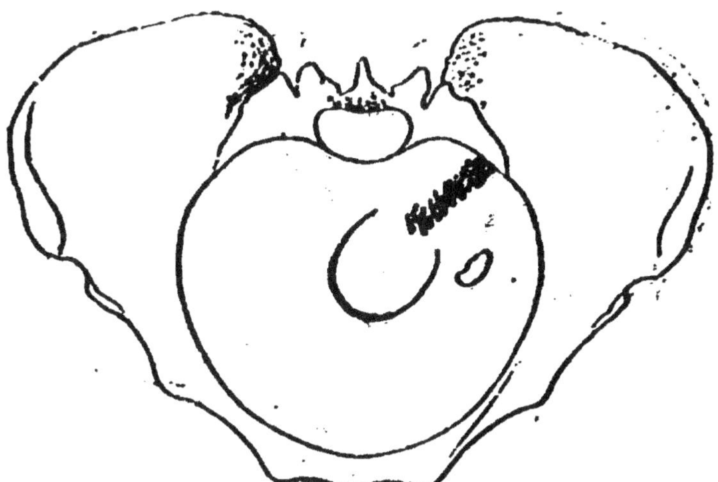

Fig. 61. — Brides adhérentes consécutives à une pelvi-péritonite.

Le massage consistera à malaxer les régions où siègent lés brides pour les faire résorber et en mouvements imprimés à l'utérus pour le dégager de ses liens.

Une pelvi-péritonite postérieure qui a laissé des brides unissant le segment inférieur de l'utérus avec la paroi pelvienne postérieure peut amener l'antéflexion et l'antéversion. Il en est de même d'une pelvi-cellulite qui a raccourci les ligaments de Douglas.

Dans ce cas il faut attirer graduellement et doucement vers la symphyse l'organe saisi bimanuellement ; on associera à ces mouvements un massage de la région pelvienne postérieure où siègent les brides ou l'ancienne paramétrite.

La figure 61 représente schématiquement un cas de paramétrite postérieure siégeant au niveau du pli de Douglas gauche.

L'utérus est dévié par la traction qui l'a aussi fortement antéfléchi.

Elle est tirée de l'ouvrage du Dr Profanter où elle illustre une observation dont le sujet a été guéri après un massage de 15 jours. L'utérus, qui était immobile auparavant, pouvait, après le traitement, être ramené jusque derrière la symphyse ; tous les troubles avaient disparu.

Dans l'antéversion, la masse abdominale procède comme dans l'antéflexion ; elle tendra à faire basculer le corps en arrière pendant que les doigts placés dans le cul-de-sac postérieur aideront à l'accomplissement du mouvement de bascule en portant le col en avant.

Le massage dans les parties latérales du bassin.

Pour masser dans la moitié gauche du bassin, l'opérateur place sa main gauche dans le vagin et sa main droite sur le ventre. Pour masser dans la moitié droite, il fera l'inverse. Autrement il ne pourrait pas agir commodément avec la face palmaire des doigts.

Si les parties à masser siègent haut dans le ligament large,

Il ne faut pas accentuer trop l'inclinaison antérieure de l'utérus, cela entraînerait le bord supérieur des appendices derrière le pubis qui le soustrairait à nos grandes entreprises.

Plus le massage porte sur les côtés et en arrière, plus les difficultés d'accès s'accentuent : d'une part la ceinture osseuse devient plus haute ; d'autre part la distance que les mains ont à parcourir pour se rencontrer devient plus considérable.

Si les parties à masser sont volumineuses, cette difficulté disparaît.

Si elles sont mobiles, on peut les amener plus ou moins dans la ligne médiane.

Nous répéterons ici, sous une forme générale, ce que nous avons déjà dit une fois à propos du massage dans la partie antérieure du bassin.

Quand les vieux exsudats et les tuméfactions ont une origine péritonitique, ils sont plus faciles à masser par le ventre ; mais s'ils procèdent du tissu cellulaire, on ne peut guère agir sur eux que par le vagin.

Les inflammations qui se propagent par la voie des trompes et qui pénètrent dans le péritoine provoquent, outre la salpyngite, une péritonite locale susceptible d'atteindre l'ovaire et le revêtement séreux de toutes les parties voisines.

Cette pelvi-péritonite est très fréquente ; elle est la cause la plus ordinaire des affections chroniques que l'on rencontre dans les annexes.

Sur les 13 pièces anatomiques destinées à nos exercices opératoires qui ont été recueillies sans les choisir, sur des cadavres provenant de deux hôpitaux où il n'y a pas de division gynécologique spéciale, vous pourrez cependant voir sur huit d'entre elles des toiles pseudo-membraneuses plus ou moins développées, plus ou moins épaisses qui ont comme centre d'attache l'orifice externe de la trompe.

Ces membranes dévient les organes de leur position normale, enveloppent complètement l'ovaire, ou elles le déplacent au point de lui faire perdre ses relations avec l'orifice tubaire :

les anses intestinales sont parfois englobées dans le réseau pseudo-membraneux.

Les perturbations fonctionnelles, les douleurs auxquelles donnent lieu ces pelvi-péritonites sont des plus variées ; ce n'est pas ici le lieu de vous les décrire.

Elles sont assez caractéristiques pour attirer l'attention du médecin ; en examinant les femmes dans l'anesthésie, on arrive assez ordinairement à constater l'existence et le siège des désordres matériels qui les provoquent.

En palpant le flanc, on le trouve ordinairement moins souple ; on y sent une masse diffuse dans laquelle on ne peut pas isoler ni reconnaître les parties que l'on devrait y sentir (la trompe, l'ovaire, etc.). Si on masse cette région, on arrive graduellement à percevoir les organes, les parties qui étaient primitivement englobées et amalgamées par les fausses membranes ; c'est là le signe évident d'une résorption.

J'ai l'habitude, quand je crois la trompe impliquée, de terminer chaque séance de massage par une douche intra-utérine tiède avec une solution de sublimé (2 litres 1/2).

Tout ce que nous avons dit de la propagation des virus par les trompes explique la raison de cette précaution.

Je me souviens de deux cas de tumeurs latérales où je fis l'incision exploratrice : dans l'un je ne trouvai qu'un paquet composé d'anses intestinales soudées avec la trompe, et l'ovaire se séparait des adhérences ; dans l'autre, il s'agissait d'une vieille hématocèle.

J'enlevai les fausses membranes, j'épongeai le sang qu'elles emprisonnaient. J'obtins chez l'une et chez l'autre de ces deux malades, une guérison parfaite. Si j'avais eu recours au massage, j'aurais obtenu, je crois, un aussi heureux résultat, et à moins de frais.

Les fausses membranes n'ont, en général, pas assez de vitalité et d'organisation pour résister à la puissante action résorbante du massage.

Je suis persuadé que par le massage associé à une hydrothérapie intra-utérine tiède et antiseptique on peut obtenir dans certaines affections d'origine inflammatoire et virulente des annexes, des résultats équivalents à ceux que donnent les opérations modernes.

Les paramétrites latérales laissent dans les tissus et les ligaments larges des indurations qui immobilisent l'utérus ; s'il se produit de la rétraction, l'organe se trouve même dévié souvent d'une façon incompatible avec ses fonctions.

L'antéflexion du corps persistant, le col étant dévié d'un côté, le corps s'inclinant de l'autre, il en résulte une torsion qui retient le canal utérin et lui donne un trajet en spirale.

Le massage par frictions, malaxations et mouvements communiqués est très efficace pour anéantir et supprimer les causes premières de cette déviation.

On trouve des cas dans lesquels, grâce à d'anciennes périmétrites et paramétrites, le fond de l'utérus se trouve fixé d'un côté, tandis que le col est dévié de l'autre, si bien que l'organe se trouve ankylosé en position complètement transversale.

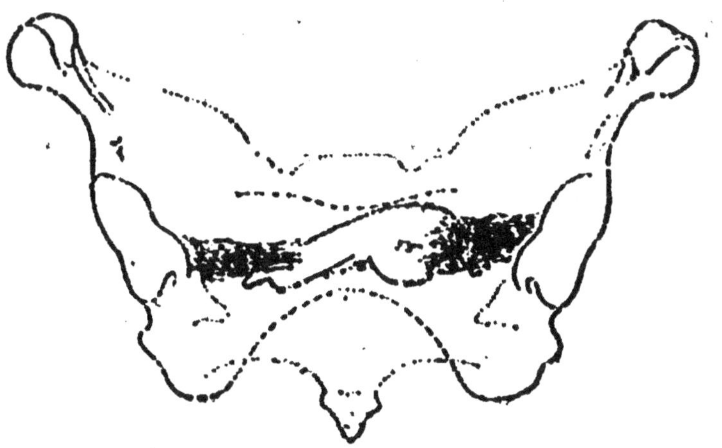

Fig. 65. — Adhérences fixant l'utérus.

Le dessin de Profanter que je vous mets ici sous les yeux illustre un cas pareil qui fut guéri par un traitement de 32 jours. (Figure 65.)

Le massage dans la partie postérieure du bassin.

On ne peut arriver avec la main extérieure jusque dans la concavité du sacrum qu'en déprimant fortement la paroi abdominale ; d'autre part, les doigts qui sont dans le vagin n'atteignent la région rétro-utérine que s'ils sont dans l'extension forcée. Le massage in situ de parties non mobiles est en conséquence très difficile, car les efforts paralysent l'élasticité de nos mouvements et les pressions émoussent notre sensibilité tactile.

Quand les tuméfactions sont volumineuses, elles sont naturellement plus accessibles.

Si la masse est assez basse pour pouvoir être en arrière, la concavité du sacrum fournit un point d'appui contre lequel on peut agir.

Les processus inflammatoires d'origine utérine qui gagnent la cavité péritonéale par les trompes déterminent souvent en arrière et autour des plis, et dans la poche de Douglas, des inflammations analogues à celles qu'on rencontre latéralement ; j'ai eu souvent l'occasion de soumettre au massage des cas semblables ; les manœuvres qui me réussissent le mieux sont de simples passes très lentes par lesquelles j'affleure la muqueuse du cul-de-sac au niveau des points malades.

Les empâtements, les indurations du tissu cellulaire rétro-utérin se résorbent et s'assouplissent ainsi graduellement d'une séance à l'autre, la tolérance pour les manœuvres augmente et on finit par pouvoir opérer ainsi des frictions tout autour du col qui devient plus mobile. Indiquons maintenant les manœuvres destinées à corriger les rétro-déviations.

Il y a deux cas à envisager. Celui où l'utérus est mobile et celui où il est fixe : s'il est mobile, le massage consistera à réitérer à chaque séance sa réduction, puis une fois qu'il est incliné en avant, à agir bimanuellement de façon à l'incliner plusieurs fois et fortement sur la vessie.

On masse en outre les plis de Douglas et les tissus avoisi-

nants, de façon à fortifier tout ce qui suspend l'utérus en
arrière.

Si l'utérus est fixé, il faudra d'abord le dégager par le massage intro-utérin que je vous ai déjà décrit. S'il ne réussit pas,
il faudra dilater l'utérus et agir par sa cavité selon des procédés que nous verrons tout à l'heure. D'une manière générale, lorsqu'il s'agit de déviations fixes, le massage doit consister en une gymnastique passive tendant à faire progressivement exécuter à cet organe les mouvements dont il est susceptible à l'état normal. Il faut procéder comme lorsqu'on a
affaire à une articulation ankylosée. Les premiers mouvements sont les plus difficiles à déterminer ; mais insensible-
ment les oscillations deviennent plus grandes, soit que les
tissus immobilisateurs s'étendent, soit qu'ils se résorbent complètement.

Ces déviations sont ordinairement la cause ou le résultat de
processus pathologiques fort complexes qu'il faut démêler et
combattre chacune selon sa nature. Si l'utérus est hypertrophié par l'inflammation endométrique ou parenchymateuse, il faudra recourir aux douches intra-utérines antiseptiques tièdes. Si le tissu a subi des atrophies ou des dégénérescences qui l'ont modelé pour ainsi dire sur la forme
anormale qu'a pris l'organe, il faudra recourir aux tuteurs
intra-utérins.

Ce sont, en général, des hyperesthésies relevant de l'inflammation chronique qui empêchent les malades de tolérer des
pessaires qui seraient cependant utiles au point de vue d'une
contention; quelques séances de massage rétablissent ordinairement la tolérance.

Pour masser dans les régions postérieures latérales, c'est-à-
dire dans la direction des symphyses sacro-iliaques, la main
extérieure se place sur le flanc; elle comprime les parois à la
rencontre de l'autre main qui refoule latéralement et en haut
le cul-de-sac postérieur. Ce sont des péritonites postérieures

anciennes, des brides qui retiennent l'utérus qui indiquent en général le massage dans cette région.

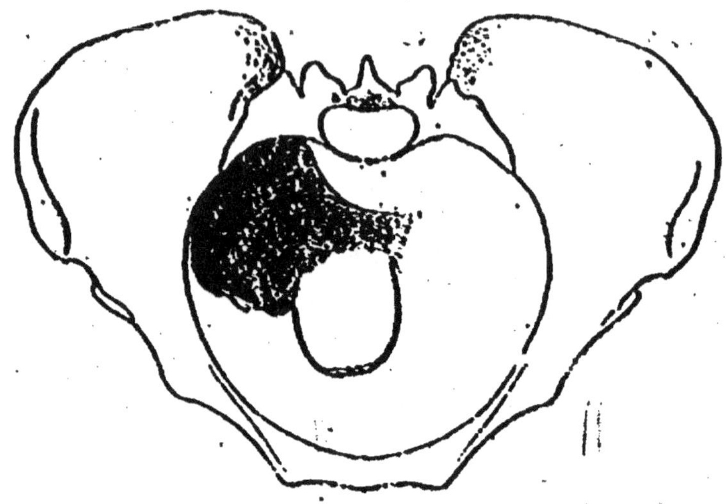

Fig. 64. — Hématocèle péri-utérine.

Le massage a été employé avec un grand succès pour déterminer la résorption d'anciennes hématocèles. La figure ci-dessus représente une tumeur de ce genre. Voici la description du cas telle que la donne Profanter : l'utérus est en antéflexion, situé dans la zone médiane. A droite et en arrière de l'utérus on sent une tumeur qui descend jusqu'au niveau de l'épine ischiatique et qui n'atteint pas tout à fait en haut le détroit supérieur. Le segment que l'on atteint par le cul-de-sac latéral est dur et inégal. Immédiatement en arrière du col on sent un sillon entre la tumeur et l'utérus ; elle dépasse à gauche la ligne médiane, elle n'est pas douloureuse au contact.

Après un traitement de 14 jours, l'utérus est libre, mobile et l'hématome a complètement disparu. Quant aux exsudats de la périphérie du bassin, on peut les masser contre le point d'appui que fournit la face interne des os pelviens.

Le massage de l'utérus dilaté.

Quand nous ne pouvions dilater l'utérus que pour un temps

très court, il ne pouvait être question d'un traitement prolongé par le massage fait au moyen d'un doigt introduit dans la cavité et d'une main agissant sur l'abdomen.

Grâce à mon procédé, qui permet de maintenir la dilatation, on peut maintenant pratiquer et réitérer à volonté toutes sortes de manœuvres digitales intra-utérines et en particulier celles qui consistent à imprimer à l'organe des mouvements en divers sens et à agir directement sur les parois par des palpations, frictions et malaxations bimanuelles.

Nous avons vu que la péritonite chronique est un des facteurs les plus ordinaires des déviations. Ces adhérences d'origine péritonitique s'attachent le plus souvent à la partie élevée de la matrice. Si nous pénétrons avec le doigt jusqu'au fond de la cavité, nous pourrons évidemment exercer sur elles des actions bien plus topiques que par les mouvements de bascule ou par les refoulements en totalité de l'organe.

Pour pénétrer dans l'utérus, il faut l'abaisser; or, ces tractions en bas concourent aussi à déterminer la mobilisation qui est, ne l'oublions pas, le but et la fin de tout traitement orthopédique.

Les manœuvres à exécuter, une fois l'utérus accessible, n'ont pas besoin d'être exposées à nouveau; ce sont celles que nous avons déjà décrites, plus le toucher intra-utérin que nous avons aussi exposé dans notre leçon sur l'abaissement.

Après une séance de 3 à 4 minutes au plus, on irrigue la cavité et on y replace des tampons qui maintiennent la dilatation pour la séance suivante. Schultze avait déjà indiqué une manœuvre destinée à rompre les adhérences qui retiennent l'utérus en arrière. Elle consiste à dilater la matrice, à y introduire le doigt pour produire soit la rupture, soit l'extension forcée des brides.

Le doigt porte l'utérus ou le fléchit dans le sens contraire à celui où il est fixé, tandis que l'autre main, agissant par la paroi abdominale ou par le rectum, exerce des contre-tractions.

Évidemment il n'y a pas à contester l'indication de cette manœuvre. Quelque violente qu'elle puisse paraître de prime abord, elle l'est moins que les opérations que l'on exécute aujourd'hui pour remédier à certaines rétro-déviations rebelles.

En associant au procédé de Schultze la dilatation durable par les tampons, on peut en tirer un très bon parti. Toutefois, la dilatation jusqu'au degré qui permet l'introduction du doigt n'est pas toujours facile à produire dans l'utérus fixé en rétroflexion et en rétroversion externes; j'ai peine à croire également qu'on puisse d'une seule fois réaliser le dégagement complet et durable d'un pareil utérus.

Il y a quatre ans, j'ai proposé un curvateur utérin au moyen duquel on peut pénétrer dans les utérus les plus fléchis et leur imprimer la flexion la plus diamétralement opposée à la flexion pathologique. (Figure 67.)

Cet instrument se compose d'une tige de six centimètres, articulée sur un long manche.

La tige mobile peut tourner autour de son articulation de façon à décrire un cercle complet.

Elle peut être immobilisée à un point quelconque de sa course, comme le redresseur de Sims.

En outre, la tige mobile est flexible, et on peut, à l'aide d'un mécanisme, lui imprimer les courbures les plus prononcées ; une vis d'arrêt permet de fixer aussi la courbure.

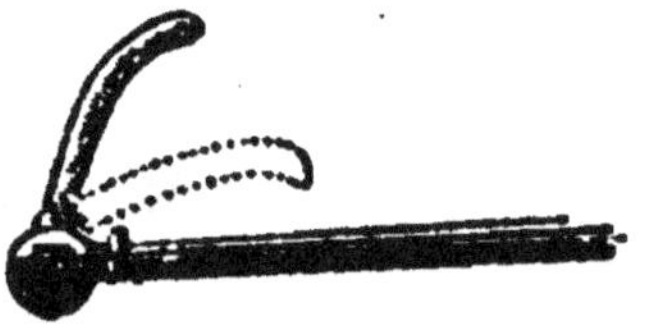

Fig. 67. — Curvateur utérin de Vulliet.

Supposons un utérus en rétroversion et en rétroflexion; on

commence par incliner la tige mobile sur le manche, suivant le
même angle que celui formé par l'axe du vagin avec l'axe de
l'utérus ; on engage l'instrument dans le col ; quand il arrive
au niveau de la ployure, on fait jouer le mécanisme de flexion
qui incurve la tige en sorte que le canal peut être cathétérisé
par un instrument qui a la même courbure que lui ; grâce à
cette disposition, la pénétration complète devient beaucoup
plus facile. Une fois que la tige a disparu entièrement, on la
tire, elle se redresse par sa propre élasticité et elle redresse en
même temps la ployure utérine, s'il y en a une.

En appuyant sur l'articulation de l'instrument, au niveau de
l'orifice externe, on arrive à mettre la tige intra-utérine en continuité d'axe avec le manche de l'instrument. A ce moment,
on le fait tourner sur son axe et on commence soit à déterminer des courbures antérieures, soit à faire basculer l'utérus en
avant.

On peut ainsi ramener graduellement un utérus d'une
flexion angulaire en arrière à une flexion antérieure de même
degré. Ce n'est pas en une seule séance qu'on produit ce résultat ; mais comme je maintiens la dilatation par le tamponnement intra-utérin qui, lui aussi, agit dans le sens du redressement, je puis renouveler la manœuvre à volonté.

En somme, cet instrument représente, au point de vue du
procédé de Schultz, un doigt artificiel d'une introduction bien
plus facile que celle du doigt réel.

Il présente, en plus, l'avantage de se prêter à des applications
prolongées.

En le calant dans le vagin avec de la gaze iodoformée, on
peut le laisser séjourner plusieurs heures dans l'utérus.

J'ai décrit ici mon curvateur utérin parce qu'il est avant
tout un instrument destiné à produire des mouvements et des
flexions qui rentrent dans le cadre du massage et de la gymnastique passive ; il peut être employé dans toutes espèces de
déviations utérines.

Le docteur Alex. Miller, de Cincinnati, est l'inventeur d'un instrument qui me paraît très ingénieux. Je le mentionne ici, car ses propriétés en font surtout un agent de mobilisation pour l'utérus fixe.

C'est une sonde de la longueur de l'utérus vissée sur un dé.

On l'introduit en position dorsale ou génu-pectorale.

Une fois que la sonde a pénétré complètement dans l'utérus, le doigt se coiffe du dé et replace l'utérus, lui communique des mouvements de bascule et le refoule à volonté dans différents sens.

Le dé remplace avantageusement les manches des autres redresseurs, la force agit d'une façon très directe et le doigt exerce un contrôle efficace sur les mouvements imprimés à l'utérus.

Cette manœuvre dispense de la dilatation et on peut la renouveler pendant tout le temps nécessaire et aussi souvent qu'il le faut pour arriver à un résultat durable.

On ne peut, par contre, pas imprimer en dernier lieu à la

Fig. 63. — Sonde intra-utérine de Miller.

matrice l'antécourbure, comme cela est possible au moyen de mon curvateur.

Du traitement du prolapsus utérin par le massage.

Les masseurs suédois prétendent guérir le prolapsus utérin complet par le massage seulement, sans recourir ni aux opérations, ni aux pessaires. Cette prétention me paraît excessive.

Qu'on puisse, dans des cas récents, obtenir ce résultat, c'est possible, et encore faut-il que les mutilations du périnée n'aient pas trop compromis l'appui qu'il fournit au vagin et à l'utérus.

Le massage employé contre le prolapsus comporte trois sortes de manœuvres qui sont :

1° L'élévation de l'utérus.

2° La gymnastique des jambes.

3° Les tapotements de la région lombaire.

L'élévation de l'utérus. — Exécutée selon les règles du massage suédois, cette manœuvre exige le concours d'un aide.

Cet aide réduit l'utérus et le maintient avec le doigt dans l'antéversion normale, tandis que l'opérateur déprime les parois abdominales latéralement jusqu'à ce qu'il arrive à étreindre le corps de l'utérus avec ses deux mains.

Une fois qu'il tient l'organe, il l'élève dans la direction du creux épigastrique. Quand l'élévation est arrivée à son degré maximum, il abandonne la matrice qui revient lentement vers sa situation primitive ; l'aide suit le mouvement de retrait et empêche avec son doigt que l'utérus retombe en rétroversion.

J'ai supprimé l'aide, mon pessaire contre le prolapsus soutenant suffisamment l'utérus pour qu'on puisse le saisir, et quand on l'abandonne après l'élévation il assure son retour dans l'antéversion normale.

Chaque séance comporte environ trois élévations.

La gymnastique des jambes. — L'utilité de cette gymnastique s'explique par la solidarité contractile qui existe entre les adducteurs de la cuisse et les muscles intra-pelviens, le releveur de l'anus en particulier.

Quand les adducteurs se contractent énergiquement le releveur se contracte aussi. Si on se rend bien compte du rôle que joue ce diaphragme pelvien dans la contention des organes génitaux, on s'explique qu'il puisse y avoir un avantage à le renforcer par les exercices suivants :

La patiente ayant rassemblé ses talons et ses genoux, l'opérateur saisit les genoux et cherche à les écarter, tandis que la patiente résiste.

Puis, une fois l'écart produit, la malade s'efforce de ramener ses genoux l'un contre l'autre, tandis que l'opérateur fait opposition à la contraction des adducteurs.

C'est là de la gymnastique par mouvements contrariés.

Les tapotements. — Toute la région des lombes est percutée avec le côté externe des mains agissant par coups rapides comme dans l'acte de hacher. Les tapotements ou hachures ne jouent du reste qu'un rôle secondaire.

J'ai traité cinq cas de prolapsus par les manœuvres que je viens de décrire.

Dans deux cas où la procidence n'était pas complète, j'ai obtenu rapidement la décongestion de la matrice et un raffermissement des ligaments; l'utérus se maintient encore actuellement (après huit et trois mois) dans une situation presque normale même quand ces femmes toussent étant debout. Chez l'une et l'autre, le museau de tanche arrivait auparavant, jusqu'au niveau de la vulve, sans la franchir. La cavité n'était pas notablement allongée : il s'agissait donc d'un abaissement total de l'organe et non d'une élongation.

Dans les autres cas, j'avais affaire à de vraies élongations hypertrophiques de Huguier (la forme la plus fréquente du prolapsus). La cavité utérine mesurait chez une 14, chez une autre 15 1/2, chez la troisième 17 centimètres de profondeur.

Il reprit très vite sous l'influence du massage et du repos ses proportions normales; mais cela ne me parut pas convaincant, car je savais depuis longtemps que lorsqu'on assure la contention de l'utérus par un appareil qui le réintègre à sa hauteur et dans son antéversion normale, il revient très vite à sa longueur ordinaire.

J'avais vu plusieurs fois ce raccourcissement se produire sous l'influence de mon pessaire à prolapsus.

Il advint, au bout d'un certain temps, ce qui était arrivé lorsque j'avais voulu retirer mon appareil.

Quand les malades se relevèront, la cystocèle et la rectocèle se reproduisirent, l'utérus s'allongea et redescendit comme auparavant. Le prolapsus par élongation se produit parce que toute la partie qui est au-dessus des ligaments de Douglas reste à sa place ; ces ligaments ne cédant pas ou cédant peu, c'est aux dépens de la partie de l'utérus qui est au-dessous des ligaments, que se fait l'allongement ; elle s'étire parce que le plancher pelvien inférieur détérioré ne peut plus soutenir le vagin, la vessie, et résister à la pression abdominale.

Il est avéré, d'une part, que le massage externe et la gymnastique exercent une action tonique et résolutive sur les muscles et sur les tissus pelviens; il est certain, d'autre part, que le massage interne peut raffermir les ligaments de Douglas; mais tout cela fût-il obtenu, ce ne serait pas encore suffisant, car c'est la clôture inférieure de l'abdomen qui est endommagée, et je ne vois pas comment le massage peut la restaurer ou y suppléer.

En résumé, Messieurs, le massage gynécologique, appliqué avec prudence et adresse, peut rendre de très grands services à la thérapeutique.

Ce n'est évidemment pas une pratique infaillible ; mais l'orthopédie par appareils, ou l'orthopédie opération ne sont pas infaillibles non plus.

Nous ne pouvons pas nous dissimuler que les colporrhaphies antérieure, postérieure, la périnéorrhaphie même, associées à l'opération d'Alexander, ne réussissent pas toujours à guérir le prolapsus utérin.

Le traitement des flexions donne des résultats encore plus aléatoires. Nous ne pouvons donc que prendre très au sérieux une méthode qui met à notre disposition de nouvelles ressources, et qui a reçu déjà la sanction de l'expérience.

Les tissus sur lesquels il faut agir n'ont en somme rien de spécial dans leur nature. Ce qui est efficace pour déraidir une articulation ou faire résorber un engorgement dans une autre partie du corps no peut pas être illogique ou dangereux quand il y a lieu de sévir contre des processus similaires des organes génitaux et pelviens.

Je vous signalerai un avantage accessoire qui a cependant son importance pour nous. Rien ne développe la sagacité tactile autant que la pratique du massage ; je ne connais pas de meilleure école pour se perfectionner dans les explorations bimanuelles.

ONZIÈME LEÇON

DU CANCER DE L'UTÉRUS ET DE SON TRAITEMENT CHIRURGICAL.

Considérations générales.

Le cancer résulte d'une prolifération maligne des cellules du type embryonnaire; prolifération qui, selon toute vraisemblance, procède du tissu épithélial.

Ce qui constitue la malignité de cette prolifération, ce qui la distingue d'autres de causes banales, c'est son caractère fatalement envahisseur : elle se propage d'une façon irrémissible dans les parties voisines ou lointaines qui normalement ne contiennent pas d'éléments épithéliaux.

Elle a pour conséquence première une désorganisation histologique des parties envahies et pour conséquence secondaire un état de cachexie générale.

Le cancer abandonné à lui-même est fatalement mortel.

Dans certaines maladies infectieuses, dans la syphilis et dans la scrofule par exemple, on rencontre des ulcérations ou tumeurs présentant parfois avec celles du cancer la plus grande analogie. Telles sont certaines variétés de lupus (fig. 69) et de dégénérescences kystiques du col (fig. 71).

On ne saurait toutefois conclure de cette communauté de caractères à une similitude de cause, car tandis qu'on a pour quelques-unes de ces maladies, prouvé l'existence de micro-organismes parasites qui paraissent les déterminer, on n'a jamais réussi à assigner au cancer une cause semblable (1).

Il paroît vraisemblable que l'agent de l'infection cancéreuse est d'origine autochtone. L'équilibre en vertu duquel chaque tissu ne doit végéter qu'à sa place et dans certaines propor-

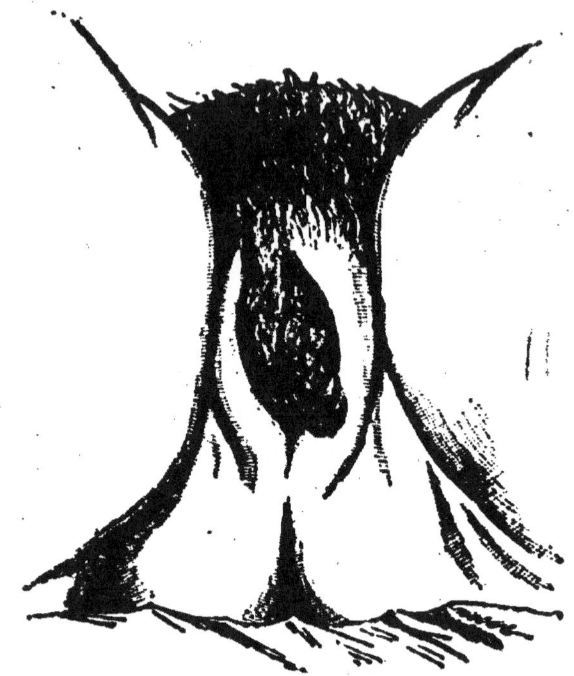

Fig. 60. — Lupus vulvaire.

tions semble être rompu et c'est celui des tissus qui prolifère en excès qui désorganise les autres et infecte l'organisme.

La thérapeutique fournit un argument à l'appui de cette théorie.

(1) Le 28 novembre 1887, Scheurlen a annoncé à la Société de médecine de Berlin qu'il avait réussi à isoler des tumeurs carcinomateuses, à cultiver et à inoculer dans la glande mammaire de la chienne un bacille *qui transmet l'affection* cancéreuse. Si la découverte de Scheurlen se confirmait, il n'y aurait plus lieu de faire au cancer une place à part ; il rentrerait dans le cadre des maladies infectieuses ordinaires.

Cette découverte aurait une portée thérapeutique très grande si elle nous mettait sur la voie du spécifique qui stérilise ce nouveau bacille.

Certaines substances possèdent une efficacité plus ou moins grande contre les lésions des maladies infectieuses dont le virus est incontestablement de nature parasitaire, tandis qu'aucun des germinicides connus n'arrête l'évolution des lésions cancéreuses. Ce fait peut s'expliquer de la façon suivante :

Si les microbes virulents sont des entités organiques parasitaires, rien ne s'oppose à ce que leur vitalité soit influencée ou anéantie par l'action de certains médicaments à des doses auxquelles nos propres tissus résistent, tandis que si les organismes qui pullulent dans le cancer proviennent d'un tissu indigène, ils ne sauraient être isolément atteints. La substance toxique qui les paralyserait, qui les stériliserait, devrait aussi paralyser et stériliser tous les autres tissus dont la vitalité est soumise aux

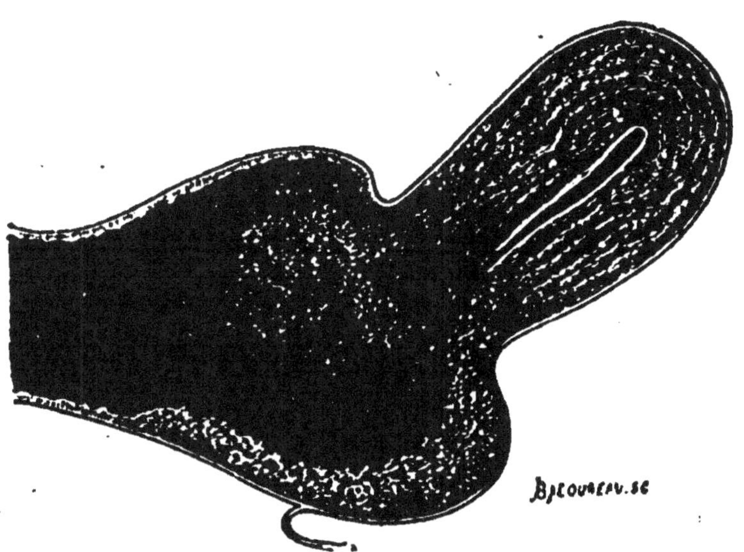

Fig. 70. — Epithélioma ayant débuté par le col et envahissant le vagin.

mêmes lois que celles qui régissent la vitalité du tissu épithélial.

Le point où la prolifération maligne débute étant considéré comme *la porte d'entrée de l'affection*, voyons de quelle façon le cancer utérin s'étend sur place et au loin.

C'est .° par prolifération centrifuge:

Du foyer comme centre, les cellules embryonnaires s'insinuent dans la trame avoisinante. La régularité et la rapidité
de cette invasion sont influencées par la consistance et la na-

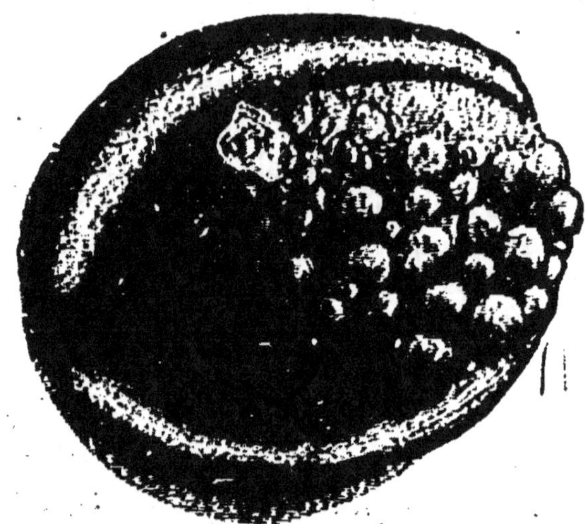

Fig. 71. — Déchirure du col avec dégénérescence kystique de la lèvre
antérieure (Emmet) pouvant simuler le cancer.

ture des différents tissus que l'infiltration rencontre sur son
chemin.

Par l'extension en surface, le néoplasme passe du col
sur le vagin (fig. 70) ou du col dans la cavité cervicale, de la
cavité cervicale dans la cavité corporéale, de celle-ci dans les
trompes. Il peut également débuter par le vagin (fig. 72) et gagner l'utérus ; mais les cas de cancer primitifs du vagin sont
relativement rares.

Par l'extension en profondeur, le néoplasme traverse l'é-
paisseur de la paroi utérine, arrive dans le tissu cellulaire péri-utérin pour passer de là sur la vessie, sur le péritoine, sur le
rectum, sur tous les tissus, en un mot, qui se trouvent sur son
chemin.

14

2° Par migration :

Les éléments du néoplasme pénètrent dans les vaisseaux dont le courant les entraîne à distance. Ordinairement ils sont arrêtés dans les ganglions voisins et y forment des foyers secondaires où le mal récidive après l'opération radicale souvent du foyer primitif. D'autres fois, ils se greffent sur le trajet des lymphatiques avant même d'avoir atteint un ganglion.

Ces petits foyers secondaires se montrent soit sous la muqueuse, soit dans la profondeur de la paroi, soit dans le tissu cellulaire pelvien.

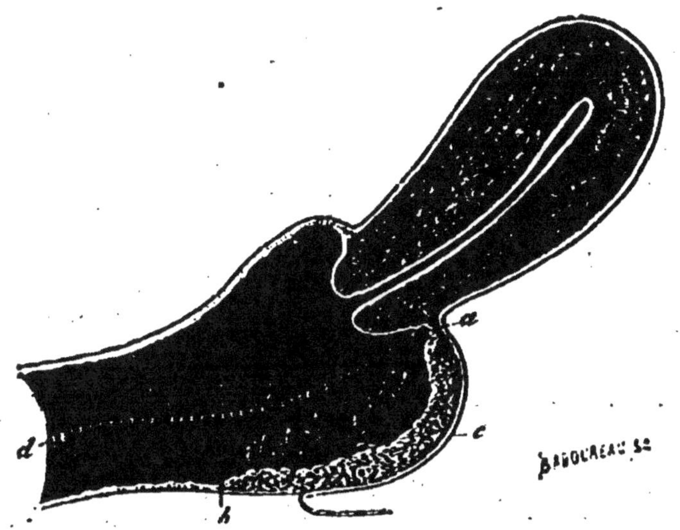

Fig. 72. — Cancer ayant débuté par le vagin.

Bien qu'elles se produisent dans le réseau vasculaire local, ces irradiations n'en ont pas moins le caractère des métastases ; ce sont elles qui empêchent de déraciner complètement le cancer et d'obtenir une guérison durable.

Dès qu'un dépôt cancéreux secondaire est constitué, il commence aussi, comme le foyer primitif, à rayonner sur place et à envoyer des colonies ; on en a trouvé dans le foie, dans le poumon, et exceptionnellement dans d'autres organes.

3° Par inoculation :

Des éléments détachés du foyer primitif se greffent sur une surface en contact habituel avec lui. Ces inoculations se produisent d'une lèvre sur l'autre, du col sur le cul-de-sac vaginal. Dans d'autres régions, sur le visage par exemple, nous voyons souvent le cancer primitif d'une des lèvres s'inoculer sur l'autre dans le point situé en face du foyer primitif.

La *marche* du cancer varie beaucoup suivant le siège de la lésion primitive, suivant l'idiosyncrasie du sujet et probablement aussi suivant la vitalité initiale du néoplasme.

Le cancer primitif peut débuter plus ou moins profondément dans l'épaisseur de la paroi utérine.

Plus il sera superficiel à son origine, plus il s'ulcérera de bonne heure et plus vite aussi il sera découvert grâce à l'ichorrée et aux hémorrhagies que l'ulcération provoque.

S'il débute dans la profondeur de la paroi, il restera beaucoup plus longtemps à l'état latent. Recevant des apports nutritifs par toute sa périphérie, étant moins exposé à l'action des ferments externes, il pourra se développer considérablement sans s'ulcérer. Quand les symptômes révélateurs se produiront, il ne sera probablement plus opérable parce qu'il aura eu le temps de se propager dans des parages d'où il n'est plus possible de l'extraire.

Les tumeurs cancéreuses finissent presque toutes par s'ulcérer et les ulcères cancéreux commencent toujours par une tumeur ou un nodule. Au point de vue du pronostic de l'affection abandonnée à elle-même, l'un des types ne vaut probablement pas mieux que l'autre. Ce n'est qu'au point de vue des chances de l'opération radicale qu'ils diffèrent.

Quant à l'idiosyncrasie du sujet affecté ou à l'énergie propre du néoplasme, elles varient dans des proportions considérables. Certains cancers n'entraînent la mort qu'après des années, tandis que d'autres la déterminent très rapidement.

J'ai vu des sujets chez lesquels on retrouvait, 24 heures après un raclage énergique et complet, des végétations et des bourgeons cancéreux volumineux qui avaient ainsi poussé d'un jour à l'autre.

Il est évident que plus l'activité proliférative est intense, moins il y a de chance que le néoplasme soit encore concentré sur son foyer primitif à l'époque où nous le constatons.

Il résulte de ces quelques généralités que l'extension du cancer se produit d'une façon tellement insidieuse et par tant de voies différentes que nous ne pouvons jamais exclure la possibilité d'une migration antérieure à l'opération même la plus précoce.

Quel que soit le procédé d'extirpation choisi, la guérison sera donc toujours forcément problématique. Devons-nous pour cela renoncer à intervenir chirurgicalement dans le cancer ? C'est là une question qui est encore à l'étude, mais les statistiques semblent avoir déjà établi qu'il y a certaines circonstances dans lesquelles il y a tout avantage à ne pas laisser le cancer utérin suivre sa marche fatale.

S'il y a une période dans laquelle la lésion est encore entièrement locale, c'est-à-dire où elle n'a pas dépassé les tissus immédiatement adjacents au point où la prolifération maligne a débuté ; si on découvre le cancer dans cette période ; si on réalise l'éradication parfaite de tout ce qui est malade ou infiltré, on peut voir procéder des surfaces saines mises à nu une cicatrisation durable, quelquefois même définitive.

Des cas anciens, rares il est vrai, mais très authentiques, établissent déjà la possibilité d'un pareil résultat. Depuis 10 ans, grâce aux perfectionnements des méthodes d'extirpation, la proportion des cas opérés avec un succès durable s'est accrue considérablement.

L'hystérectomie totale et l'hystérectomie partielle ont à leur actif des cas opérés depuis 5 ou 6 ans qui ne présentent pas encore de récidive, et par une méthode que j'ai inaugurée il y a bientôt 3 ans, j'ai obtenu des cicatrisations parfaites qui datent maintenant de 35, de 24, de 37 et de 11 mois.

Dans l'ensemble des opérées la proportion des récidives est encore certainement beaucoup plus considérable que celle des cicatrisations persistantes. Il en sera forcément toujours ainsi ; toutefois, on peut dès maintenant prédire que les récidives à bref délai diminueront dans la mesure où les indications des opérations radicales se préciseront. L'ensemble des opérateurs et chaque opérateur en particulier ont débuté en pratiquant les opérations radicales dans une trop large mesure.

Même quand la récidive survient après quelques mois, n'y a-t-il pas encore un bénéfice réel pour l'opérée, c'est-à-dire une survie, un bien-être physique et moral qu'on n'aurait pas pu lui procurer autrement ?

Les adversaires des opérations radicales auraient-ils la prétention d'obtenir par une thérapeutique palliative les conditions de santé dans lesquelles les malades passent le temps écoulé entre l'opération et le retour du cancer ? En outre, la mort par les lésions primitives de l'utérus est bien plus précoce et bien plus pénible que celle qu'entraînent les lésions secondaires et il y a en plus le bénéfice d'une survie mesurant tout le temps qu'il faut pour que les foyers secondaires se constituent et deviennent mortels. Parmi mes opérées mortes et chez lesquelles l'opération avait été suivie de cicatrisation, l'une a succombé 8 mois après la guérison *locale*, d'une affection pulmonaire. Elle entretenait sur son état les illusions habituelles des poitrinaires. Une autre est morte au bout de deux ans et 8 mois de carcinose péritonéale.

Une troisième au bout d'un an et 8 mois d'un cancer ganglionnaire développé dans la fosse iliaque gauche.

J'en vois une quatrième chez laquelle le cancer ganglionnaire, situé aussi à gauche, a débuté 6 mois après l'opération. Chez aucune de ces malades, il n'y a eu de récidive *sur place*.

L'argument le plus décisif en faveur des opérations radicales résulte du fait bien établi par les autopsies que les sujets affectés de cancer de l'utérus meurent en général *par l'utérus*.

Si celles qui ont été opérées meurent par *des cancers métas-tatiques*, c'est qu'on aura éloigné une cause de mort qui les aurait fait succomber plus vite.

DES INDICATIONS OPÉRATOIRES.

Les indications et les contre-indications d'une opération radicale ne peuvent être établies qu'après l'examen le plus minutieux et le plus complet.

Le meilleur mode d'exploration sera celui qui nous mettra à même de voir le plus loin, de palper le plus haut et le plus soigneusement possible.

Pourquoi supposer toujours des lésions corporéales et pratiquer par conséquent exclusivement l'hystérectomie totale, alors que nous voyons, dans les autopsies, des cancers du col qui ont entraîné la mort sans que le *segment supérieur* ait été atteint par le néoplasme ; nous savons même que dans la règle, le cancer du col gagne plus vite le tissu cellulaire péri-utérin que des points également distants situés sur la matrice elle-même.

D'autre part, nous ne pouvons jamais exclure l'existence de ces extensions corporéales.

Depuis 3 ans j'ai dilaté tous les utérus cancéreux qui se sont présentés à mon observation, et j'ai vu de mes yeux des nodules cancéreux ou des fusées ulcératives remontant jusqu'au fond de la cavité, dans des cas où de prime abord le col seul paraissait affecté.

La distinction entre le *cancer de l'intérieur* du col qui remonte dans la cavité, et le *cancer de l'extérieur* qui descend sur le vagin est pour moi bien plus théorique que pratique.

En réalité, on ne peut jamais savoir ce qu'il en est que lorsqu'on dilate entièrement l'utérus jusqu'au degré où l'on peut, avec ou sans l'aide du spéculum intra-utérin, inspecter par la vue la cavité tout entière, et ce degré de dilatation est dans

la règle très facile à obtenir par la méthode que je vous ai décrite. Une seule fois j'ai échoué : c'était une malade présentant
un embonpoint énorme, ankylosée des épaules ; elle ne pouvait pas prendre la posture genu - pectorale ; le professeur
J. Reverdin, qui m'avait appelé en consultation, pratiqua une

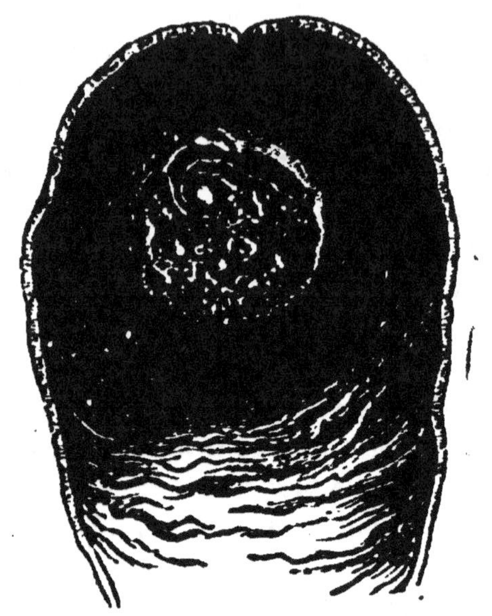

Fig. 73. — Aspect du col au spéculum dans l'épithélioma.
Le vagin n'est pas envahi.

hystérectomie totale ; l'opérée guérit. Il y a un an de cela, et
elle ne présente pas de récidive.

L'inspection visuelle directe de l'ensemble de la cavité utérine constitue donc, selon moi, la partie essentielle du diagnostic précis du cancer.

C'est par elle seule qu'on peut constater la présence ou l'absence d'extensions cancéreuses dans la partie haute de la
cavité cervicale et dans la partie corporéale. Il va sans dire que
l'examen au spéculum et le toucher, qui permettent de s'assurer que le néoplasme ne s'est pas étendu au vagin (fig. 73),
ont également une grande importance. L'exploration bimanuelle, selon toutes les combinaisons possibles, complétera les

données de la vue ; elle nous permettra de constater, avec un maximum de certitude, les nodosités, les ganglions indurés qui peuvent exister dans le tissu cellulaire pelvien.

Nos grandes dilatations obtenues et maintenues par le tamponnement permettent de renouveler les investigations tactiles jusqu'à épuisement de renseignements.

Quels sont les desiderata d'une extirpation radicale du cancer utérin ?

Pour répondre à cette question, il nous faut encore revenir à l'anatomie pathologique.

Si nous étudions la disposition du néoplasme dans un foyer cancéreux primitif (les seuls opérables), nous pourrons y distinguer, en allant du centre à la périphérie, trois zones.

1° Une zone centrale entièrement modifiée dans sa trame ; c'est le cœur de la tumeur, s'il n'y a pas ulcération ; c'est la perte de substance, si l'ulcération existe.

2° Une deuxième zone en voie de désorganisation, mais où on reconnaît encore la trame normale.

3° Une troisième zone où la trame normale semble intacte, mais qui présente encore des cellules embryonnaires s'espaçant jusqu'à une distance où on n'en trouve plus du tout.

Le tissu n'est réellement *sain* qu'à partir de la limite où il n'y a plus trace d'infiltration, car ce sont les cellules de la périphérie qui sont les plus jeunes et les plus vivaces ; c'est à cette avant-garde qu'il importe de couper le chemin.

Il est généralement admis qu'en opérant à un centimètre au delà des parties où le mal paraît s'arrêter, on tombe dans le tissu vierge de toutes cellules malignes.

Cette limite est évidemment arbitraire ; si elle s'applique aux éléments qui envahissent par la voie relativement lente de l'infiltration centrifuge, elle ne saurait être vraie en ce qui concerne les éléments migrateurs qui rendront toujours problématique le résultat d'une opération.

Quoi qu'il en soit, une fois le cancer étalé par notre dilatation, nous nous trouverons dans les conditions les plus favorables pour reconnaître la limite entre ce qui est sain et ce qui ne l'est pas et pour satisfaire aux conditions d'une extirpation aussi radicale que possible, c'est-à-dire pour poser les indications opératoires.

DOUZIÈME LEÇON

TRAITEMENT CHIRURGICAL DU CANCER (*Suite*). HYSTÉRECTOMIE TOTALE ET PARTIELLE

DES OPÉRATIONS RADICALES.

Il y a deux modes d'opérer qui visent la guérison durable du cancer utérin ; ce sont :

1° L'amputation totale ou partielle de l'utérus.

2° L'excision du néoplasme associée à des cautérisations énergiques qui détruisent par des eschares toute la zone infiltrée.

HYSTÉRECTOMIE TOTALE.

L'opération de Freund, ou *la laparo-hystérectomie*, est aujourd'hui généralement abandonnée. Il est cependant des cas où il faut y recourir : c'est lorsque, après avoir détaché l'utérus du vagin on reconnaît qu'il est trop volumineux pour pouvoir être extrait par l'ouverture vaginale.

Fritch a dû terminer ainsi l'extraction d'un utérus qu'il avait entrepris d'enlever par le vagin. Son opérée a parfaitement guéri.

L'hystérectomie vaginale est certainement une opération difficile et délicate ; mais elle s'exécute selon un plan réglé et on peut en acquérir la technique par des exercices sur le cadavre ou sur les pièces dont nous nous servons pour ce cours.

La colpohystérectomie présente plus d'analogie avec une énucléation qu'avec une amputation. Il s'agit en effet :

1° De pratiquer une incision d'accès ;

2° D'isoler, autant que possible, par dissection mousse, la masse à enlever;

3° D'aborder la région du hile avec toutes les précautions voulues pour prévenir l'hémorrhagie. Le hile, au lieu d'être unique, est bilatéral; là est toute la différence.

Comme dans toute énucléation il faut opérer constamment contre la partie à extraire, ne pas l'entamer et ne pas dévier non plus du côté périphérique.

La vessie, les uretères et le rectum sont les organes les plus exposés à être lésés.

Les opérateurs les plus autorisés ne sont pas encore d'accord sur l'ordre dans lequel il faut procéder aux différents temps de l'hystérectomie vaginale.

Les uns, à l'instar de Fritsch, voulant différer aussi longtemps que possible l'ouverture du péritoine, commencent par dégager l'utérus latéralement.

D'autres isolent d'abord l'utérus en avant et en arrière et le séparent ensuite des ligaments larges. Ce procédé rend l'hémostase plus facile.

Tandis que quelques-uns ouvrent le péritoine en avant d'abord et en arrière ensuite, d'autres font exactement le contraire.

Autrefois, une fois l'utérus libéré en avant et en arrière, on le faisait basculer à travers l'ouverture vaginale, de telle sorte que le col entrait dans la cavité péritonéale et le corps descendait dans le vagin. Cette manœuvre donnait de l'aisance pour lier et sectionner la partie supérieure des annexes; mais on y a renoncé parce que le col plus ou moins sanieux faisait courir les dangers d'une infection du péritoine.

Martin saisit encore le fond de l'utérus au moyen de pinces et détermine une forte rétroflexion qui abaisse le fond de l'utérus. Cette manœuvre donne les mêmes facilités que le mouvement de bascule sans cependant permettre au col d'infecter la cavité péritonéale.

Une fois l'expérience acquise, chacun procède comme il l'entend et cela importe peu, car, en somme, ces différences concernent plutôt l'ordonnance du détail, que le plan général de l'opération.

Je vais, Messieurs, vous exposer le manuel opératoire qui me paraît le plus simple et le plus sûr, et, dans nos exercices pratiques, nous exécuterons les variantes les plus accréditées.

L'opération n'est praticable que si le vagin présente une certaine largeur. Quand le cancer se produit chez des femmes âgées, atteintes déjà d'atrophie des organes génitaux, on se trouve souvent en présence de vagins et de culs-de-sac rétrécis et ratatinés. Je vous recommande, avant de recourir à des incisions d'élargissement, d'essayer de la dilatation vaginale par le tamponnement ou par le pessaire Gariel. Ordinairement ce conduit reprend très vite, sous l'influence de la distension méthodique, des dimensions et une souplesse suffisantes.

Manuel opératoire.

On peut diviser l'opération en quatre temps principaux:

1° La désinfection du champ opératoire ;

2° La séparation du vagin ;

3° L'énucléation des faces antérieures et postérieures de l'utérus et l'ouverture du péritoine ;

4° La section des ligaments larges.

Désinfection du champ opératoire. — Deux ou trois jours avant l'opération, il faut : 1° enlever avec la curette toutes les parties friables du néoplasme ; irriguer avec la solution de sublimé au millième ; 2° tamponner les cavités utérines et vaginales avec de la ouate iodoformée.

Au moment d'opérer, on retire les tampons et on brosse toute la plaie et le vagin sous un jet continu de solution au sublimé à 1 sur 5.000. Toute l'opération doit être faite sous la douche antiseptique qu'on arrête ou modère à volonté.

Séparation du vagin. — Le périnée étant déprimé par une

valve et l'entrée du vagin élargie par des écarteurs, on saisit l'utérus avec des pinces et on l'amène à la vulve.

Le col est d'abord poussé dans la direction de la commissure antérieure, de telle sorte que le cul-de-sac postérieur soit bien mis à découvert.

Implantant une pince dans la muqueuse du cul-de-sac postérieur on fait quelques tractions en différents sens pour bien reconnaître la ligne d'insertion du vagin sur le col. On commence à 5 où 6 millimètres en arrière de cette ligne une incision demi-circulaire allant d'un côté à l'autre du col.

Le bistouri sera tenu perpendiculairement à l'axe de l'utérus ; le col sera déplacé à droite et à gauche, de telle façon que la région où l'on incise soit toujours bien exposée à la lumière.

De courtes incisions portant toujours sur la même ligne pour éviter les hachures, valent mieux que des incisions profondes d'emblée.

Le but est d'atteindre sans le dépasser le tissu cellulaire péri-utérin.

Une fois l'incision terminée sur le cul-de-sac postérieur, on attire le col contre la commissure postérieure et on fait une incision semblable sur le cul-de-sac antérieur.

La partie vaginale de la paroi doit être divisée dans toute son épaisseur aussi bien sur les côtés qu'en avant.

Quand le tissu cellulaire est atteint sur toute la périphérie du col, il faut poser le bistouri, introduire le doigt dans la partie antérieure de l'incision et décoller la vessie, c'est-à-dire énucléer la face antérieure de l'utérus.

Le doigt suffit très souvent ; quelquefois cependant, il faut recourir à un instrument moussé ; j'emploie des ciseaux courbes à extrémités arrondies. Ils servent : fermés, à pratiquer la dissection mousse ; ouverts, à sectionner les brides.

Quelques opérateurs continuent le décollement jusqu'à ce qu'ils arrivent sur le péritoine qu'ils ouvrent immédiatement. Je crois cependant, pour des raisons que je ferai connaître tout à l'heure, qu'il est préférable de différer cette ouverture et

de continuer l'opération par le dégagement de la paroi postérieure de l'utérus.

Il faut procéder en arrière encore plus délicatement qu'en
avant, parce que la cloison est plus mince et le tissu cellulaire
plus serré.

Quelques précautions que l'on prenne, on déchire souvent
sans le vouloir la poche de Douglas ; mais c'est là un incident
sans gravité si on opère antiseptiquement.

Une fois que le décollement postérieur atteint une certaine
hauteur, je procède au dégagement latéral; je poursuis en cela
un double but.

Le principal est de dégager la région parcourue par les uretères. La meilleure manière de les éloigner des parages où
viendront se loger les sutures ou les pinces hémostatiques,
c'est de libérer à droite et à gauche le plafond du vagin.

Je ne dégage latéralement que sur une hauteur d'un centimètre environ.

Le tissu cellulaire est dense dans cette région, en sorte que
les doigts et les instruments mousses ne suffisent pas ; il faut
recourir aux ciseaux et au bistouri.

Les vaisseaux importants seront aussitôt liés.

L'hémorrhagie ne présente pas encore de dangers spéciaux,
puisque le péritoine n'est pas ouvert.

Résumons ce qui a été fait jusqu'à présent.

*Le col est séparé du vagin par une incision circulaire bien
nette.*

*La face antérieure de l'utérus est énucléée sur une grande
hauteur.*

*La face postérieure et les côtés le sont aussi, quoique à un
moindre degré.*

*Le col attiré par la pince est déjà descendu d'une façon
notable.*

A moins d'accidents, le péritoine n'est pas encore ouvert ;

l'opération est donc encore extra-péritonéale; mais elle va bientôt cesser de l'être.

Je fais ici une halte pour suivre la même ligne de conduite que dans une laparotomie où, une fois arrivé sur le péritoine et avant de l'ouvrir, on lie les vaisseaux, on tarit les suintements et on stérilise le traumatisme de l'incision abdominale.

Je remplace donc les pinces hémostatiques par des ligatures et, déplaçant le col en différents sens, je lave et brosse la plaie sous un jet de solution forte de sublimé.

Cela fait, je reprends l'opération par le décollement postérieur. Je le continue jusqu'à ce qu'il arrive sur le péritoine, reconnaissable à sa minceur, à sa couleur gris-bleuâtre. Conduisant alors une pince le long de la face postérieure de l'utérus, je saisis la séreuse et je l'incise, puis, passant les deux index dans la boutonnière, je l'agrandis par dilacération transversale jusqu'à ce qu'elle atteigne les marges de l'utérus.

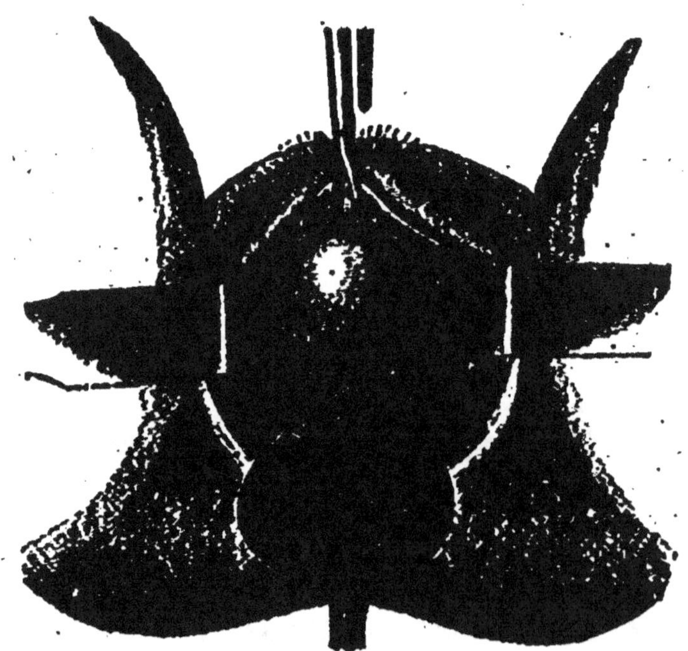

Fig. 71. — Hystérectomie vaginale. — Ouverture du cul-de-sac de Douglas. Suture de la paroi vaginale.

J'imite ici la conduite de Martin, qui fait une suture pour réunir le péritoine à la paroi vaginale (figure 74).

Il entre avec une aiguille dans la paroi du cul-de-sac à un ou deux millimètres du bord de l'incision et il ressort dans le point correspondant de la séreuse, puis l'aiguille refait le même chemin en sens inverse, de façon à ressortir à quatre ou cinq millimètres de son point d'entrée. On fait le nœud. Quatre ou cinq points disposés ainsi sur un hémicycle adossent les deux membranes et ferment les issues du tissu cellulaire rétro-utérin.

La libération de l'utérus en arrière étant terminée, je place un tampon de gaze iodoformée muni d'un fil dans l'ouverture et je m'achemine à ouvrir le péritoine en avant.

C'est là, à mon avis, la partie la plus délicate de l'opération.

Souvent le doigt qui décolle le péritoine le refoule en haut sans l'atteindre.

On a le sentiment que la difficulté et l'incertitude disparaîtraient si on pouvait rencontrer de l'autre côté de la séreuse quelque point de repère résistant.

C'est dans ces circonstances qu'il est utile d'avoir débuté par l'ouverture postérieure. Il n'y a qu'à y introduire le doigt, ou à défaut un crochet mousse qui, passant par-dessus le sommet de l'utérus, viendra nous guider pour ouvrir le péritoine.

Quand il est reconnu, on le saisit avec des pinces et on l'incise prudemment tout à fait contre l'utérus.

Une fois la boutonnière créée, on l'agrandit par dilacération.

Il reste encore à exécuter le troisième temps, c'est-à-dire la séparation latérale de l'utérus.

C'est entre les feuilles du ligament large que pénètrent les vaisseaux volumineux de la circulation utérine.

Les deux troncs principaux et les nombreuses branches secondaires qu'on rencontre à la marge de l'utérus sont extrêmement importants. Si on tranchait d'abord pour lier ensuite, on ne se rendrait pas facilement maître de l'hémorrhagie; mais en assurant l'hémostase avant d'opérer la section, on peut réduire la perte de sang à une quantité insignifiante.

Deux méthodes d'hémostase préventive sont en présence : celle de la ligature et celle de la forcipressure.

Nous allons les décrire toutes les deux.

La ligature. — La méthode des ligatures consiste à poser de bas en haut sur le ligament large une série d'anses de fil très

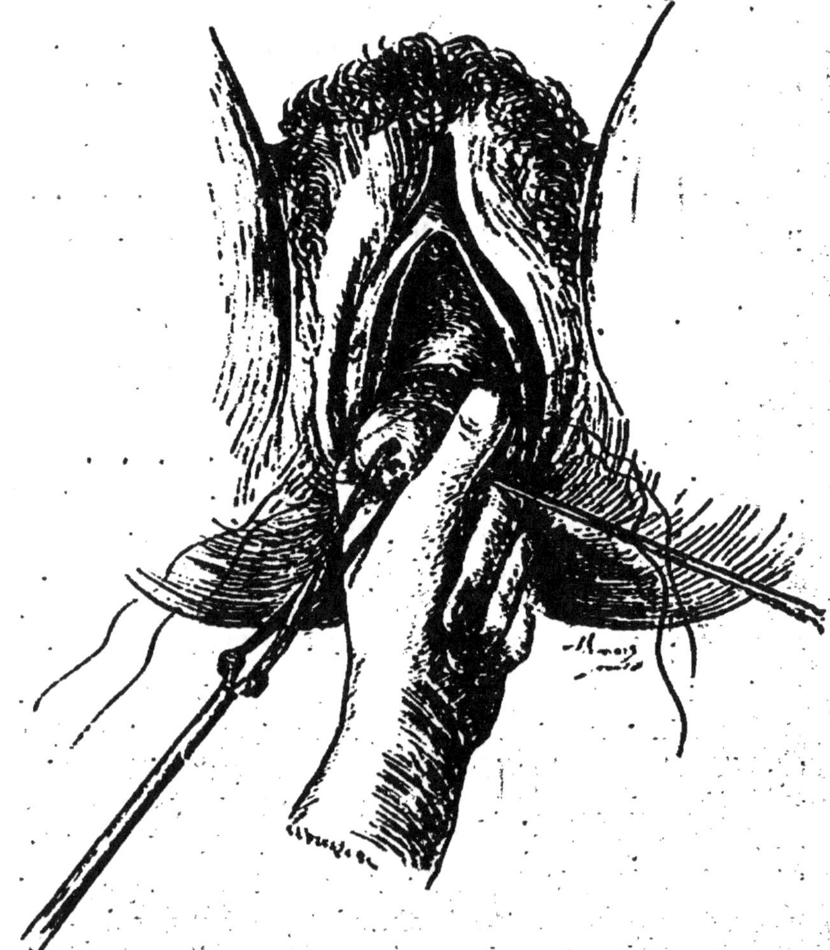

Fig. 75. — Hystérectomie vaginale. — Séparation de l'utérus des ligaments larges.

15

fortement serrés qui interrompent sûrement toute circulation.

On se sert pour les placer soit d'aiguilles montées sur manche (modèle de Deschamps), soit d'aiguilles ordinaires à forte courbure qu'on manœuvre à l'aide d'un porte-aiguille, celui de Sims par exemple.

Les aiguilles ne doivent être ni très tranchantes, ni très pointues. Il faut qu'elles soient percées d'un chas large.

J'emploie comme fil la soie iodée suivant le procédé que j'ai indiqué ; le catgut ne m'inspire pas une confiance suffisante au point de vue de la solidité du nœud.

Saisissant la base du ligament large entre le pouce introduit dans une ouverture et l'index introduit dans l'autre, je transperce, en procédant d'avant en arrière; le doigt reçoit la pointe de l'aiguille et la guide au dehors.

Il ne faut pas embrocher le ligament trop près du bord de l'utérus, car il doit rester en dedans de la ligature assez de tissu pour constituer un moignon, autrement elle glisserait ; 1 centimètre et demi à 2 centimètres environ suffisent. Le fil doit être serré avec toute la force possible.

On tranche les tissus en ayant soin de ne pas sectionner plus haut que le niveau de la partie liée.

On pose ensuite une seconde ligature plus haut. A chaque coup de ciseaux on inspectera les moignons ; il faut poser des ligatures spéciales sur les artères visibles, qu'elles donnent du sang ou qu'elles n'en donnent pas.

L'artère utérine simple ou double qui pénètre dans l'utérus au niveau de l'orifice interne est presque toujours reconnaissable sur la surface de section. Il est prudent de la lier séparément.

Quand l'utérus a été détaché sur une certaine hauteur d'un côté, il faut le détacher de l'autre pour qu'il puisse descendre régulièrement et symétriquement dans le vagin. Je ne trouve aucun avantage à achever de le sectionner d'un côté et de le faire ensuite basculer latéralement pour opérer sur l'autre. Ces manœuvres exposent à contaminer les parois vaginales avec les sucs cancéreux.

Quelques auteurs conseillent de sectionner entre deux ligatures ; mais, pour assurer à chacune de ces deux ligatures un moignon suffisant, il faut porter l'externe très en dehors. Cela expose, dans la partie inférieure du moins, à comprendre l'uretère dans la ligature externe.

Quand l'utérus n'est plus adhérent que par ses cornes, on pose les deux dernières ligatures et on achève la section : il ne reste plus qu'à l'attirer au dehors.

Autrefois on se préoccupait des ovaires ; mais aujourd'hui, à moins qu'ils se présentent d'eux-mêmes ou qu'ils soient reconnus malades, on les laisse en place.

En procédant comme je viens de l'exposer, les espaces cellulaires compris entre les feuillets des ligaments larges et entre la paroi vaginale et la séreuse rétro-utérine se trouvent clos, ce qui diminue les chances d'infection.

La forcipressure.—Depuis 1885, je crois, on fait en France l'application de la forcipressure pour le détachement latéral de l'utérus.

Cette méthode a été essayée aussi avec succès à l'étranger : en Suisse par Muller; en Allemagne par Landau.

Au lieu de placer des ligatures, on étreint le ligament à la marge de l'utérus entre les mors de pinces qu'on abandonne dans la plaie pendant 24, 36 et même 48 heures. Péan, Richelot, Doléris ont proposé différents modèles de pinces pour l'hystérectomie.

Voici comment on procède :

On introduit l'index dans l'ouverture abdominale antérieure; le doigt ayant été disposé en crochet par-dessus le bord supérieur du ligament large, on prend une pince longue à courbure antérieure; un des mors est passé en avant, l'autre en arrière du ligament, on la pousse en haut jusqu'à ce que son extrémité ait dépassé le bord supérieur du ligament. Alors, après avoir vérifié que rien n'est pris entre les mors de la pince que ce qu'elle doit prendre, on la dispose à un centimètre et demi du bord de l'utérus et parallèlement à la direction de ce bord, et on la serre au dernier cran.

On place de la même façon une seconde pince de l'autre côté.

Toute la circulation vers l'utérus se trouve ainsi interceptée; il n'y a plus qu'à couper au ras de l'organe. On sectionne un des côtés d'abord, puis on amène l'utérus au dehors, ce qui permet de trancher l'autre à ciel ouvert.

Je n'ai essayé ce procédé que sur le cadavre; il m'a paru simple et rapide; mais en lisant des publications qui émanent de ses partisans, j'ai été frappé par le fait que souvent ils n'obtiennent d'hémostase définitive qu'après avoir placé des pinces supplémentaires.

Cela indique que les deux grandes pinces n'arrêtent pas infailliblement la circulation et, s'il faut dépenser du temps à rechercher et à saisir isolément les vaisseaux qui dominent, je ne vois pas quel avantage il y a à préférer la forcipressure à la ligature.

On ne dépense pas de temps à placer des fils, c'est vrai; mais cette épargne de temps constitue-t-elle un bénéfice net ? J'en doute; une ligature me semble toujours le moyen le plus sûr, le plus anodin, le moins inconstant de fermer définitivement un vaisseau.

S'il est acquis que l'abandon de deux pinces ne présente aucun inconvénient, il n'en faut pas conclure qu'on puisse les multiplier et surcharger indéfiniment la plaie.

La méthode de la forcipressure présente une supériorité incontestable lorsque l'utérus n'est pas facilement abaissable. Les pinces assurent une prise plus sûre que des fils péniblement placés.

Cette aisance opératoire plus grande ne doit cependant pas nous faire entreprendre l'hystérectomie lorsque l'immobilité utérine est due à l'extension du cancer sur le péritoine ou dans le paramétrium.

Une exploration minutieuse pourra nous permettre de discerner des adhérences de nature banale qui permettent de passer outre, d'extensions carcinomateuses qui contre-indiquent l'intervention. Or, l'immobilisation de cause banale est assez fréquente, pour que le procédé de la forcipressure puisse nous rendre des services très réels.

Quand la matrice ne descend pas assez pour qu'on puisse atteindre d'emblée le bord supérieur des ligaments, on procède par étages ; on commence à poser une pince à droite et une pince à gauche qu'on fait remonter jusqu'à la hauteur accessible. Puis on coupe au ras de l'utérus, dans la hauteur des pinces. Une fois l'organe partiellement libéré, il descend et on peut alors placer d'autres pinces sur les étages supérieurs du ligament jusqu'à ce qu'on arrive au niveau des cornes.

Il est très difficile de dire maintenant quelle est la méthode qui vaut le mieux.

La forcipressure a pour elle sa facilité d'exécution qui la met à la portée d'un grand nombre de chirurgiens.

Elle est plus rapide et comporte moins de manipulations dans le péritoine ; de ce chef, les chances d'infection sont peut-être moins grandes.

Elle a contre elle le fait, que les chirurgiens dont les statistiques sont les plus imposantes continuent à s'en tenir aux ligatures. Mais personne n'est à l'abri de l'influence de la routine.

C'est aux partisans de la forcipressure d'accumuler des faits en nombre suffisant, pour prouver que les pinces, supérieures au point de vue de la rapidité et des facilités opératoires, donnent des résultats aussi bons que ceux que la ligature a fournis.

Le pansement consécutif le plus simple consiste à placer au fond du vagin des tampons de gaze iodoformée munis de fils.

L'opération terminée, on sonde la vessie ; si l'urine s'écoule en quantité proportionnée avec la durée de l'opération, on peut être à peu près sûr que les deux uretères sont restés perméables.

L'HYSTÉRECTOMIE PARTIELLE.

Au point de vue des difficultés techniques, il y a une grande différence à faire, selon que l'amputation a lieu au-dessous ou au-dessus des insertions vaginales.

La première ne comporte qu'une section du col et une suture.

La seconde nécessite en plus le décollement du segment inférieur jusqu'au niveau où il faut amputer.

Le cas du prince héritier d'Allemagne nous montre que l'examen histologique, même pratiqué par un Wirchow, ne peut pas toujours trancher les doutes qui règnent sur la nature d'une affection de la muqueuse laryngée.

J'ai vu le même fait se produire à propos de bourgeonnements suspects de la muqueuse utérine.

Plus une prolifération sera près de ses débuts, moins seront nets les signes auxquels on reconnaît l'*envahissement*. Or, c'est précisément l'infiltration envahissante qui est pathognomonique ; des altérations qui ne dépassent pas la muqueuse et ses diverticules n'ont rien d'absolument caractéristique ; le clinicien, en outre, n'a pas toujours à sa disposition un micrographe compétent qui tranche ses doutes.

Si nous nous trouvons en face d'un cas semblable, devons-nous rester dans l'inaction, attendant le verdict de l'avenir, ou devons-nous recourir d'emblée à des opérations héroïques, dangereuses, et qui mutilent la femme d'une façon définitive.

Mon avis est qu'il y a autant d'inconvénients à prendre un de ces partis qu'à prendre l'autre.

Quand le col est atteint de lésions bien limitées à l'extrémité des lèvres, si ces lésions sont suspectes au clinicien et si l'histologiste ne peut pas donner la certitude qu'elles sont bénignes, je conseille l'amputation sous-vaginale. Si, par contre, l'examen au microscope établit leur malignité, je recours immédiatement à une opération plus radicale. La figure 70 représente un cas semblable.

AMPUTATION SOUS-VAGINALE.

Mêmes préparatifs, mêmes mesures antiseptiques que pour l'hystérectomie totale.

L'utérus ayant été amené vers la vulve, on incise le col bilatéralement jusqu'aux insertions du vagin, puis chacune des lèvres est saisie par une pince à griffes. On les écarte pour les inspecter encore une fois intérieurement.

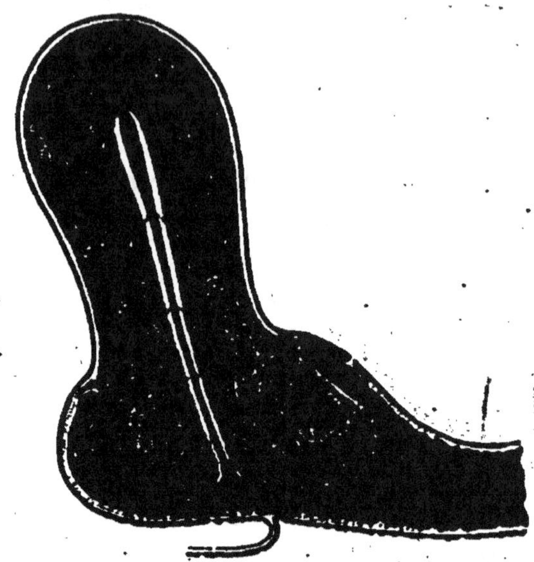

Fig. 70. — Epithélioma limité au col. Les lignes ponctuées indiquent les tissus à enlever.

L'incision de la muqueuse cervicale externe doit être exécutée à un niveau supérieur à celui des extensions cancéreuses. Si le néoplasme arrive à fleur des insertions vaginales, l'amputation sous-vaginale est insuffisante ; il faut recourir ou à l'amputation sus-vaginale ou à l'amputation totale.

Du reste, quelle que soit l'opération préméditée ou commencée, il faut toujours être préparé à lui en substituer une plus radicale en cas de nécessité.

Le niveau de l'incision étant arrêté, on saisit les deux places, on coupe la muqueuse circulairement comme dans l'hystérectomie totale et on la décolle un peu vers la périphérie.

Séparant alors les lèvres, on les ampute l'une après l'autre, en commençant par la postérieure.

Le couteau est dirigé de telle façon que les surfaces de sections forment ensemble un entonnoir ayant sa petite ouverture au niveau de l'incision du canal utérin.

Mais retournons un peu en arrière. Avant que la section de la lèvre soit achevée, il faut saisir le bord de la muqueuse du canal sur la partie déjà tranchée, au moyen de pinces érignes fixes longues et minces ; elles seront très utiles plus tard pour retrouver cette muqueuse et pour la présenter à l'aiguille.

Supposons maintenant les heures d'une montre marquées tout autour de l'incision vaginale et de l'incision du canal utérin. Nous passerons un premier fil d'argent au moyen de l'aiguille tubulaire sur 6 heures, c'est-à-dire sur la partie la plus inférieure du cadran imaginaire.

L'aiguille doit entrer dans la muqueuse vaginale, traverser la paroi utérine et ressortir dans l'intérieur du canal comprenant la muqueuse attirée par la pince que nous avions laissée tout à l'heure ; ce fil sera coupé de manière à former une anse d'environ 10 centimètres de longueur ; il servira d'abord de moyen de traction ; on le tordra plus tard pour fermer la plaie.

Un second fil sera placé sur 4 h. 1/2, un troisième sur 7 h. 1/2. Nous aurons donc 3 fils sur la lèvre inférieure.

Nous procéderons de même pour la lèvre antérieure, ce qui nous donnera encore des fils sur 12 heures, 10 1/2 et 2 1/2.

Pour terminer, nous en mettrons encore sur 3 heures et sur 9 heures, c'est-à-dire aux extrémités du diamètre transversal.

Nous aurons ainsi huit fils disposés comme les rayons d'une roue dont le canal cervical sera le moyeu.

Il n'y a plus qu'à irriguer la plaie et à tordre les fils jusqu'à ce que les muqueuses utérines et vaginales soient affrontées et recouvrent le moignon. On les enroule autour d'une bobine en gaze iodoformée qu'on repousse au fond du vagin et on tamponne par-dessus.

Tous les deux jours je change les premiers tampons et je fais un longue irrigation au sublimé (solution 1/5000) qui lave la plaie, les fils et le peloton de gaze.

Au bout de huit jours, je place la malade dans la posture genu-pectorale, je déroule la bobine et j'inspecte la plaie. Si elle est parfaitement réunie, j'enlève les fils. Si elle ne l'est pas, je les laisse encore quelques jours ; il n'y a du reste aucune nécessité de les enlever tous à la fois.

Quand les fils ont une certaine longueur, quand la malade est dans la position genu-pectorale, l'ablation ne présente aucune difficulté. — Si, au contraire, on les a coupés près des surfaces réunies, la muqueuse gonfle parfois et les cache complètement. Il faut alors aller à leur recherche avec des instruments pointus. J'ai vu une réunion par première intention enrayée par de pareilles manœuvres.

L'hystérectomie sus-vaginale.

Lorsque, ayant examiné la cavité utérine par la vue et par le toucher, on constate que le segment supérieur de l'utérus est absolument sain et que tout le mal est concentré sur le col, il n'y a pas lieu de faire l'hystérectomie totale; il suffit d'amputer l'utérus au-dessus des lésions.

Cette amputation, exécutée selon le procédé de Schroeder, peut porter bien au-dessus des insertions vaginales sans qu'il soit nécessaire d'ouvrir le péritoine; c'est cette considération qui doit lui maintenir sa place.

Préliminaires et incision péri-cervicale ut supra. L'énucléation antérieure et postérieure se fera comme dans l'hystérectomie totale ; elle aura précédé l'énucléation latérale, afin de faciliter la pose des ligatures hémostatiques.

Si le cancer remonte plus haut sur une lèvre que sur l'autre, on pousse l'énucléation plus haut du côté de la lèvre la plus envahie.

Quand l'utérus émerge de tous côtés également hors de l'incision péricervicale, je pratique, comme dans l'amputation sous-vaginale, deux incisions latérales afin de pouvoir inspecter la face interne des parois utérines. L'inspection faite à ce moment acquiert une importance toute spéciale; elle donne un précieux supplément de garanties à l'égard de la suffisance de l'opération.

S'il se produit des hémorrhagies à la tranche utérine, il n'y a qu'à l'enserrer entre des pinces hémostatiques à mors longs.

L'amputation de chacune des lèvres et l'application des sutures destinées à réunir les muqueuses vaginales et intra-utérines se feront comme dans l'amputation sous-vaginale.

Anse galvano-caustique.

Je ne vous ai pas parlé, Messieurs, de l'amputation au moyen de l'anse galvano-caustique ou du thermo-cautère.

En voici les raisons :

La cautérisation ainsi produite est, à mon avis, trop superficielle pour produire la formation d'un tissu cicatriciel d'une certaine importance. Il serait illusoire, je crois, d'attribuer de ce chef à ce mode d'amputation une supériorité décisive sur l'instrument tranchant.

D'autre part, cette cautérisation exclut toute perspective de réunion par première intention et tout rapprochement immédiat des tissus cruentés. Or, cette réunion primitive et ce rapprochement immédiat, sont cependant bien, en dehors des mesures de stérilisation prises au moment de l'opération, les vraies garanties contre le développement de complications septiques.

Je préfère donc amputer à quelques millimètres plus haut avec le couteau, et exécuter une opération qui se termine, que de pratiquer une section caustique plus bas qui laisse la plaie ouverte.

Du reste, la substitution de l'anse ou du thermo-cautère au couteau ne change rien d'essentiel au procédé opératoire, si ce n'est qu'il n'y a plus de sutures à poser.

Les statistiques d'Hofmeier prouvent que dans la clinique de Schroeder où l'on pratiquait l'hystérectomie totale et l'amputation sus-vaginale, la mortalité a été beaucoup moindre dans les amputations partielles que dans les opérations totales, et que la récidive n'a été ni plus fréquente, ni plus précoce.

TREIZIÈME LEÇON

TRAITEMENT CHIRURGICAL DU CANCER (*Suite*).

TRAITEMENT PAR L'EXCISION SUIVIE DE CAUTÉRISATIONS ÉNERGIQUES.

Nous avons décrit dans une précédente leçon (page 71) notre méthode de dilatation de la cavité utérine. Cette méthode de dilatation permet :

1° D'opérer et de panser sous le contrôle direct de la vue même dans les parties les plus profondes de la cavité utérine ;

2° De juger des effets des opérations et des pansements ;

3° De recourir à des opérations complémentaires au premier signe de récidive.

En un mot, une fois la cavité utérine largement ouverte, comme cela est indiqué dans la figure 77, il devient possible de voir les lésions cavitaires comme sur une pièce anatomique et de les attaquer comme si elles siégeaient du côté extérieur des lèvres.

Forcément incertaine et infidèle lorsqu'on l'applique sur un utérus fermé, la méthode des excisions partielles acquiert, lorsqu'on l'emploie sur des lésions qui sont toutes exposées au grand jour, une portée toute différente.

Toutes mes opérations et mes manœuvres se résument dans le raclage et l'excision, pour expurger entièrement le parenchyme de toute la partie du néoplasme qui est perceptible par la vue et le toucher, et dans des cautérisations plus topiques, plus énergiques et plus complètes que toutes celles faites jusqu'à présent, pour détruire sûrement les zones périphériques infiltrées.

J'ai déjà dit, à propos de la dilatation, que j'obturais la cavité comme le dentiste aurifie une dent.

J'extirpe aussi le néoplasme comme il enlève la carie; la curette, l'ongle, les ciseaux et le bistouri me servent d'excavateurs.

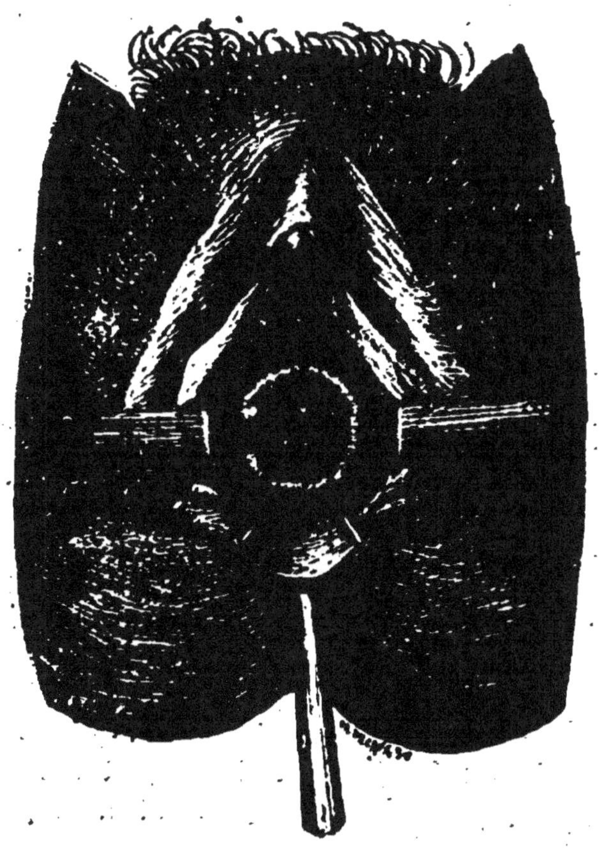

Fig. 77. — Méthode de dilatation par le procédé de Vulliet. L'utérus, largement ouvert, est amené à la vulve.

Le curage a déjà été décrit dans une leçon précédente (voyez page 94) je n'y reviens pas.

Une fois qu'il est terminé, on procède à la cautérisation.

J'emploie à cet effet le fer rouge d'abord, et les caustiques chimiques ensuite.

Le fer rouge. — Après avoir arrêté les hémorrhagies par des attouchements avec de l'acide glacial acétique ou avec du perchlorure de fer, je commence les cautérisations au fer rouge.

J'ai renoncé au thermo-cautère qui ne produit que des eschares très superficielles, il manque de puissance de rayonnement.

J'emploie des cautères actuels qui se terminent soit par une olive conique pleine, soit par une cuiller tranchante.

J'ai des cautères droits ; j'en ai des courbes pour agir sur la partie antérieure des parois utérines.

Je les porte à l'incandescence au moyen d'une lampe de soudeur.

Avec six cautères, je puis opérer sans interruption ; pendant que j'emploie les uns, les autres rougissent.

L'action du fer rouge est, en général, parfaitement bien supportée lorsqu'on manie les cautères avec sûreté et légèreté.

Tout ce qui provoque des douleurs est dû à la maladresse.

Ou le cautère est trop gros, ou l'attouchement est trop prolongé, ou l'on s'est trop rapproché des parois vulvaires ou vaginales. Il faut toujours que le cautère reste sur toute sa longueur dans l'axe de la cavité utéro-vaginale.

Si, tandis que la pointe agit en bon endroit, on incline le manche de telle façon qu'il arrive près de la muqueuse, on provoque une brûlure qui fait bouger la malade ; elle porte alors elle-même au contact du fer des parties extrêmement sensibles.

Ces manœuvres sont délicates ; il est bon de se familiariser avec elles en faisant le simulacre avec des cautères non chauffés.

J'opère ordinairement dans le décubitus genu-pectoral, sans anesthésie.

La commissure postérieure est très bien protégée contre la

chaleur rayonnante et les attouchements involontaires par la valve, qu'il faut choisir aussi large que le permet l'entrée du vagin.

Je recouvre la commissure antérieure ainsi que la muqueuse vaginale péricervicale par des morceaux de linge humectés d'eau froide.

Dans les longues cautérisations, je rafraîchis de temps en temps le champ opératoire en plaçant dans la cavité utérine un tampon humide.

Quand les malades sont très sensibles ou impressionnables, j'inspecte la cavité d'abord, pour bien me rendre compte des parties qu'il faut cautériser et j'opère dans le décubitus dorsal la malade étant anesthésiée. Quand le siège est très relevé, l'utérus reste parfaitement béant et on peut encore procéder sous le contrôle de la vue.

Toute la surface de l'ulcère et toute la zone contiguë recevront trois ou quatre attouchements aussi prolongés que le permettent la tolérance et l'épaisseur des tissus.

Quand la cautérisation au fer rouge est terminée, je procède à la cautérisation chimique.

La cautérisation chimique. — Le chlorure de zinc, la potasse caustique et l'acide chromique sont les caustiques dont je me sers.

Le chlorure de zinc est celui qui détermine les eschares les plus épaisses ; toutefois, une partie de l'épaisseur de l'eschare est due à des coagulations de liquides exhalés de la plaie.

Si mes applications répétées de chlorure de zinc avaient détruit dans la paroi une épaisseur du tissu égale à l'épaisseur des eschares, j'aurais certainement provoqué des perforations, ce qui n'est jamais survenu.

Voici comment j'emploie le chlorure de zinc.

Je prépare de petit tampons de coton pareils à ceux que je iodoformise. Je taille en outre des petits carrés dans des plaques de ouate bien tassée. Je fais de ces tampons ou de ces carrés deux parts.

L'une est plongée dans une solution saturée de chlorure de zinc, l'autre dans une solution de bicarbonate de soude.

J'exprime les uns et les autres aussi énergiquement que possible. Je commence par recouvrir avec des plaques bicarbonatées les parties que je veux soustraire à l'action du caustique. Je place également des tampons bicarbonatés dans le sillon péricervical et j'oins la vulve et la cavité vaginale avec une pommade bicarbonatée.

Ensuite, j'introduis les tampons imbibés de chlorure de zinc. J'en ai de minuscules que j'insinue dans les anfractuosités secondaires ; si je trouve des diverticules trop petits pour recevoir des tampons, je les badigeonne avec un pinceau.

Une fois cette sorte de calfatage préliminaire terminé, j'obture la cavité elle-même. Quand l'obturation est achevée, je place sur l'orifice externe une éponge fine et douce imbibée de la solution alcaline et je remplis le vagin de ouate aussi alcalinisée. Au bout de quarante-huit heures, j'enlève tout le tamponnement.

Le siège du cancer est couvert par une eschare grisâtre. Malgré toutes les précautions prises, le vagin est aussi atteint par le caustique ; mais c'est par le caustique dilué par les liquides de la plaie et atténué par le bicarbonate de soude.

La cautérisation est superficielle, elle ne détermine pas de pertes de substance. Quant aux eschares produites sur les surfaces cancéreuses, elles sont épaisses, sèches et très adhérentes. J'abandonne leur élimination à la nature, elles tombent d'elles-mêmes, au bout d'une quinzaine de jours.

J'inspecte la cavité utérine en la dilatant à nouveau comme la première fois. Un seul tamponnement laissé pendant vingt-quatre heures suffit pour cela.

Si on se bornait à inspecter une seule fois le siège des lésions, on recevrait toujours de cet examen l'impression la plus optimiste ; mais si l'on renouvelle les explorations pendant six semaines ou deux mois, on trouve souvent des indurations ou des festons ulcératifs qui prouvent que tout le néoplasme n'est pas encore détruit.

Il faut, dans ce cas, faire des retouches avec le fer rouge et avec le chlorure de zinc; l'application, cette fois, sera limitée aux points de récidive.

J'observe encore le résultat de ces cautérisations complémentaires, et, toutes les fois que je vois un point suspect, je l'attaque de nouveau et de la même manière.

Je ne renonce que lorsque je ne vois aucune cicatrisation se produire ou lorsque je sens la paroi trop amincie pour supporter de nouvelles pertes de substance.

La vraie cicatrice prend très vite un aspect blanchâtre et une consistance ferme sur lesquels on ne peut pas se méprendre.

Dans tous les cas où j'ai obtenu une cicatrisation, il m'a fallu plusieurs interventions. Si j'avais opéré sans retouches, je n'aurais jamais réussi.

Si l'essai de cure radicale ne réussit pas, on y renonce. La vie de la malade n'a pas été exposée et la tentative n'a en rien compromis la perspective d'un traitement palliatif.

Qu'advient-il des utérus sur lesquels on pratique ce traitement ?

Le sort ultérieur de cet organe dépend du degré et du siège du traumatisme, et aussi de l'âge des sujets.

Je ne l'ai vu se fermer chez aucune des femmes encore régulièrement menstruées; mais mon expérience est encore trop limitée pour que je puisse exclure la possibilité d'une occlusion complète par le tissu cicatriciel.

Chez une de mes malades âgée de 43 ans, c'est-à-dire arrivée à un âge où il est difficile de distinguer chez une cancéreuse ce qui est règles de ce qui est écoulement pathologique, l'utérus s'est entièrement fermé ; je l'ai présentée à la Société de médecine de Genève dans ces conditions.

Trois mois après, elle présentait quelques signes de rétention utérine. Le col se rouvrit dans un des coins de la cicatrice.

Pendant trois mois il est sorti de cet orifice un sang noir, filant, puis tout écoulement a cessé. Depuis lors elle a eu encore deux fois de véritables règles. Actuellement la ménopause est définitive et l'orifice persiste. Il n'y a pas de trace d'ulcération à la matrice. Cette femme, qui est ma plus ancienne opérée cicatrisée, est à l'heure qu'il est absolument bien portante.

Dans deux autres cas la cavité est restée béante gardant, aux dimensions près, la forme qu'elle avait prise sous l'influence de la dilatation. Elle s'est régulièrement rétractée, l'organe tout entier s'est atrophié, en sorte que le vagin se termine par un petit cul-de-sac qui mesure 2 centimètres de profondeur et un centimètre environ de diamètre à son entrée. Cette cavité est toujours visible jusqu'au fond.

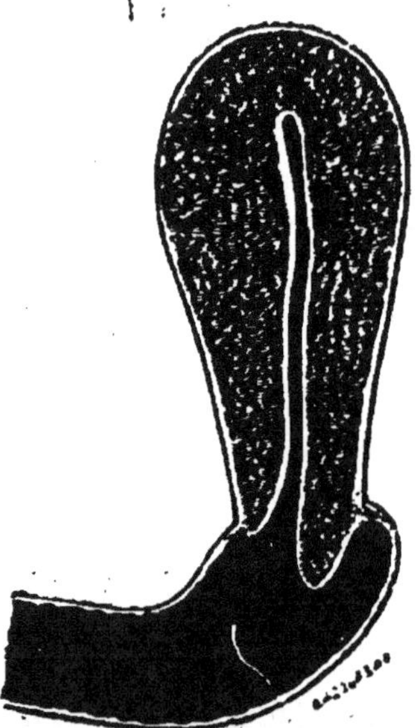

Fig. 74. — Traitement de l'épithélioma par la méthode de Sims. La lèvre antérieure qui était le siège de la tumeur a été détruite par l'opération.

Autant que l'exploration bimanuelle peut me permettre de le constater, la matrice a subi une atrophie considérable et elle est tapissée intérieurement, non par une muqueuse, mais par un tissu cicatriciel.

Il est probable qu'une fois la muqueuse utérine disparue, l'involution sénile se fait plus rapidement et plus complètement.

L'une de ces 2 femmes avait 51 ans. C'est celle qui est morte 8 mois après la cicatrisation, d'une affection de la poitrine.

L'autre a 65 ans ; elle se porte très bien maintenant ; sa cicatrice date de onze mois.

Si l'utérus se fermait chez une jeune femme, il faudrait, si elle présentait des symptômes d'hématométrie, rouvrir la cicatrice ou recourir à la castration.

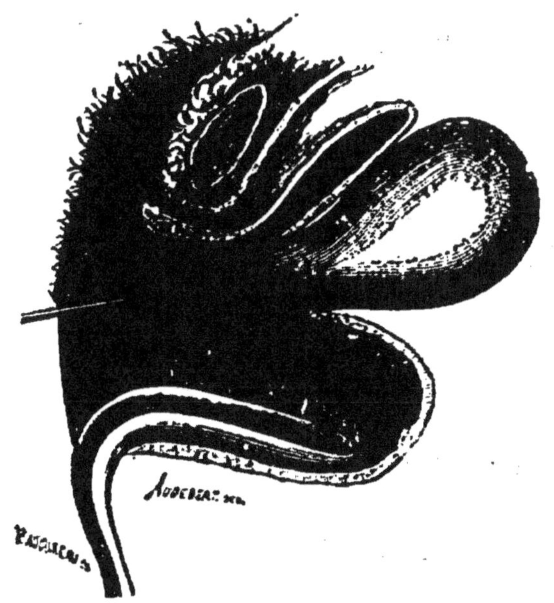

Fig. 79. — Traitement de l'épithélioma par la méthode de Sims.
Le col est saisi par le tenaculum.

Traitement de Sims.

L'un de nous a publié (1) il y a quelques années le procédé de traitement préconisé par Sims et qui a joui d'une certaine.

(1) De *l'épithélioma du col utérin et de son traitement par la méthode de Sims*, par le Dr Lutaud, in *Annales de Gynécologie*, Juillet 1886.

vogue. Ce traitement consiste à réséquer tous les produits morbides en pénétrant jusque dans les tissus sains avec le bistouri ou les ciseaux et à appliquer ensuite sur la surface amputée un caustique assez fort pour déterminer la formation d'une eschare (fig. 79, 80 et 81).

Après avoir enlevé les tissus morbides, le chirurgien américain tamponnait l'excavation formée dans la cavité utérine par l'opération avec des petits tampons d'ouate imbibés d'une solution de chlorure de zinc ainsi formulée :

Chlorure de zinc.... , ...   15 grammes.
Eau distillée....   30   —

Le coton imbibé de cette solution doit être bien exprimé avant d'être employé. Le vagin était ensuite tamponné avec du coton phéniqué.

Fig. 80.—Traitement de l'épithélioma par la méthode de Sims. Instrument servant à retirer les tampons introduits dans la cavité utérine.

Les tampons utérins imbibés de chlorure de zinc doivent être retirés le cinquième jour. Sims avait fait construire pour retirer les tampons utérins un petit instrument en forme de tire-bouchon (fig 80).

Ce traitement ne diffère pas, par la cautérisation chimique, de celui que nous avons exposé plus haut. Il va sans dire qu'il ne peut s'appliquer qu'aux cas où on peut nettement limiter les parties saines, comme cela a lieu dans le cas représenté dans la figure 82.

Comparaison entre les différents traitements du cancer. — Je viens, Messieurs, de vous exposer les opérations qui peuvent être considérées comme susceptibles d'être curatives ou, pour atténuer ce qualificatif qu'elles ne méritent encore définitivement ni les unes ni les autres, je dirai *qui doivent être quelque chose de plus que palliatives.*

Je n'ai pas la prétention de guider votre choix entre ces différentes façons de procéder, je veux simplement attirer votre attention sur quelques considérations qui me paraissent trop reléguées au second plan.

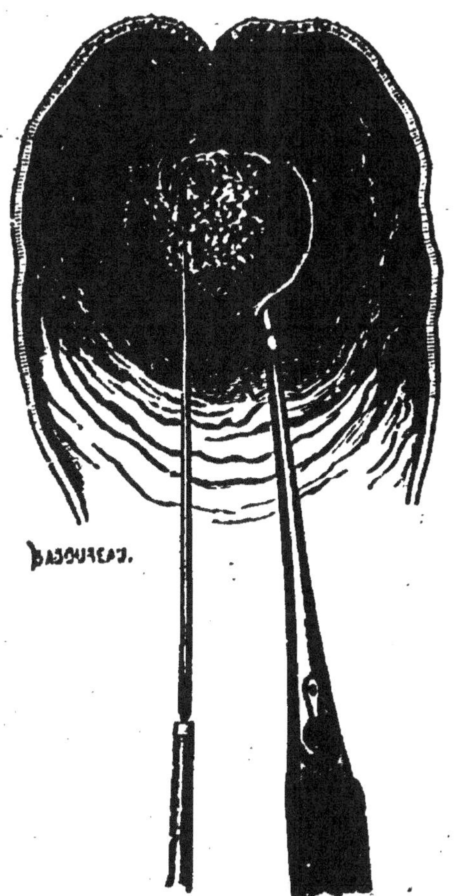

Fig. 81. — Ablation de l'épithélioma par la méthode de Sims.
Section avec le bistouri.

D'abord, pour pouvoir apprécier la portée d'une opération, il ne s'agit pas seulement d'examiner des statistiques pour savoir combien de malades guérissent de cette opération et combien y succombent, il faut connaître en plus, dans quelle proportion l'opération est applicable à *un chiffre brut* de malades non choisies.

Autrement dit, étant donné un opérateur judicieux, habile et expérimenté, chez combien de malades cancéreuses par rapport à l'ensemble de celles qu'il a vues, a-t-il trouvé l'opération indiquée ?

Nous pourrons ensuite, si nous comparons les résultats de l'hystérectomie avec ceux donnés par un autre procédé opératoire, établir lequel des deux assure le plus grand nombre de cicatrisations pour un même chiffre brut de cancéreuses.

Malheureusement les documents qui pourraient nous éclairer ne sont pas nombreux.

Mais s'ils ne valent pas par le nombre, ils valent par la qualité.

La seule publication, à ma connaissance, où l'opérateur donne le chiffre des malades parmi lesquelles il a recruté ses opérées est d'Olshausen.

Je trouve dans ses *Klinische Beitrage* de 1834, qu'il a vu, en 1882, 52 cas de carcinome utérin, parmi lesquels il a fait 15 hystérectomies.

En 1883, il voit 63 cas, et il opère 7 fois.

Ces 22 opérations lui donnent 14 guérisons.

Il reconnaît avoir trop opéré la première année.

Ainsi, il a fallu qu'il se présentât 115 malades à Olshausen pour qu'il se trouvât 14 fois dans le cas d'extraire heureusement le cancer, et cela au prix d'opérations inachevées ou mortelles.

Examinons maintenant les résultats que m'a donnés le procédé des excisions et des cautérisations sur l'utérus dilaté.

J'ai vu un ensemble de 19 malades dont je fais deux groupes : l'un comprend celles que j'ai jugées inopérables; elles représentent les 93 que Olshausen n'a pas jugé à propos d'opérer.

Dans l'autre groupe figurent 9 malades chez lesquelles j'ai institué mon traitement curatif.

Sur 6 de ces malades, j'ai obtenu la cicatrisation complète.

Ainsi j'ai obtenu 6 fois l'extinction du foyer primitif, *cette extinction constituant le résultat maximum, quel que soit le procédé opératoire.*

Il faudrait, pour contester ce dernier point, pouvoir établir que la récidive sur place a été proportionnellement plus fréquente parmi mes opérées que parmi les hystérectomisées ; or on ne saurait tirer cette conclusion de mes opérations, car celles de mes opérées qui sont mortes sont mortes de *cancers secondaires,* l'utérus étant demeuré cicatrisé.

Il m'a fallu 19 malades pour trouver 6 cas à cicatriser.

Je ne veux pas me laisser aller à un calcul de proportions qui m'amènerait à prétendre que si j'eusse vu 115 cancéreuses, j'aurais réussi à obtenir plus de 30 cicatrisations, car ces chiffres sont trop disproportionnés l'un à l'autre et en fût-il autrement, nous savons que même les séries ont leur individualité.

Il est bon de faire parler les chiffres, mais il faut savoir aussi leur retirer la parole à temps.

J'ajouterai qu'aucune des trois malades chez lesquelles j'ai essayé inutilement d'obtenir la cicatrisation n'est morte d'accidents attribuables au traitement ; celles qui sont mortes ont succombé aux affections terminales ordinaires du cancer utérin abandonné à lui-même.

Des 6 malades cicatrisées, 2 sont mortes l'une 8 mois, l'autre 1 an à partir de l'époque de la cicatrisation.

La première est morte d'une affection pulmonaire.

La seconde d'un cancer ganglionnaire de la fosse iliaque gauche. Il n'y avait de récidive ni chez l'une, ni chez l'autre. Les quatre autres vivent actuellement et ne présentent ni récidives sur places ni métastases (novembre 1883).

Je crois, sans pouvoir toutefois le démontrer par des pièces anatomiques, que le procédé des cautérisations peut dans une

certaine mesure atteindre le cancer jusque dans le tissu conjonctif péri-utérin.

Si les eschares dépassent un peu l'utérus, l'irritation réactive fait proliférer un tissu qui fait rempart quand l'eschare
s'élimine.

Or, nous savons que c'est par le tissu conjonctif compris
entre le vagin et le péritoine que la transmission du néoplasme
est la plus précoce ; il arrive même plus vite en avant sur la
vessie ou en arrière sur le rectum, qu'à égale distance sur
l'utérus lui-même.

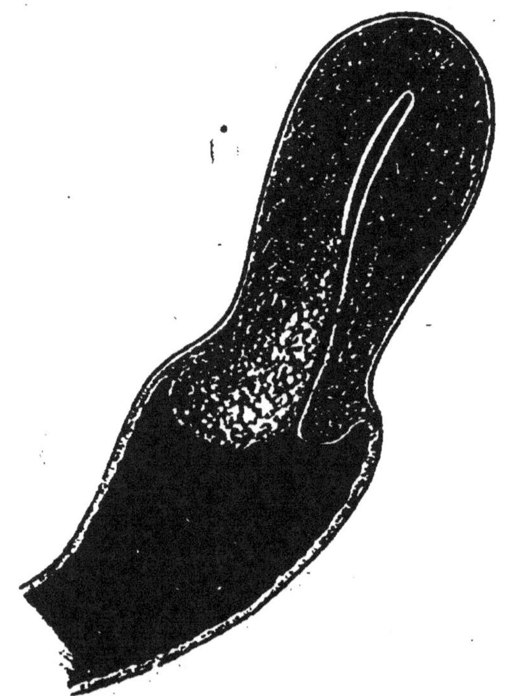

Fig. 82. — Épithélioma ayant débuté par le col et envahissant le corps.

Cette inflammation réactive qui aboutit à la formation d'un
tissu cicatriciel à trame serrée, est encore un des avantages
qui découle de l'application des caustiques; le tissu inodulaire
semble résister aux envahissements de l'infiltration mieux que
les tissus normaux. Schroeder, dans la dernière édition de son

livre, c'est-à-dire à une époque où il avait déjà fait un nombre considérable d'hystérectomies, signale ce rôle de *digue* que joue le tissu cicatriciel.

Les malades acceptent plus facilement l'extirpation partielle que l'hystérectomie.

Nous pouvons les presser davantage, puisque les dangers de mort sont beaucoup moins grands.

Nous avons donc la chance de pouvoir opérer d'une façon plus précoce.

Les plus habiles dans l'exécution de l'hystérectomie et les plus circonspects dans le choix des cas perdent encore environ

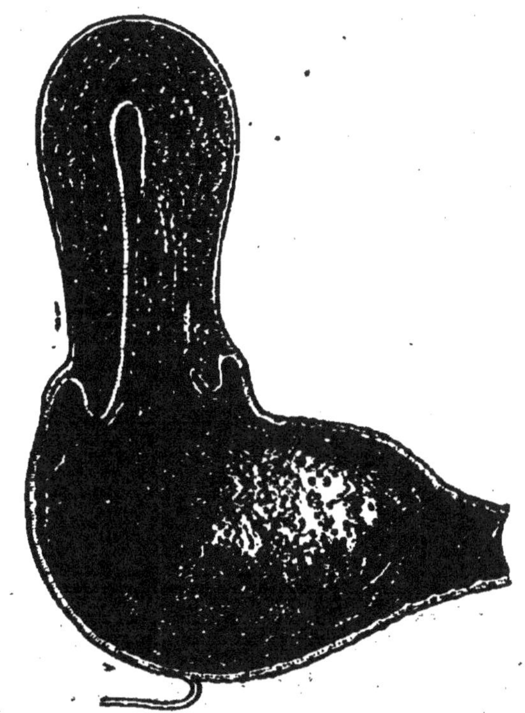

Fig. 83. — Cancer de l'utérus. Le néoplasme a atteint le corps de l'organe.

10 % de leurs opérées, et leurs résultats ne sont si relativement brillants que depuis que les indications de l'opération se sont considérablement restreintes.

En résumé, trois cas peuvent se présenter :

1° Ou les lésions sont superficielles et limitées, et il existe encore périphériquement une couche de tissu utérin d'une certaine épaisseur vraisemblablement saine (fig. 82 et 83).

2° Ou les lésions atteignent sans l'avoir encore dépassée la périphérie de l'utérus (fig. 81).

3° Ou le néoplasme s'est déjà répandu au delà de l'utérus.

Dans le dernier cas on ne peut plus avoir recours qu'à un traitement palliatif.

Il faut s'abstenir de toute intervention qui comporte une destruction de tissus.

Dans le deuxième cas on peut encore tenter d'obtenir une cicatrisation ; mais je crois que c'est l'hystérectomie totale qui est alors indiquée d'emblée.

Dans le premier cas, l'extirpation et la destruction totales du néoplasme telles qu'elles deviennent possibles, une fois l'utérus dilaté, sont susceptibles de fournir des résultats équivalents à ceux que donne l'hystérectomie, et cela sans entraîner ni les mêmes dangers pour la malade, ni les mêmes difficultés pour le chirurgien.

J'ajouterai encore, Messieurs, qu'après six semaines ou deux mois d'essai de cette méthode, rien n'empêche de pratiquer l'hystérectomie, en sorte que pour moi il y a toujours bénéfice à l'essayer.

TRAITEMENT PALLIATIF DU CANCER.

Lorsque d'emblée on reconnaît que l'infiltration cancéreuse s'est déjà étendue au-delà de la matrice ou si ayant cru devoir faire des tentatives de cure radicale on s'aperçoit qu'elles échouent, l'objectif du traitement change complètement.

Au lieu de sacrifier des tissus, il faut les épargner le plus possible.

Si aux pertes de substances de cause ulcérative on en ajoute encore d'autres, résultat d'opérations, on hâte l'apparition des perforations et des fistules et on précipite l'issue fatale de la maladie.

Malgré la façon toute conservatrice dont il faut procéder on ne doit cependant pas renoncer d'une façon absolue à la curette et aux caustiques.

Les tissus mortifiés, gangrenés qui ne font que livrer des matériaux à l'auto-infection ; les bourgeons mous, friables, très vasculaires par lesquels se produisent des hémorrhagies débilitantes doivent être enlevés ; mais il faut respecter les tissus qui, quoique infiltrés, sont encore en assez bon état pour constituer des parois effectives.

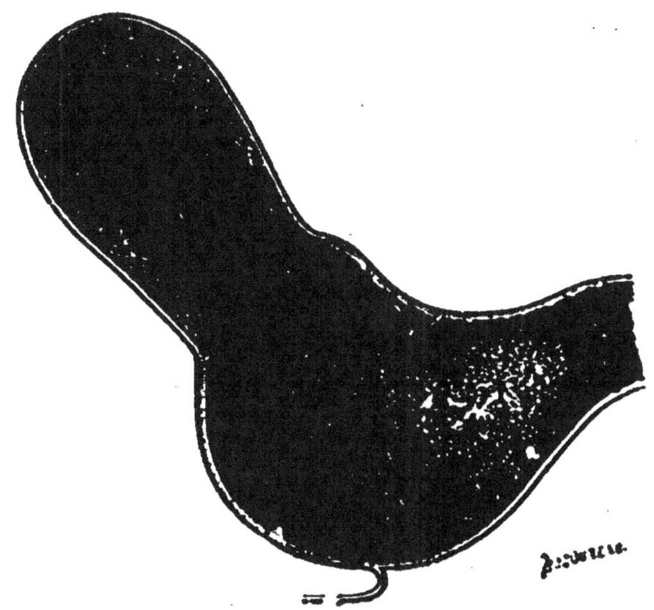

Fig. 84.— Cancer de l'utérus. La totalité de l'organe est envahie.

On peut faire le sacrifice des premiers ; on doit, au contraire, ménager les seconds.

Quand la cavité utérine est visible, cette distinction est facile à faire.

La curette dans le traitement palliatif doit donc être employée avec réserve.

Les cautérisations ignées ou chimiques rendent, par contre, de réels services. L'acide chromique au dixième, l'acide acétique glacial dont l'action hémostatique est plus sûre que celle du perchlorure de fer, le nitrate d'argent, etc., etc.

J'emploie souvent le thermo-cautère Paquelin. Il est aux cautères métalliques pleins ce que le nitrate d'argent est au chlorure de zinc. Nulle dans la profondeur, son action est très intense sur la couche immédiatement en contact avec lui. Il n'a pas de puissance de rayonnement; cela tient à ce qu'il est vide et constitué uniquement par une mince enveloppe de platine.

Le but du traitement palliatif est:

1° d'arrêter les déperditions organiques ;

2° d'empêcher les décompositions septiques ;

3° de calmer les douleurs.

Mieux il est atteint, plus la vie des malades se prolonge dans des conditions physiques et morales relativement satisfaisantes.

Les substances antiseptiques d'une action lente sont tout spécialement indiquées.

L'iodoforme, le salol et le térébène sont, selon mon expérience, celles dont les propriétés répondent le mieux aux desiderata d'un bon pansement du cancer utérin ulcéré.

J'emploie aussi quelquefois le bismuth, qui jouit à un degré plus faible des mêmes propriétés: il est toujours parfaitement toléré.

J'associe à la substance désinfectante, un caustique astringent, ordinairement le sulfate de cuivre, et, si la malade souffre beaucoup, j'ajoute une certaine proportion de morphine ou d'atropine.

Iodoforme.. 40,0 gr.
Sulf. de cuivre................................... 10,0 gr.
Morphine .... 4,0 gr.

Faites une poudre impalpable.

J'emploie cette poudre en insufflations dans la matrice.

Le térébène mélangé en parties égales avec de l'huile d'olive exerce sur les décompositions septiques un effet aussi prononcé et au moins aussi durable que l'iodoforme. C'est en même temps un désodorant parfait.

Le tamponnement de l'utérus a pour effet de convertir le clapier en une plaie ouverte et drainée; une fois retiré, il permet d'atteindre, par des applications médicamenteuses, toute l'étendue des lésions.

Une oblitération répétée tous les huit jours, ou tous les 15 jours, suivant le degré de destruction du muscle utérin, suffit pleinement pour entretenir une dilatation suffisante.

Entre les séances d'obturation, je me borne à faire tous les 2 ou 3 jours un pansement qui consiste à essuyer les parois avec des pelotons de ouate trempée dans une solution de sublimé à 1/1000 et j'envoie ensuite dans la cavité utérine, au moyen d'un insufflateur, deux ou trois nuées de poudre qui se colle contre les parois, et je place enfin dans les culs-de-sac des tampons chargés de térébène.

C'est là un pansement indolore, très simple, très vite fait; plusieurs fois, je l'ai vu retarder des perforations qui de prime abord me paraissaient imminentes.

Je confère à toute la plaie l'apparence dite de bonne nature. Une végétation épithéliale uniforme et d'une belle couleur pousse à la surface, qui se trouve modifiée de telle sorte qu'on pourrait croire à un bourgeonnement précurseur d'une cicatrisation. Mais le temps se passe sans que la cicatrisation se produise et si on examine au microscope quelque particule de ce tissu, on reconnaît bientôt sa nature cancéreuse.

J'hésiterais à consigner le fait suivant s'il ne s'était pas reproduit plusieurs fois et s'il n'avait pas été constaté par des collègues qui suivaient les malades en même temps que moi.

J'ai vu régulièrement les extensions vaginales superficielles se cicatriser complètement sous l'influence de ce traitement.

Il tend à prouver que les extensions dues à l'inoculation sur des surfaces muqueuses sont plus facilement curables que les lésions du siège primitif ou que les infiltrations, qui se répandent par le tissu cellulaire.

J'ai des malades chez lesquelles les lésions sont très avancées et qui, cependant, vont et viennent et gagnent leur vie ; elles ne répandent aucune odeur autour d'elles.

Soit la diversion de leurs occupations, soit l'inconscience de leur état réel, soit enfin le bien-être physique relatif qu'elles éprouvent, elles sortent de cet état de désespérance dans lequel restent plongées les cancéreuses non soignées.

Elles peuvent rester longtemps dans cet état jusqu'à ce que l'urémie, la thrombose, la pneumonie ou quelque autre maladie terminale les enlève.

QUATORZIÈME LEÇON.

L'ORTHOPÉDIE UTÉRINE. — CONSIDÉRATIONS GÉNÉRALES SUR L'ÉQUILIBRE UTÉRIN NORMAL.

Nous diviserons cet important sujet en plusieurs leçons ; nous présenterons d'abord un exposé de l'équilibre utérin normal ; puis quelques considérations d'ordre général sur les principales déviations.

Nous étudierons ensuite l'orthopédie par appareils (pessaires), puis l'orthopédie opératoire (opérations de Sims, de Schrœder, d'Alquié-Alexander, laparo-hystérorrhaphie, colporrhaphie antérieure, colpopérinéorrhaphie).

Le massage, qui joue un si grand rôle dans le traitement orthopédique de l'utérus, a déjà été l'objet d'une leçon spéciale.

CONSIDÉRATIONS SUR L'ÉQUILIBRE UTÉRIN NORMAL.

La question de la situation et de l'équilibre de l'utérus normal a toujours été un sujet de controverse.

Les uns, prétendant que cet organe n'a ni axe, ni direction fixe, nient toute portée pathologique aux prétendues déviations utérines.

D'autres, s'inspirant de la doctrine de Marion Sims, admettent que la matrice normale présente une légère antécourbure, que son axe forme avec celui du vagin un angle droit et qu'elle est orientée de telle façon que le corps regarde dans la direction de l'ombilic et le col dans celle du coccyx. Toute déviation permanente de cette position constitue pour eux une anomalie.

L'orthopédie prit sous l'influence de cette doctrine un essor considérable.

Il y a quelques années, Schultze émit une théor'e qui tient en quelque sorte le milieu entre les deux précédentes.

L'utérus, selon Schultze, est appelé, tant par ses propres fonctions que par les variations de volume des organes contigus, à subir des déplacements multiples ; il est donc essentiellement mobile ; mais, quand aucune force ne le sollicite dans un sens, ou dans un autre, il s'incline et se fléchit en avant sur la veasie.

Les planches dont Schultze illustre ses descriptions de l'utérus normal pourraient parfaitement figurer des antéversions et des antéflexions définies selon la doctrine de Marion Sims.

En voici deux ; la première est un type d'antéversion, la seconde un type d'antéflexion, tous deux normaux.

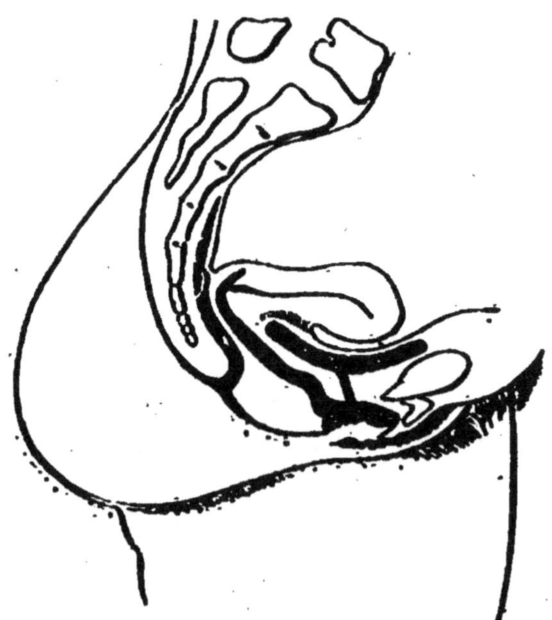

Fig. 85. — Antéflexion normale (Schultze).

Chez les femmes qui ont accouché, c'est le type de l'antéversion qui prédomine; chez les nullipares, c'est celui de l'antéflexion.

L'antéflexion de la nullipare résulte probablement du fait que
le col encerclé et bridé par les tissus qui entourent la zone
moyenne, garde une direction verticale, tandis que le corps qui
est libre et souple s'incline en avant, grâce à son poids.

Après l'accouchement, l'antéflexion tend à se transformer en
antéversion parce que le tonus des tissus péricervicaux ayant
diminué, le segment inférieur oscille plus librement et suit
le mouvement d'inclinaison en avant qu'exécute le corps.

Ce sont les ligaments sacro-utérins qui assurent et maintiennent l'antéversion et l'antéflexion.

1° Leurs insertions sur le sacrum sont plus hautes que leurs
insertions sur l'utérus.

2° Ils se fixent sur le segment inférieur de l'utérus à un
niveau tel que la partie de l'organe qui est au-dessus de leurs
insertions est plus longue et plus lourde que celle qui est au-
dessous.

3° Il entre en outre dans leur constitution des fibres musculaires lisses dont les contractions attirent le segment inférieur
en haut et en arrière. Schultze pour cette raison leur donne le
nom de *muscle rétracteur de l'utérus*.

Quand les ligaments utéro-sacrés se raccourcissent, l'antéflexion ou l'antéversion augmente ; s'ils s'allongent, l'utérus
se redresse, s'abaisse et s'incline en arrière.

La vessie modifie aussi la position de l'utérus ; quand elle se
distend à un degré extrême, elle le redresse et le projette en arrière.

Vous connaissez tous, Messieurs, ce système très simple de
fermeture automatique qu'on applique aux malles de voyages.
Il consiste à relier le couvercle à la boîte par des lanières latérales qui empêchent de l'ouvrir au delà d'un certain degré.
Les ligaments de Douglas, quoique placés différemment, agissent d'une façon analogue, ils permettent au corps de l'utérus
de céder devant un effort qui le projette en haut et en arrière ;

mais dès que l'effort cesse, ils le font retomber en avant. Si les ligaments sont relâchés, si pour une raison ou une autre, ils sont devenus inertes, l'utérus, une fois qu'il a basculé en arrière, ne peut plus reprendre spontanément cette attitude dans laquelle son propre poids et tous les efforts venant d'en haut le font basculer contre la vessie, c'est-à-dire contre un coussin admirablement disposé pour amortir les chocs et les ébranlements.

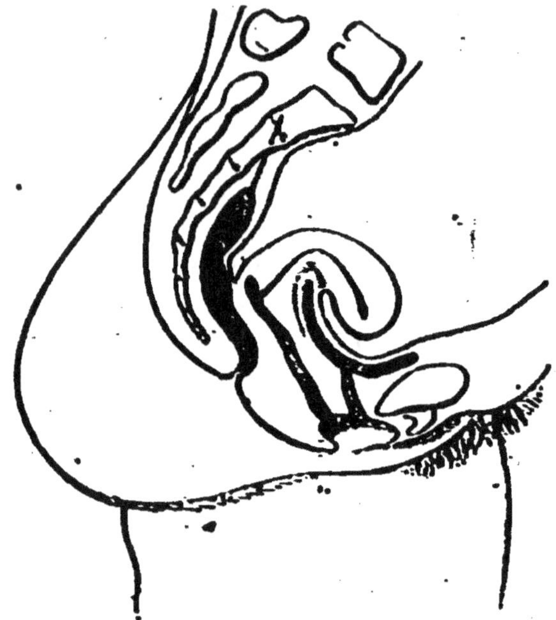

Fig. 85. — Antéversion normale (Schultze).

Les ligaments ronds ne jouent probablement aucun rôle dans l'équilibre de l'utérus vide. Pendant la grossesse, par contre, et pendant l'involution, ils doivent, selon toute vraisemblance, maintenir le fond de l'utérus contre la paroi abdominale antérieure.

L'exploration bimanuelle donne entièrement raison à Schultze. J'ai eu, dans ma polyclinique, l'occasion d'examiner un nombre considérable de femmes ; plus elles étaient valides du côté des organes génitaux, plus j'ai rencontré l'antéflexion et l'antéversion.

Or, c'est sur la femme vivante qu'il faut juger de la position de l'utérus et non sur des cadavres où l'organe et ses ligaments devenus inertes se disposent suivant les lois de la pesanteur.

J'ai, en injectant la vessie, vérifié plusieurs fois au moyen de l'hystéro-curvimètre les changements que l'état de distension ou de vacuité de ce réservoir imprime à l'utérus ; ils sont exactement ceux qu'indique Schultze.

Quand la vessie et le rectum sont simultanément distendus, l'utérus est refoulé en haut dans la cavité abdominale.

Au moment des règles, sous l'influence de la congestion sanguine, il se produit dans la matrice une sorte d'érection qui diminue l'angle de ployure. Selon Lawson Tait, les trompes participent aussi à ce phénomène qui, projetant leur pavillon contre l'ovaire, leur permet de recevoir l'ovule au moment où il s'échappe du follicule.

Ce redressement spontané de l'organe au moment des règles explique très bien pourquoi l'antéflexion normale ne détermine pas de dysménorrhée. Du reste, un auteur américain a justement comparé l'utérus à un tube de caoutchouc qui aurait ses parois assez épaisses pour supporter de très fortes courbures sans que son canal s'aplatisse et s'obstrue.

Dans ma leçon sur le prolapsus artificiel, j'ai signalé les déplacements qu'on pouvait imprimer à l'utérus sans compromettre son équilibre et j'ai indiqué les dispositions anatomiques qui permettent cette grande mobilité.

La théorie de Schultze ne se prête pas, comme celle de Sims, à l'édification d'une de ces classifications systématiques, qui nous séduisent par une apparente simplicité.

C'est là peut-être ce qui au début la fit considérer comme paradoxale.

La limite entre ce qui est pathologique et ce qui est normal n'est pas aussi facile à tracer ; mais ce qu'on perd au point de vue de la clarté est amplement compensé par ce qu'on gagne au point de vue de la vérité.

Le diagnostic des déviations antérieures (flexions et versions) ne peut plus dépendre des seules constatations faites sur la posture de l'organe.

Tel utérus qui est plié en avant comme le fond d'un bonnet phrygien, n'est pas dans une condition anormale si la congestion cataméniale et la distension de la vessie peuvent le redresser et le soulever, tandis que des inclinaisons ou des ployures moins accusées, constitueront une déviation pathologique réelle, si elles sont fixes et permanentes.

La thérapeutique orthopédique variera selon la doctrine qui l'inspire.

Les adeptes de Sims trouveront des indications d'un pessaire dans des cas où les partisans de Schultze ne verront rien que de normal.

Pour moi, Messieurs, je me rattache entièrement à la manière de voir de ce dernier, et tandis que vous trouverez dans presque tous les traités de gynécologie l'orthopédie qui s'inspire de Sims, je vous exposerai dans ces leçons celle que je crois vraie et qui repose sur deux principes que je formulerai de la façon suivante :

1° Tout utérus immobilisé, fût-ce même dans la situation considérée comme normale par Marion Sims, est un utérus dans des conditions anormales d'équilibre ; *il est affecté d'ankylose.*

2° Plus la direction et la courbure de l'utérus s'éloigneront de la version et de l'incurvation en avant, plus nous pourrons le suspecter d'être dévié.

Les tumeurs intra ou extra-utérines causent fréquemment des déviations dont le traitement ne relève pas de l'orthopédie. C'est sur la cause déterminante du déplacement qu'il faut agir, c'est-à-dire sur la tumeur elle-même. Nous ne nous en occuperons donc pas ici.

DÉVIATIONS ANTÉRIEURES.

Veuillez, Messieurs, jeter les yeux sur les deux planches

que je vous montrais tout à l'heure. Elles représentent jusqu'où peuvent aller l'antéversion et l'antéflexion sans cesser d'être des attitudes normales.

Mais comme je vous disais tout à l'heure, l'utérus peut se trouver dans des attitudes parfaitement identiques et se présenter cependant dans des conditions pathologiques qui constituent une déviation.

Ce sera le cas, pour la version, s'il n'est pas susceptible d'être relevé et, pour la flexion, si l'angle de ployure ne peut pas s'ouvrir.

C'est l'exploration bimanuelle qui, en permettant d'apprécier la mobilité de l'organe et la souplesse du tissu, nous mettra à même de distinguer les antéversions et les antéflexions qui sont pathologiques de celles qui ne le sont pas. En d'autres termes, le diagnostic ne peut pas se baser seulement sur le degré d'inclinaison ou de ployure dans lequel nous trouvons l'utérus.

Etiologie. — Les causes les plus ordinaires des déviations antérieures sont :

ou 1° des processus inflammatoires du péritoine et du tissu cellulaire pelvien ;

ou 2° des processus inflammatoires évoluant dans les tissus propres de l'utérus ;

ou enfin 3° des vices de conformation.

1° Des déviations dues à des processus inflammatoires du péritoine et du tissu cellulaire pelvien.

Les brides, les adhérences d'origine péritonitique ; les indurations et les rétractions siégeant dans le tissu cellulaire pelvien peuvent entraîner des déviations antérieures de deux façons :

1° En immobilisant et en fixant le fond en avant ;

2° En immobilisant et en attirant le segment en arrière du côté du sacrum.

La figure suivante représente la déviation antérieure par traction et fixation postérieures :

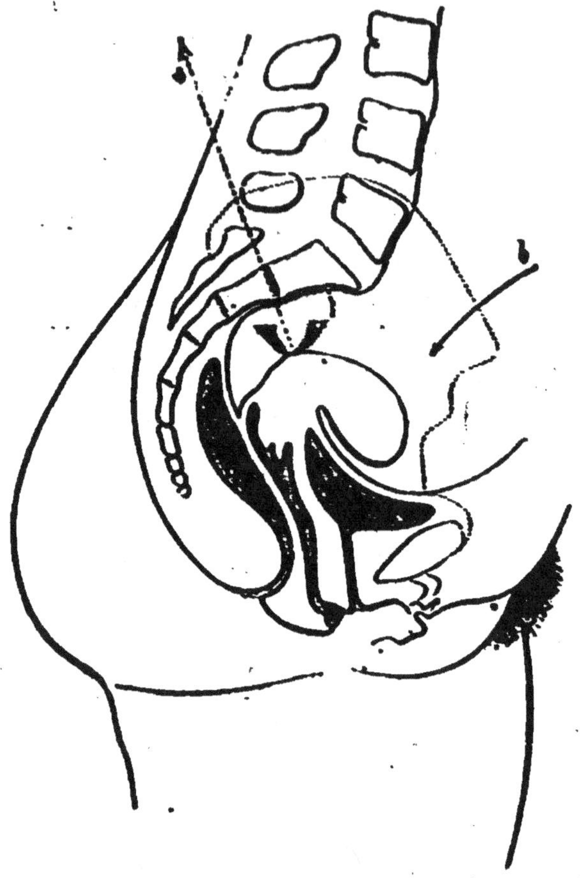

Fig. 57. — Antéflexion de l'utérus par raccourcissement des ligaments de Douglas, figurés schématiquement par les lignes en zigzag au point où aboutit la ligne pointée *a*.

Quand la déviation résulte d'une fixation postérieure, le corps est relativement mobile, le col l'est moins ; il résiste surtout aux tractions qui l'attireraient en avant.

Le contraire a lieu si la fixation est antérieure et intéresse le corps de l'utérus.

Les brides ou les tissus rétractiles étant rarement médians, les déviations sont ordinairement antéro ou postéro-latérales.

J'ai souvent découvert, en plaçant les malades dans la position genu-pectorale, des fixations anormales qui avaient échappé à l'examen dans d'autres postures.

Dans cette posture :

Si l'utérus est libre, il plonge dans la direction de l'épigastre et le col apparaît au centre du vagin et sur la ligne médiane. Si l'organe est adhérent, le col est toujours dévié dans le sens où s'exercent les tiraillements déterminés par les brides.

La figure 88, représente un utérus couché transversalement dans le bassin ; le fond est attiré d'un côté par des brides d'origine pelvi-péritonitique et le col du côté opposé par des rétractions siégeant dans le tissu cellulaire.

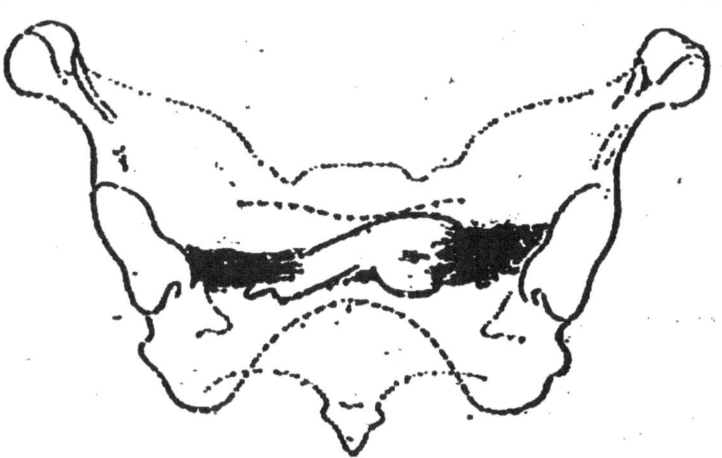

Fig. 88.— Déviation utérine produite par des adhérences.

En cathétérisant l'utérus avec des sondes en cire qui se modèlent sur la forme du trajet qu'elles parcourent, j'ai souvent trouvé le canal cervical spiral. Je crois que cette déviation se produit quand l'utérus en antéflexion normale est attiré d'un côté par un des ligaments larges plus court que l'autre.

Je l'ai rencontrée, surtout associée à l'antéflexion congénitale ; il est fort possible que l'endométrite qui accompagne ordinairement cette variété d'antéflexion se propage au tissu cellulaire latéral qui se rétracte, tiraille et dévie la région de l'isthme ; ce tiraillement rend nécessairement spiral le trajet utérin.

2° Déviations antérieures consécutives à des processus inflammatoires siégeant dans l'utérus lui-même.

L'endométrite et la métrite causent fréquemment l'antéversion et l'antéflexion.

L'inflammation chronique de la muqueuse a pour effet ordinaire de produire de la dysménorrhée qui, elle, entraîne une dilatation passive de la cavité et une hypertrophie des parois. Ces deux facteurs allongent et alourdissent l'utérus, ce qui produit secondairement l'exagération et la permanence de la version ou de la flexion naturelle.

Si l'inflammation passe à l'état chronique, elle aboutit ordinairement à la sclérose des tissus utérins, sclérose qui atteint son maximum d'intensité dans la région de l'isthme au niveau de la ployure ; les éléments souples et contractiles de l'organe sont remplacés par un tissu conjonctif modelé sur le type de la déviation qui devient ainsi définitive.

J'ai observé dans ma pratique un fait qui me semble prouver que l'antéflexion d'origine endométritique constitue une vraie déviation, puisque, comme je crois que ce cas le démontre, elle peut empêcher l'utérus de remplir sa principale fonction :

Une dame d'une trentaine d'années vint me consulter pour des désordres pelviens chroniques.

Je trouvai l'utérus allongé, sa cavité mesurait 9 centimètres, il présentait une antéflexion très prononcée. L'angle de ployure très difficilement redressable se refermait dès qu'on cessait les manœuvres de redressement. Je poursuivais depuis quelque temps le traitement, quand elle vint m'annoncer qu'elle était enceinte (c'était sa troisième grossesse). Examens et pansements furent naturellement suspendus. Au bout de six semaines, sans cause appréciable, elle fit une fausse couche.

A cette époque je recueillais pour le professeur Fol les œufs très jeunes que je pouvais trouver soit dans ma clientèle, soit dans le service de polyclinique. Je lui envoyai celui-là le jour même de son expulsion. Notre savant professeur d'embryologie constata qu'il présentait des signes de résorption et il lui assigna l'âge de 4 semaines.

Quinze jours environ s'étaient donc écoulés entre la mort de l'œuf et son expulsion.

Une fois la malade remise, je recommençai le traitement de l'endométrite chronique ; je pus le continuer jusqu'à disparition complète de tous les symptômes inflammatoires et catarrhaux ; néanmoins l'utérus resta dur dans la région de l'isthme et fortement antéfléchi. Je ne voyais plus ma cliente depuis trois mois quand elle vint me communiquer qu'elle était de nouveau enceinte. Très désireuse d'avoir encore des enfants, elle me demandait des conseils pour prévenir une nouvelle fausse couche.

Je la fis mettre au lit en l'engageant d'y rester jusqu'à ce que le deuxième mois fut écoulé.

Elle suivit scrupuleusement mon avis. J'allais la voir de temps en temps. Un jour, vers la fin de la quatrième semaine, je la trouvai en larmes. Elle était sûr que le fœtus était mort ; ses seins, disait-elle, étaient tout à coup devenus flasques, et, de la disparition brusque de certains symptômes qu'elle avoit toujours ressentis dans ses précédentes grossesses, elle concluait que le cours de celle-ci venait de s'interrompre.

J'examinai l'utérus, je pus sentir très nettement qu'il était augmenté de volume au-dessus de la flexion.

Quinze jours s'étaient passés quand je fus mandé en toute hâte chez ma malade ; elle venait de faire une seconde fausse couche.

Le professeur Fol fit sur ce second œuf des constatations absolument identiques à celles qu'il avait faites sur le premier ; il avait un développement de 4 semaines et présentait des signes de résorption.

On ne peut qu'être frappé de la parfaite similitude d'allure de ces deux fausses couches. Dans l'une et l'autre le fœtus meurt 4 semaines après la conception et il est expulsé 15 jours après sa mort.

De toutes les interprétations que j'ai cherchées pour expliquer ces deux faits, je n'en trouve qu'une qui me paraisse logique.

Quand les fœtus ont atteint leur quatrième semaine, ils sont morts parce qu'ils n'ont plus trouvé dans l'utérus la place nécessaire à leur développement ultérieur. L'angle induré a déterminé un avortement de cause mécanique comme celui qui se produit au troisième mois, quand l'utérus est enclavé en rétroversion.

Si on pouvait expliquer la première fausse couche par l'endométrite, on ne peut pas lui attribuer la seconde, car elle était guérie au moment de la conception.

Si ma conclusion est juste, on pourrait ajouter l'avortement entre 4 et 6 semaines aux symptômes que peut produire l'antéflexion pathologique.

Des déviations antérieures par vice de conformation.

Les antéflexions les plus prononcées sont celles qui intéressent à la fois le col et le corps. On les considère en général comme un vice congénital. Sans contester complètement cette manière de voir, je ne crois cependant pas que le terme congénital soit toujours exact. L'antéflexion du corps est, comme nous l'avons dit, normale chez la nullipare; mais elle tend, sous l'influence de la parturition, à se transformer en antéversion.

Tandis que chez les animaux libres la femelle est fécondée quand elle arrive à l'âge de puberté, la femme ne devient qu'exceptionnellement enceinte avant 20 ou 21 ans, c'est-à-dire 4 ou 5 ans après la puberté. L'accomplissement d'une fonction se trouve différée pour des raisons complètement étrangères à la physiologie; il en résulte que l'antéflexion subsiste au-delà du terme normal. Faute d'avoir été atténués à temps, les forces qui assurent à la nullipare la perpendicularité du col continuent d'agir et elles contraignent la portion vaginale à dévier dans la direction où la résistance est la moindre, c'est-à-dire du côté de l'entrée du vagin. Le col s'incurve en avant, la partie inférieure du canal devient horizontale ; il résulte de tout cela un obstacle à l'écoulement des règles, obstacle qui provoque des coliques utérines. Les contractions allongent le col, qui devient conique ; elles dilatent la cavité corporéale qui, augmentant de profondeur, se fléchit davantage en avant. Finalement l'antécourbure acquise du col se surajoutant à l'antécourbure naturelle ou exagérée du corps, l'utérus arrive à être complètement incurvé en avant.

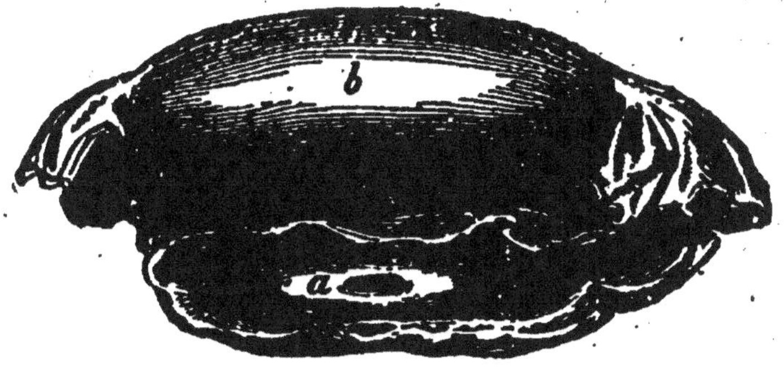

Fig. 89.— Extrême antéflexion utérine (Musée de London hospital)
a, museau de tanche ; — *b*, bord de l'organe.

Les éleveurs d'animaux stabulés savent que les femelles qu'on destine à la reproduction doivent être couvertes jeunes, non seulement parce qu'elles accoucheront plus facilement, mais aussi parce que cela leur confère une plus grande fécondité ultérieure.

Les maladies de l'appareil sexuel sont très fréquentes chez les femelles qui n'ont pas été fécondées jeunes ; c'est la raison pour laquelle elles sont souvent stériles lorsqu'on se décide à les accoupler.

Je crois que chez la femme le fait de ne pas accoucher à l'époque de la maturité sexuelle détermine aussi dans ses organes des anomalies qui les rendent impropres à un fonctionnement ultérieur normal et indolore, et une de ces anomalies, c'est la variété d'antéflexion dans laquelle le col et le corps sont tous deux recourbés en avant.

Ce n'est donc pas toujours un vice congénital, c'est souvent une déviation acquise par défaut d'usage, on pourrait l'appeler l'antéflexion par *atocie* (qu'on me permette ce néologisme qui désigne d'un mot la condition d'une femme qui n'a jamais accouché).

Chez qui rencontrons-nous ces antéflexions de l'utérus ? C'est ordinairement chez des vieilles filles qui finissent par nous consulter après avoir souffert pendant des années d'une dysménorrhée qui est allée toujours en s'aggravant, ou par des femmes mariées qui en outre ont fourni la preuve d'une stérilité qui les désole.

DÉVIATIONS POSTÉRIEURES.

Les rétrodéviations ne correspondent à aucune des attitudes normales de l'organe ; nous ne pouvons donc que les considérer soit comme des états pathologiques vrais, si elles donnent lieu à des symptômes, soit comme de simples anomalies si elles restent absolument indolores.

On trouve dans la littérature des exemples de rétrodéviations chez de très jeunes enfants ; ils sont cependant si rares qu'on peut les considérer comme accidentels ; en réalité, il n'existe pas un type de rétroversion ou de rétroflexion congénitale analogue à celui que nous avons mentionné dans les déviations antérieures.

Les quelques vierges que j'en ai trouvé atteintes avaient toutes dans leurs antécédents morbides des affections abdominales ou pelviennes qui pouvaient expliquer l'origine de l'affection.

Étiologie. — Les rétrodéviations comme les déviations antérieures ont pour origine :

1° Des inflammations des tissus pelviens.

2° Des inflammations des tissus de l'utérus.

3° Le traumatisme obstétrical et quelquefois une simple atonie des tissus pelviens et des ligaments utérins.

Des rétrodéviations consécutives à des proccessus inflammatoires pelviens.

La poche de Douglas étant la partie la plus déclive de la cavité abdominale, est très exposée à être infectée par des virus qui viennent d'en haut. Si l'inflammation gagne la séreuse de revêtement ou la séreuse pariétale, il peut se produire une métro-péritonite postérieure qui laisse en général après elle des brides, des ponts, des fausses membranes disposées comme des toiles d'araignée tissées autour de l'utérus, des annexes et se prolongeant jusqu'aux parois pelviennes et abdominales. Ces membranes adventices attireront l'utérus contre le rectum et il se soudera plus ou moins intimement aux parties voisines. Souvent, en pareil cas, on le trouve en rétroversion et en rétroflexion extrêmes, et adhérant au fond du cul-de-sac de Douglas.

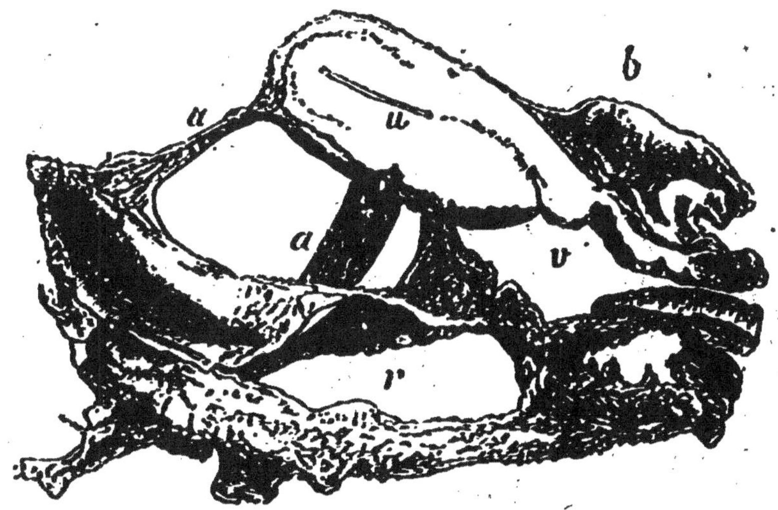

Fig. 90. — Utérus en rétroversion retenu en arrière par des adhérences en *a* et *a* ; *b*, vessie ; *r*, rectum ; *u*, utérus.

C'est là l'origine ordinaire des déviations dans lesquelles l'utérus est à la fois dévié et immobilisé en arrière.

Ainsi le même processus peut déterminer une déviation an

térieure ou une déviation postérieure, selon que c'est par son segment inférieur ou par son segment supérieur que l'utérus est attiré en arrière.

Des rétrodéviations consécutives à des inflammations utérines.

Nous avons dit, dans notre exposé de l'équilibre utérin normal, que la turgescence qui précède et accompagne les règles a pour effet de redresser l'utérus, c'est-à-dire de le rendre rectiligne et d'ouvrir l'angle que son axe forme avec celui du vagin ; la turgescence inflammatoire produit le même effet ; si elle atteint un haut degré, si elle dure longtemps, si elle déforme l'organe, elle est susceptible de déplacer d'une façon permanente le centre de gravité de l'utérus. Au lieu de passer en avant de la base de sustentation, il finira par passer en arrière ; le décubitus dorsal aidant, la déviation tendra à devenir définitive.

C'est ainsi qu'on peut expliquer nombre de rétroflexions, surtout parmi celles qui surviennent à la suite de métrites puerpérales devenues chroniques.

Des rétrodéviations consécutives au traumatisme obstétrical.

Tous les états qui relâchent ou allongent les ligaments de Douglas peuvent produire les rétrodéviations.

Nous avons dit que l'effet ordinaire de la parturition était de détruire le tonus des tissus péricervicaux dans la mesure nécessaire pour que l'antéflexion habituelle de la nullipare se transformât en antéversion ; si le traumatisme ou le relâchement dépasse cette mesure, l'utérus descend et se redresse ; c'est là le commencement des déviations postérieures les plus fréquentes, celles qui ne sont que des abaissements au premier degré.

Si nous étudions la question de plus près, nous verrons ressortir nettement le rôle du traumatisme obstétrical.

Dans la leçon sur l'opération d'Emmet, votre attention a été attirée sur les lacérations que l'accouchement produit autour de l'orifice externe.

Ces lacérations siègent ordinairement sur les commissures latérales des lèvres.

Elles divisent transversalement le segment inférieur de l'utérus, la lèvre antérieure est attirée en avant, la lèvre postérieure en arrière et le diamètre antéro-postérieur du col se trouve allongé de tout l'écartement des lèvres. Cet allongement se traduit par un affaissement du plancher pelvien supérieur.

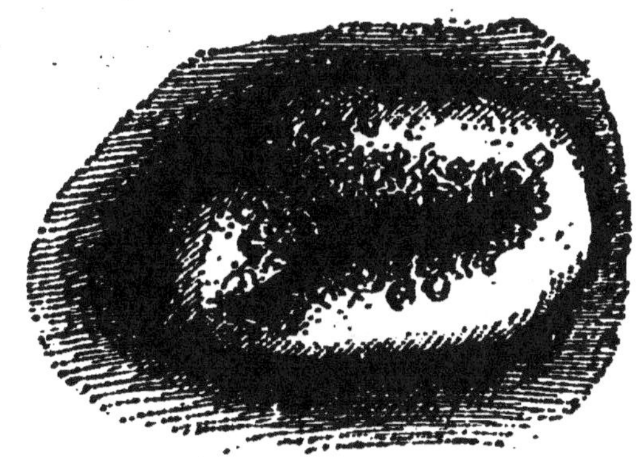

Fig. 91. — Plaies cervicales et ectropion (Emmet).

Les plaies cervicales et l'ectropion entretiennent en outre un état congestif et inflammatoire (fig. 91) qui contribue de son côté à alourdir l'utérus et à affaiblir les tissus péri-utérins en général et les ligaments de Douglas en particulier.

Ces considérations expliquent pourquoi le traumatisme obstétrical qui ne se répare pas spontanément, produit le relâchement de l'articulation utérine et l'affaiblissement de ses ligaments.

J'ai fait récemment ma 87e opération de trachélorrhaphie et je suis de plus en plus convaincu par les résultats orthopédiques que j'ai obtenus, que les lacérations sont la cause première de quantités de retrodéviations et de prolapsus.

Dans plusieurs classifications on fait de la rétroversion et de la rétroflexion, deux affections distinctes.

Cependant, ces deux déviations coexistent ordinairement.

Quand l'utérus bascule en arrière, l'oscillation est plus prononcée au sommet qu'à la base, et la rétroflexion se produit par les mêmes raisons que celles qui déterminent l'antéflexion normale : c'est la pesanteur de la partie supérieure de l'organe qui l'oblige à s'incurver au niveau de la région la plus souple et la plus svelte, celle de l'isthme.

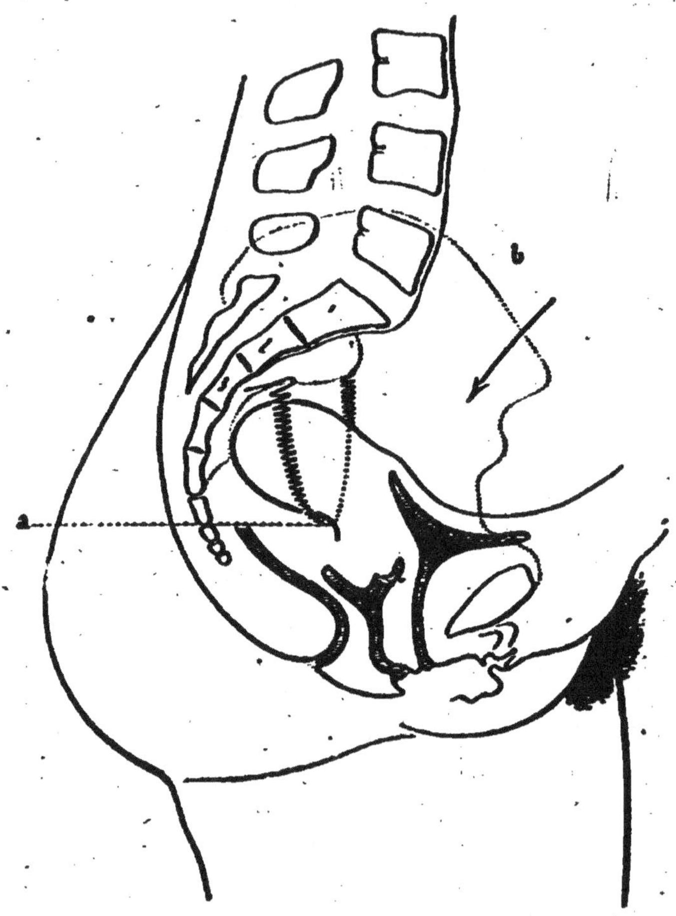

Fig. 92.— Déviation postérieure résultant du relâchement des ligaments de Douglas. — a, ligament de Douglas.

L'utérus ne reste rectiligne que si les tissus sont gonflés ou s'ils sont devenus rigides, grâce à un processus inflammatoire.

La figure 02 montre un utérus s'acheminant à la retroversion et à la retroflexion.

En dehors du traumatisme et du relâchement déterminés par l'accouchement, nous avons encore à signaler parmi les influences étiologiques qui produisent les rétrodéviations, l'atonie des tissus pelviens produite par un état de débilité générale.

Les rétrodéviations par suite de traumatisme et d'atonie des ligaments se distinguent de celles qui ont une origine inflammatoire par le fait que l'utérus est ordinairement descendu plus ou moins de son niveau normal.

PROLAPSUS DE L'UTÉRUS.

Il nous reste encore à vous dire quelques mots du prolapsus utérin.

La matrice occupe à peu près le centre de la cavité pelvienne ; son sommet ne dépasse pas le plan du détroit supérieur ; son axe s'entrecroise avec l'axe du bassin de telle sorte que le corps se trouve en avant et le col en arrière de cet axe.

Quand elle quitte ce niveau, elle descend dans le vagin, s'incline en arrière et se met en rétroversion ; c'est là la première étape de tout prolapsus. Si la descente s'accentue, l'organe peut finir par franchir la vulve, entraînant après lui les parois vaginales qui s'inversent.

La figure 03 montre les degrés successifs du prolapsus.

Cette variété constitue *le prolapsus vrai*, celui dans lequel l'organe descend en totalité. Ce prolapsus ne peut pas se produire sans un relâchement des ligaments de Douglas.

Il existe une autre variété de prolapsus dans laquelle les ligaments de Douglas ne cèdent pas. La chute n'intéresse dans ce cas que les parois vaginales et le col.

Cette variété porte le non *d'élongation hypertrophique du*

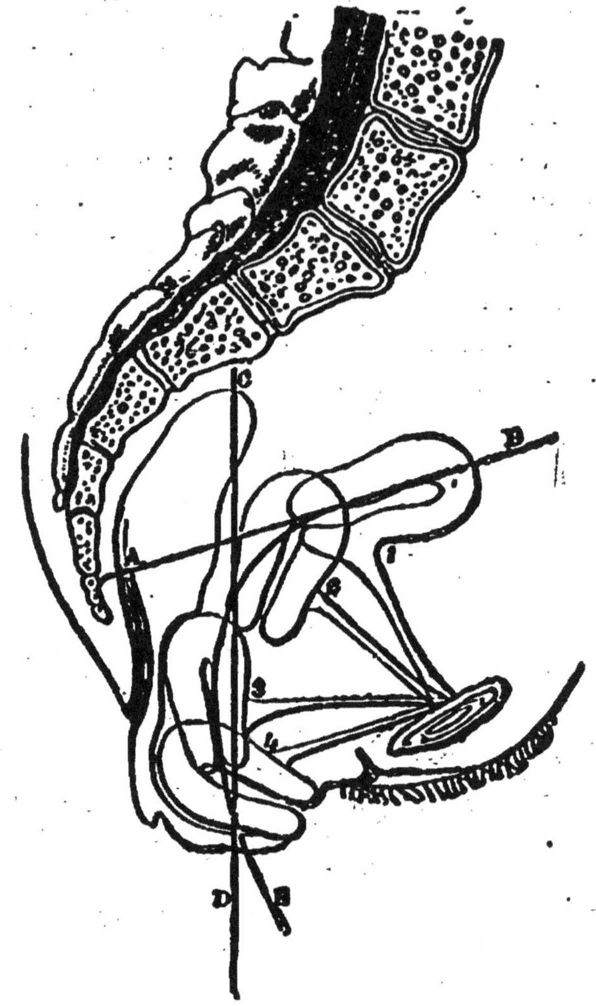

Fig. 63. — Schéma montrant les degrés successifs du prolapsus et les
degrés de rétroversion qui les accompagnent (Barnes).
A B, axe du détroit supérieur ; — C D, axe du détroit inférieur ; —
B E, cercle de l'excavation ; — 1 2 3 4, degrés du prolapsus.

col. C'est à Huguier que revient le mérite de l'avoir différen-
ciée du prolapsus vrai et total.

Mes observations corroborent pleinement les conclusions

18

d'Huguier. L'élongation est beaucoup plus fréquente que le prolapsus vrai.

Quand il y a prolapsus vrai, la cavité utérine est de profondeur normale ; quand il y a élongation, elle peut arriver à mesurer jusqu'à 18 centimètres de profondeur. On peut donc faire très aisément le diagnostic différentiel au moyen de la sonde et par l'exploration bimanuelle abdomino-rectale qui nous permettra de constater si le corps est descendu ou s'il est resté à son niveau habituel.

On attribua pendant longtemps le prolapsus aux déchirures du corps périnéal. On nomme ainsi cette pyramide de tissu dont la base est comprise entre la vulve et l'anus et dont la pointe s'insinue entre les parties terminales du vagin et du rectum.

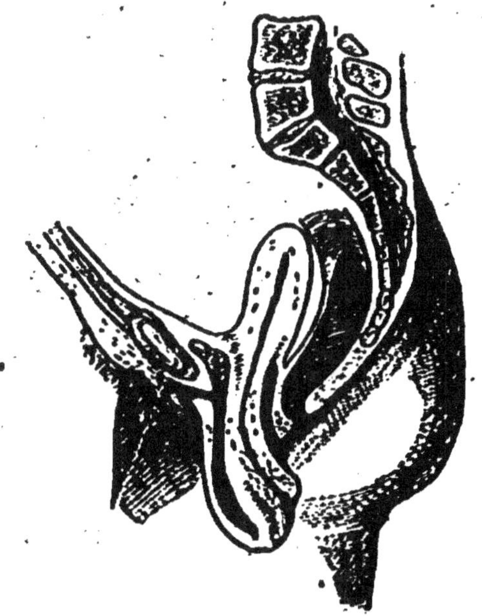

Fig. 94. — Hypertrophie et prolapsus du col.

Les déchirures à ce niveau raccourcissent le plancher pelvien inférieur, agrandissent la vulve et rendent le plan de son ouverture plus horizontal, en sorte que la partie antérieure de la paroi vaginale supérieure et la vessie ne sont plus suffisamment soutenues. C'est effectivement la cystocèle qui ordinairement ouvre la marche du prolapsus; la rectocèle, la descente de la matrice et l'élongation du col se produisent ensuite.

Cette interprétation, toutefois, ne rend pas compte des cas dans lesquels des déchirures profondes et anciennes du périnée n'amènent pas de descente des viscères pelviens. Le professeur Schatz, de Rostok, émit en 1883, je crois, l'idée que l'état du muscle releveur de l'anus joue aussi un rôle très important dans la production du prolapsus.

Après avoir formé les deux piliers entre lesquels passe le vagin, les fibres de ce muscle convergent vers la ligne médiane que Schatz considère comme un raphé qui prolonge la ligne blanche jusqu'au coccyx.

L'accouchement peut forcer, écarteler les piliers du releveur et déchirer ses attaches pubiennes; il peut se produire, sous l'influence des efforts du travail, des diastases du raphé périnéal, analogues à celles qui se produisent dans la ligne blanche, sous l'influence de la grossesse. Ce traumatisme interne et caché détermine, selon Schatz, encore plus de relâchement dans le périnée que les déchirures visibles du corps périnéal. Ces lésions sont faciles à reconnaître quand on est familiarisé avec la sensation que donnent les muscles releveurs intacts. Leurs bords internes forment deux bourrelets qui convergent inférieurement pour constituer ce que Thomas appelle le *promontoire du vagin*. Au-dessous de ce promontoire, les piliers de l'anneau se perdent dans le plan incliné formé par la réunion des deux moitiés du releveur.

S'il existe des déchirures ou des diastases, les piliers de l'anneau vaginal sont moins en saillie, ils sont plus écartés, on ne sent plus inférieurement le point où ils convergent, et quand la lésion est de fraîche date, on provoque de la douleur en pressant dans la direction de leur angle de réunion ou au niveau des attaches pubiennes du muscle.

J'ai eu si souvent l'occasion de vérifier la parfaite exactitude des faits avancés par Schatz, que je me suis tout à fait rallié à sa manière de voir. Je m'en suis toujours inspiré quand j'ai eu à faire des opérations de restauration dans le plancher pelvien inférieur.

Si nous ne pouvons pas aller à la recherche des masses musculaires dissociées pour les affronter et les réunir, il est possible cependant, en prolongeant plus ou moins les avivements, soit du côté de l'anus, soit du côté du col, de faire porter la restauration là où elle répare le mieux le dégât.

Vous connaissez, Messieurs, le rôle étiologique que j'attribue aux lacérations cervicales dans la production des rétrodéviations. La rétroversion étant ordinairement la première étape du prolapsus, il n'y a rien d'extraordinaire qu'on trouve ordinairement des lacérations chez les femmes qui souffrent des descentes de matrice ; tout ce qui affaiblit la zone utérine où se fixent les parois vaginales ne peut que faciliter l'élongation du col et relâcher les ligaments de Douglas.

Le prolapsus utérin peut survenir en dehors de tout traumatisme ; il se présente alors dans les conditions d'une hernie ordinaire : c'est un prolapsus par atrepsie générale ou par atonie des clôtures et des ligaments.

QUINZIÈME LEÇON

ORTHOPÉDIE UTÉRINE (*suite*). — DU TRAITEMENT ORTHOPÉDIQUE. — LES PESSAIRES.

Division des traitements orthopédiques.

Le but de tout traitement orthopédique est de replacer l'utérus dans les conditions d'équilibre que nous avons reconnues normales, c'est-à-dire dans *l'antéversion ou dans l'antéflexion.*

Nous avons vu que l'inflammation joue un rôle considérable dans l'étiologie des déviations.

Tant qu'elle est encore à l'état aigu, tant que les produits auxquels elle a donné naissance sont encore résorbables, nous ne devons intervenir que par un traitement antiphlogistique ou résolutif.

Les déviations les plus accentuées disparaissent souvent complètement avec la guérison du processus inflammatoire qui les a déterminées.

Mais si les moyens médicaux n'ont pas atteint le but, nous serons obligés de recourir aux méthodes orthopédiques, qui sont :

L'orthopédie mécanique;

L'orthopédie opératoire,

Et l'orthopédie par le massage.

Les trois méthodes ont des indications communes, mais chacune d'elles a aussi des indications propres.

L'ORTHOPÉDIE MÉCANIQUE. — LES PESSAIRES.

Nous désignons sous ce nom la thérapeutique dans laquelle

on fait usage d'appareils qui fonctionnent comme des tuteurs destinés à corriger les déviations. Ces appareils se placent soit dans le vagin, soit dans la cavité utérine même. Les premiers se nomment *pessaires vaginaux*; les seconds *pessaires intra-utérins.*

Les pessaires vaginaux sont destinés à agir contre les versions ou les chutes, c'est-à-dire contre les déplacements de l'organe en totalité.

Les pessaires intra-utérins s'emploient plus spécialement contre les flexions utérines proprement dites.

Néanmoins, comme les versions et les flexions de même sens coexistent très souvent, on peut être appelé dans un même traitement à employer les deux genres d'appareils.

Nous diviserons les pessaires vaginaux en deux catégories

1° Ceux qui se bornent à soutenir l'utérus pour l'empêcher de s'abaisser, ou à fermer le vagin pour s'opposer au prolapsus;

2° Ceux qui doivent corriger la déviation et rétablir l'utérus dans ses conditions d'équilibre et de niveau.

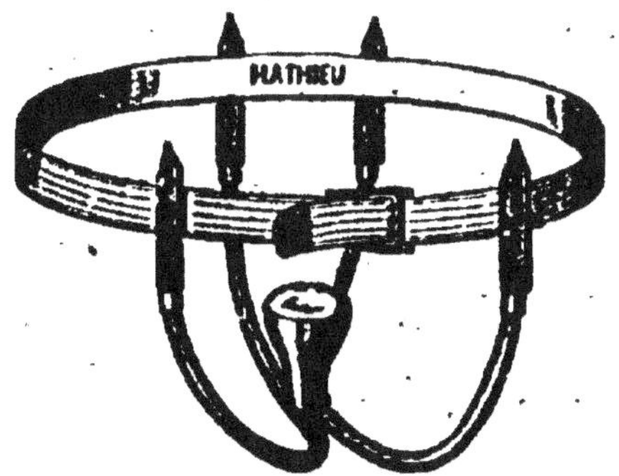

Fig. 95. — Pessaire hystérophore de Breslau.

Nous ne faisons que mentionner les premiers, dont la nomenclature et la description figurent dans tous les manuels de gynécologie. On peut les assimiler aux bandages destinés à contenir une hernie (fig. 95 et 93).

Les seconds méritent seuls le nom de *pessaires orthopédiques.*

Les anneaux ronds et élastiques, types de Dumontpallier, Meigs, Martin, occupent une place intermédiaire entre les pessaires de contention et les pessaires de réduction. Ils sont par-

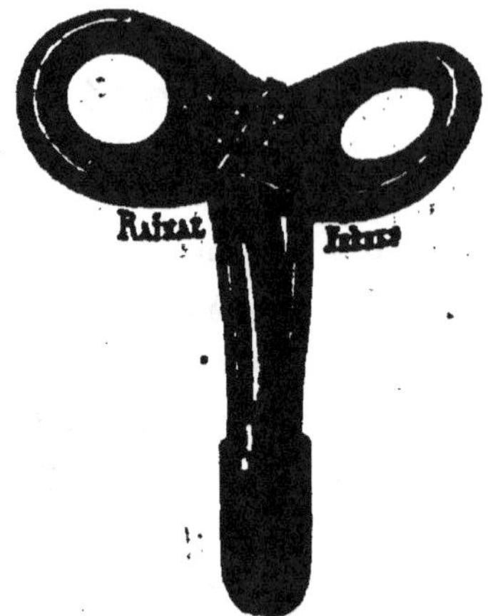

Fig. 96. — Pessaire à bilboquet de Swanck.

fois suffisants pour corriger un léger abaissement et ils sont en outre très utiles comme appareils de *repos vaginal*. Quand l'utérus est alourdi, ils changent les points d'appui et soulagent considérablement les malades (pessaire de Meigs, fig. 97).

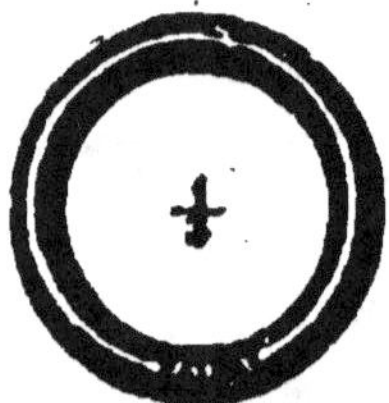

Fig. 97. — Pessaire de Meigs ou de Dumontpallier.

Des pessaires orthopédiques.

S'il est difficile à un accoucheur de résister à la tentation de produire un nouveau forceps, il doit l'être encore davantage à un gynécologue de ne pas céder à l'envie d'inventer un pessaire. C'est du moins la conclusion à tirer de la quantité des appareils de ce genre qui figurent dans les catalogues de nos fabricants.

Ne pouvant les décrire tous, nous nous bornerons à vous exposer ceux qui sont le plus en usage.

Du reste, mieux on saisit leur mécanisme et leur mode d'action, moins on se sent le besoin d'en inventer de nouveaux.

Tout pessaire vaginal doit être assez grand pour tenir par coaptation contre les parois. Il ne doit jamais cependant déterminer de distension notable, car l'effet orthopédique dépend autant de sa forme que de ses dimensions.

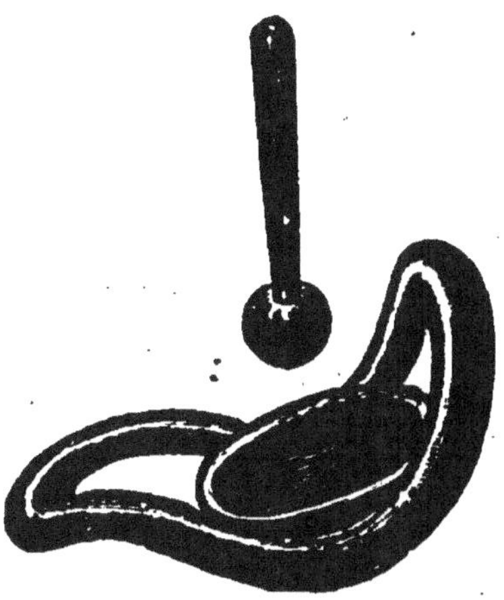

Fig. 98. — Pessaire intra-utérin de G. Thomas, à antéflexion.

Il ne faut demander à un pessaire qu'un effet mécanique simple. Je ne saurais trop vous prévenir contre ces appareils complexes qui se composent d'un pessaire vaginal et d'un pessaire intra-utérin reliés ensemble et par conséquent solidaires (pessaire de G. Thomas, de Sims, etc., fig. 98 et 99).

L'utérus doit autant que possible rester, même lorsqu'il est contenu artificiellement, dans ses conditions naturelles de mobilité indépendante.

Tous les efforts de l'orthopédie visant constamment la mobilisation de l'organe, il est illogique de créer l'ankylose là où on doit chercher à la faire disparaître.

Il faut autant que possible se servir de pessaires faciles à placer et à enlever.

J'estime que toute malade obligée de les porter longtemps doit savoir les ôter et les remettre ; j'ai ordinairement réussi à le leur apprendre.

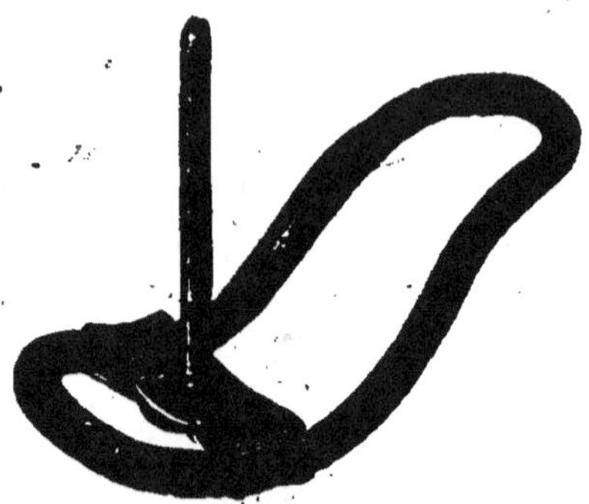

Fig. 99. — Pessaire à antédexion de Sims, avec tige intra-utérine.

Qui est-ce qui porterait des dents artificielles s'il fallait chaque fois l'intervention du dentiste pour les enlever et les replacer et de combien d'inflammations puantes la bouche ne serait-elle pas le siège si on ne pouvait pas nettoyer les plaques de vulcanite et les dents de porcelaine des machoires artificielles ?

J'ai vu nombre de vaginites et d'endométrites entretenues uniquement par un pessaire nauséabond.

Les injections ne suffisent pas pour empêcher les irritations dues à la putridité ; il faut de temps en temps retirer l'instrument et le stériliser dans des solutions antiseptiques.

Le pessaire doit être fait d'une substance inaltérable, légère, susceptible d'être polie. (la vulcanite, le celluloid, les métaux fins).

Les anneaux en fil de fer recouverts de gutta-percha prennent et gardent les courbures qu'on leur donne ; mais ils deviennent facilement la proie des micro-organismes septiques.

On fait des anneaux d'aluminium qui sont très légers et d'un entretien facile.

Quelques auteurs recommandent de toujours réduire l'utérus, soit bimanuellement, soit avec la sonde, avant de placer le pessaire.

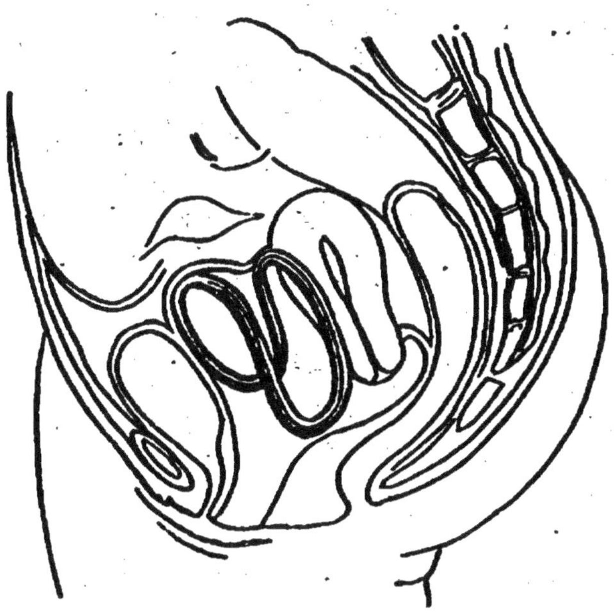

Fig. 100.— Pessaire à antéversion de Gehrung mis en place. — Cette figure a pour but de démontrer l'invraisemblance de l'action attribuée à cet instrument.

En dehors des cas où la longueur de l'organe l'empêche de remonter au-dessus du promontoire, cette manœuvre est inutile.

Si l'utérus est mobile et si le pessaire a la forme et les dimensions qu'il doit avoir, on opère la réduction en le plaçant. Si le pessaire n'est pas suffisant, la réduction préalable ne tiendra pas et l'utérus retombera dans la mesure que permettra l'insuffisance du pessaire. Si l'utérus n'est pas mobile, l'emploi du pessaire est contre-indiqué.

Pessaires contre les déviations antérieures.

On a imaginé divers modèles de pessaires à antéversion.

Les plus connus sont ceux de Courty, de Graily Hewit, de Gehrung et de Gaillard Thomas (fig. 100, 101, 102).

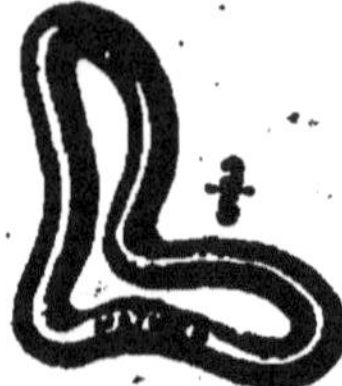

Fig. 101.— Pessaire de Graily Hewit, pour l'antéversion.

Tous ces appareils présentent une partie qui proémine en haut (arc transversal ou cornes latérales) destinée à relever le fond de l'utérus.

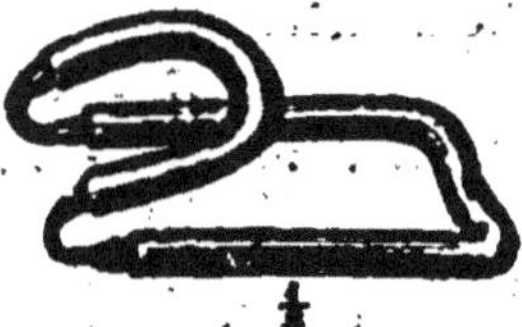

Fig. 102.— Pessaire à antéversion de Courty, avec articulation flexible.

Or, Messieurs, cette action est tout à fait illusoire. En dehors des périodes fort courtes où la vessie est vide, l'utérus n'est pas à portée du pessaire, et quand la vessie contient une certaine quantité d'urine, la partie saillante du pessaire déplace le liquide, mais n'arrive pas au contact de l'utérus.

Du reste, si l'utérus ne se relève pas sous l'action de la vessie augmentant de volume, comment pourrait-il se relever grâce à des étais qui ne peuvent en aucun cas agir aussi haut et aussi directement que la vessie pleine ?

Ces pessaires tendent la paroi vésico-vaginale comme un chevalet tend les cordes d'un violon. Si, dans quelques cas où la déviation résulte d'une fixation postérieure, on peut réussir à produire ainsi une extension des adhérences, le plus souvent la partie de la paroi vaginale qui est soulevée, s'enflamme sous l'influence de la pression et on voit survenir des symptômes d'intolérance (fig. 100 pessaire de Gehrung).

Ordinairement cette intolérance se montre d'emblée ; quelquefois elle se produit d'une façon plus insidieuse. Il n'est pas rare en pareil cas de voir survenir des cellulites pré-utérines, de la gangrène, des fistules, ou des aggravations des inflammations pelviennes qui avaient fait croire à une déviation. Dans l'éventualité la moins défavorable, il ne se produit pas d'accident ; mais, réelle ou imaginaire, la déviation n'est pas corrigée.

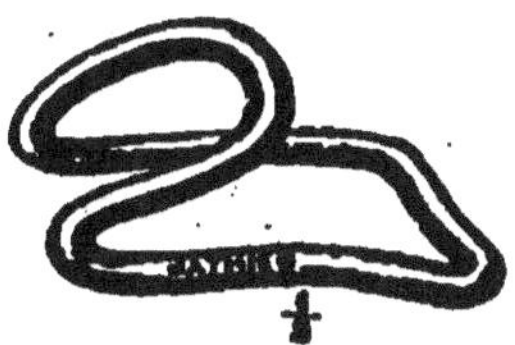

Fig. 103.— Pessaire à antéversion de Courty, en aluminium.

Veuillez, Messieurs, jeter les yeux sur la figure qui représente le pessaire de Gehrung en place ; elle est instructive en ce sens qu'elle montre jusqu'à quel point l'imagination peut égarer le dessein (fig. 100).

L'utérus a été reculé vers le sacrum et la vessie avancée du côté de la symphyse, et grâce à cette dislocation, on a trouvé le moyen de loger le pessaire de la façon la plus fantaisiste.

C'est cependant une de ces figures qui circulent d'un livre à l'autre pour montrer comment se placent les pessaires destinés à corriger l'antéversion.

Tous ces pessaires, Messieurs, datent d'une époque où l'antéflexion et l'antéversion étaient considérées comme les déviations les plus fréquentes, parce que la plupart de celles qu'on se donnait tant de mal à corriger étaient des antéversions et des antéflexions normales.

Aujourd'hui, nous savons que les déviations antérieures réellement pathologiques ne sont pas justifiables des pessaires vaginaux.

Ou il y a fixation et traction de l'organe par des brides ou des membranes, et il faut employer le massage. Ou l'organe s'est allongé et alourdi grâce à l'inflammation et à la dilatation passive, et il faut traiter l'inflammation ou le rétrécissement. Ou la flexion est le résultat d'altérations organiques des parois, et il faut agir par le cathétérisme, par les tiges à demeure ou par voie opératoire, afin de rectifier l'enveloppe et de recalibrer le canal.

Est-ce à dire qu'il n'y ait jamais quelque avantage à placer un pessaire dans le cas de déviation antérieure ?

Évidemment, ce serait aller trop loin.

Quand l'utérus surcharge la vessie et la paroi vaginale, on peut soulager beaucoup la malade au moyen d'un pessaire circulaire simple (modèle de Dumontpallier, de Martin ou de Meigs); mais ces appareils procurent simplement du repos; ils ne visent pas la correction définitive de la déviation.

Des pessaires usités contre la rétroversion.

Le cul-de-sac postérieur étant souple et mobile est susceptible d'être déplacé en différents sens.

S'il est refoulé en haut et en arrière, il entraîne le col avec lui et le corps est obligé de basculer en avant.

Il en résulte que lorsque nous avons affaire à des rétroversions dues au relâchement des ligaments de Douglas, nous pouvons rétablir un équilibre analogue à l'équilibre normal au moyen d'appareils qui, en agissant par *l'intermédiaire de la paroi du cul-de-sac postérieur*, repousseront le col en haut et en arrière.

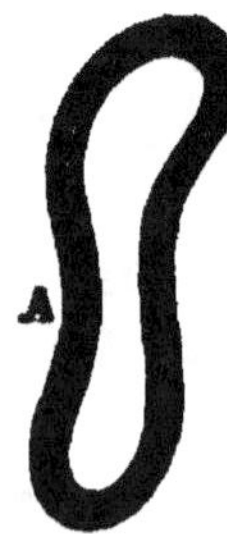

Fig. 104. — Pessaire à rétroversion de Hodge.

. L'appareil qui réalise le mieux ce but est sans contredit le pessaire de Hodge tel qu'on le construit maintenant.

C'est un anneau qui a la forme d'une ellipse triangulaire, présentant deux courbures inverses. Orienté, comme il doit l'être une fois en place, la convexité de la courbure postérieure ou grande courbure regarde en bas ; celle de la petite courbure regarde en haut. L'arc postérieur est large, le pessaire va se rétrécissant sur l'arc antérieur qui se termine en un angle arrondi.

Comment agit ce pessaire ? Nous allons nous arrêter à étudier cette question, car une fois le mécanisme du pessaire de Hodge bien compris, on peut facilement s'expliquer celui de tous les autres engins de ce genre.

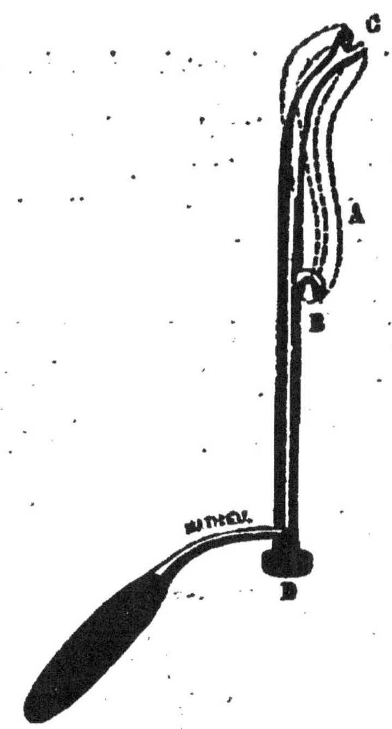

Fig. 105.— Appareil pour mettre en place le pessaire de Hodge.

L'anneau de Hodge doit être placé de telle sorte que sa grande courbure soit logée dans la cavité des culs-de-sac ; l'arc postérieur contourne le col en arrière et soulève le cul-de-sac postérieur en agissant sur son point le plus haut et le plus reculé ; les branches latérales s'adaptent à la courbure de la paroi inférieure du vagin ; en remontant du côté de l'entrée, elles viennent appuyer sur le plan musculaire du releveur de l'anus. Au niveau de leur petite courbure les branches appuient en haut contre la paroi vésico-vaginale; c'est là *leur point d'appui principal*; enfin, l'extrémité antérieure passe sous la symphyse et s'engage dans l'entrée du vagin. Le pessaire, toutefois, ne doit pas émerger de l'orifice qui restera clos, sans interposition de corps étranger.

Quelles doivent être les dimensions de ce pessaire ? et à quels desiderata doivent correspondre ses dispositions principales ?

Sa largeur devra être suffisante pour assurer sur toute sa longueur sa coaptation continue et intime avec les parois latérales du vagin. S'il était trop large il déterminerait une distension transversale qui serait bientôt suivie d'atonie des parois ; s'il était trop étroit, le pessaire ne tiendrait pas et ne pourrait pas mettre en jeu la contractilité des parois et celle des muscles qui entourent l'entrée du vagin.

Sa longueur sera calculée d'après la distance qui sépare, après réduction, la partie la plus élevée du cul-de-sac de l'entrée du vagin. C'est là une mensuration qui se fait simplement avec le doigt.

La grande courbure doit être assez prononcée et l'arc postérieur assez relevé en arrière, pour que le cul-de-sac postérieur soit exhaussé au niveau voulu et pour que la partie la plus déclive de l'anneau appuie bien sur le fond du vagin.

La petite courbure devra être faite au niveau du promontoire du muscle releveur ; à partir de ce point l'extrémité antérieure du pessaire sera inclinée en bas, de façon à passer sous la symphyse pour s'avancer vers l'orifice vulvaire.

Si toutes ces dispositions ont bien été prises, le pessaire maintiendra l'utérus en antéversion, et toutes les forces qui

tendraient à l'expulser provoqueraient immédiatement l'entrée
en jeu d'autres forces tendant à le retenir.

Nous avons vu dans la leçon sur les attitudes, que tous les
efforts intra-abdominaux agissant de haut en bas, sont déviés
de telle façon, qu'ils passent au-dessus et en arrière de la matrice pour aboutir dans la concavité du sacrum.

Imaginons maintenant le pessaire de Hodge en place et l'utérus réduit dans sa situation normale. Qu'arrivera-t-il s'il se
produit un effort de la presse abdominale ? Il portera sur la
poche de Douglas. Les cloisons de cette poche le transmettront
sur l'arc postérieur du pessaire. Cet arc sera refoulé en bas ;
mais à mesure qu'il s'abaissera, la partie antérieure de l'anneau sera projetée *en haut* contre la paroi vésico-vaginale et
en avant contre l'orifice vaginal ; la paroi et l'orifice céderont
au premier instant, mais aussitôt après ils réagiront ; les muscles (piliers du releveur et sphincter), en se contractant sur les
plans obliques et convergents de l'extrémité antérieure du
pessaire, le forceront à rentrer, la force réfléchie sera obligée
de refaire en sens inverse le trajet parcouru par la force incidente, ce qui forcera l'arc postérieur à retourner à son niveau
primitif.

Les anneaux de Hodge tiennent donc en vertu d'un équilibre
très simple ; il faut très peu de force pour les maintenir, ils
ne prennent pas leur point d'appui contre les os pubiens. Ils
constituent des leviers grâce auxquels les muscles de l'entrée
du vagin deviennent des *rétracteurs de l'utérus*, qui fonctionnent à l'instar des ligaments de Douglas.

Quelque mal qu'on puisse penser ou dire des pessaires en
général, il faudra toujours faire une exception pour l'anneau
de Hodge qui est incontestablement l'appareil orthopédique qui
nous rend un maximum de services pour un minimum d'inconvénients.

Le pessaire primitif de Hodge ne présentait qu'une seule
courbure : son mode d'action était le même, mais l'arc antérieur dont le point le plus saillant se trouvait sur la ligne mé-

diane, pouvait comprimer l'urèthre ; en outre, les pressions, au point d'appui, n'étaient pas réparties sur une aussi grande surface ; enfin, les muscles de l'entrée du vagin ne trouvaient pas autant de prise pour exercer efficacement leur action contractile.

On a fait des pessaires présentant en arrière deux arcs superposés. Cette disposition ne me paraît pas présenter de grands avantages. Un seul arc remontant assez haut et *plus ou moins verticalement* me paraît répondre à tous les besoins.

Je viens de faire subir à la construction du pessaire de Hodge une modification qui le rend aussi élastique que celui de Dumontpallier.

La carcasse intérieure, au lieu d'être un simple fil métallique malléable, est formée par un ressort susceptible de céder dans tous les sens et de reprendre spontanément ses dimensions.

Ce pessaire devient ainsi beaucoup plus facile à introduire et à enlever, et même quand il est en place il se comporte comme un tuteur flexible, ce qui augmente beaucoup la tolérance à son égard.

C'est M. Demaurex, à Genève, qui les construit.

Schültze a imaginé des pessaires en forme de 8 dont on s'est beaucoup servi en Allemagne. Ils encombrent la ligne médiane par le fait de l'entrecroisement des branches ; ils perdent pied facilement parce qu'ils ne sont pas en coaptation continue avec les parois latérales ; et si le grand diamètre de l'anneau antérieur franchit les piliers du releveur (ce qui arrive souvent), le pessaire sort.

Pessaires usités contre le prolapsus.

Si vous parcourez les différents traités de gynécologie, vous verrez que les pessaires les plus usités contre le prolapsus sont destinés uniquement à contenir l'organe, à l'empêcher de sortir de la vulve. Je ne vous en entretiendrai pas, puisque nous ne nous occupons que des pessaires orthopédiques, c'est-à-dire que de ceux qui réintègrent l'utérus dans ses conditions normales d'équilibre et de niveau.

Depuis 1868 j'emploie contre le prolapsus un pessaire orthopédique que j'ai décrit dans un travail paru en 1871. Schultze et Fritsch ont depuis inventé des pessaires semblables au mien mais ma priorité est incontestable ; les dates l'établissent.

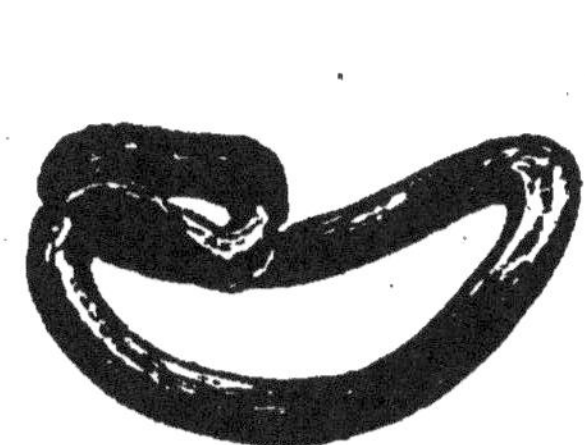

Fig. 106.— Le pessaire vu de profil.

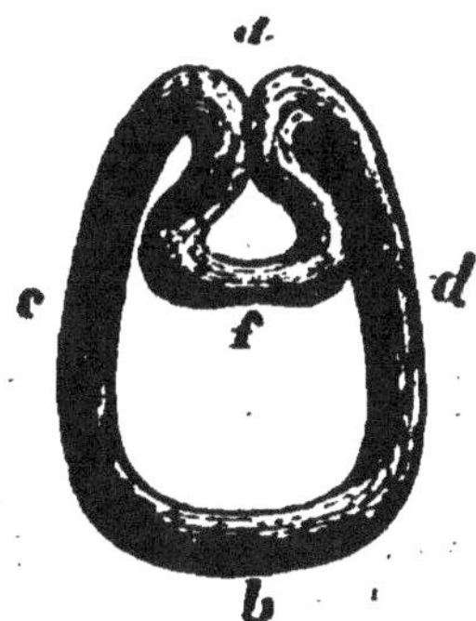

Fig. 107.— Par sa face supérieure.

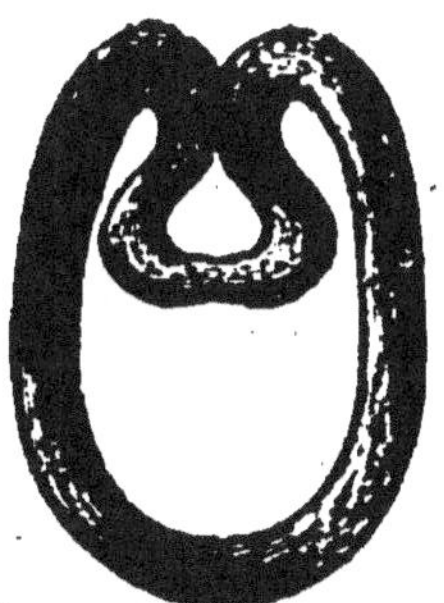

Fig. 108.— Le pessaire vu par sa face inférieure.

Il résulte de ce que nous avons dit du prolapsus et de l'élongation, que le meilleur appareil à opposer à cette déviation sera celui qui préviendra la rétroversion et qui empêchera la chute et l'inversion des parois vaginales.

Celui que je vous montre réalise ces deux desiderata.

Pour les besoins de la description, appelons la partie *a b c d* l'anneau et la partie *a f* l'appendice.

L'anneau est semblable au pessaire primitif de Hodge.

L'appendice a la forme d'un triangle à côtés et à coins arrondis.

Sa direction est horizontale ; il se détache de l'extrémité antérieure du pessaire.

Voici maintenant quels doivent être les rapports de l'instrument avec les organes.

Le col de l'utérus plongera dans l'espace libre compris entre le bord postérieur de l'appendice et le bord postérieur de l'anneau.

L'appendice *a f* soutiendra la paroi vésico-vaginale et par conséquent la vessie.

L'anneau *a b c d* soutiendra et tendra la paroi postérieure du vagin.

Les points d'appui de ce pessaire sont les mêmes que ceux du pessaire de Hodge ; les muscles de l'entrée du vagin agiront

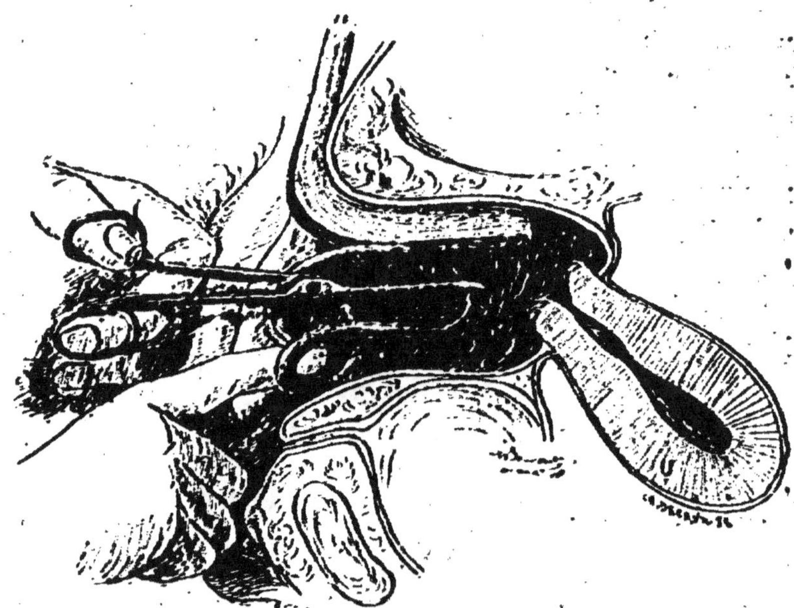

Fig. 100. — Pessaire de Vulliet. Introducteur de l'instrument.

sur son extrémité antérieure de manière à le faire rentrer toutes les fois qu'il voudrait sortir.

En un mot, tout ce que nous avons dit du mécanisme du pessaire de Hodge s'applique aussi au mécanisme du mien.

Il s'en différencie en ce qu'il constitue en plus pour la paroi vésico-vaginale, une doublure solide, qui l'empêche de s'inverser et parce qu'il étaye la vessie qui ne peut plus s'abaisser.

Tous les efforts qui tendraient à abaisser l'arc postérieur et à faire sortir le pessaire, seront transmis par l'intermédiaire de l'appendice à la paroi vésico-vaginale tout entière ; ils soulèveront donc la vessie tandis que, d'autre part, le poids de la vessie tendra constamment à repousser le cul-de-sac postérieur en haut, en arrière et à maintenir le pessaire en place.

Il faut naturellement que la déchirure du périnée n'ait pas atteint des proportions telles, que la paroi postérieure ne soit plus assez longue pour que le vagin puisse garder aucun corps étranger.

La figure 110 montre mon pessaire en place.

Étant donné la capacité ordinaire du vagin quand il existe un prolapsus, on comprendra que les dimensions de ce pessaire doivent dépasser souvent de beaucoup les dimensions de celui de Hodge.

On peut les faire facilement soi-même au moyen de ces anneaux malléables en fil de laiton entouré de gutta-percha qu'on trouve dans le commerce.

M. Demaurex, à Genève, en a de tout confectionnés.

On peut en faire en aluminium, qui sont plus propres et plus durables.

Voici les conclusions que nous pouvons tirer tant de nos observations personnelles que de celles de nos confrères :

Ce pessaire est, avec un peu d'habitude, facile à placer et à enlever.

Il est supporté facilement par les malades, parce que, étant en contact par de grandes surfaces avec les tissus, chaque point ne supporte qu'une très petite partie de la pression totale.

Non seulement il contient la matrice, mais il la maintient réduite dans sa position normale.

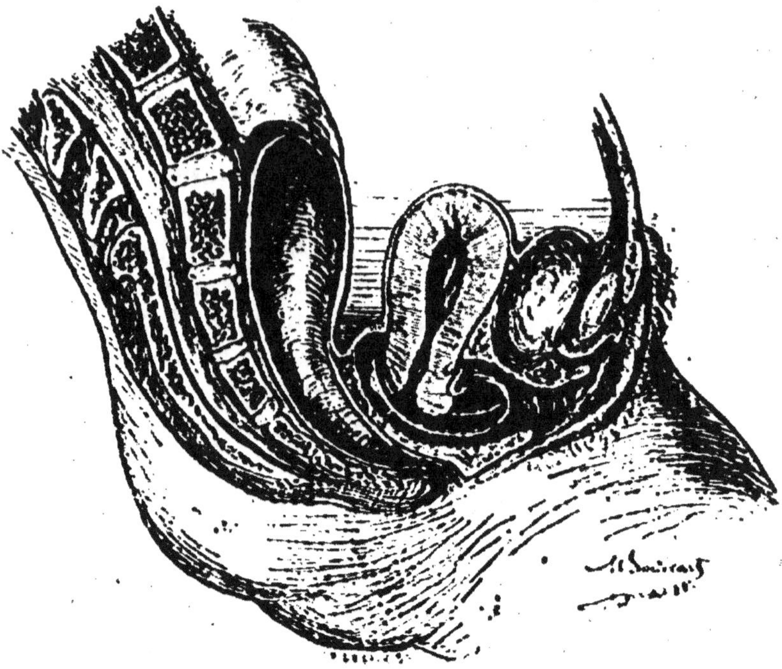

Fig. 110.— Pessaire de Vuillet en place.

Il n'entrave ni la miction, ni la défécation, ni même le coït, car les branches du pessaire se logent sur les côtés et contre le plancher supérieur du vagin.

Il n'empêche pas l'écoulement des liquides naturels ou morbides.

L'utérus et les organes limitrophes replacés dans leur situation normale, peuvent se débarrasser plus facilement des produits inflammatoires, et reprendre ainsi leur volume et leur tonicité normale. C'est comme cela que nous expliquons les cas de cure radicale obtenus dans notre pratique.

Il est urgent de recommander des injections ou mieux des irrigations vaginales et fréquentes ; enfin, prendre toutes les précautions qu'exige le port habituel d'un pessaire.

J'estime superflu, Messieurs, de vous dire comment on place les pessaires.

Je ne veux que vous montrer une planche destinée à faire voir l'introduction de mon pessaire dans la posture genu-pectorale qui, dans le cas de prolapsus, présente l'avantage de réduire parfaitement l'utérus et les parois vaginales, de permettre de juger de la capacité du vagin et par conséquent de choisir d'emblée le pessaire dont les proportions conviennent au cas particulier. (Fig. 109.)

Sans les placos, on ne pourrait pas conduire l'arc postérieur dans le cul-de-sac postérieur.

Grâce à la parfaite réduction que j'obtiens par mon pessaire, j'ai pu, comme vous le verrez plus tard, simplifier l'accomplissement des manœuvres de massage, pratiquées pour guérir le prolapsus.

Avec cet appareil on peut opérer sans recourir à l'aide d'une seconde personne, comme on le fait en Suède.

Des pessaires intra-utérins.

On ne peut agir efficacement sur les flexions pathologiques permanentes que par le catéthérisme répété ou par des pessaires placés dans l'utérus.

Les tiges intra-utérines seraient le moyen curatif par excellence si elles étaient facilement tolérées.

L'expérience a malheureusement démontré qu'elles provoquaient souvent des accidents graves, en sorte qu'on préfère ordinairement s'en tenir à une thérapeutique moins topique, mais plus anodine.

Je crois cependant qu'en substituant aux tiges rigides, généralement en usage, des tiges flexibles, on pourrait étendre considérablement les applications de l'orthopédie mécanique intra-utérine.

Les tiges en ivoire, en bois, en vulcanite, ne remplissent ni les unes ni les autres, les conditions requises pour séjourner dans l'utérus le temps suffisant pour le redresser. (Pessaire

de Jude Hue, pessaires électriques, etc., fig. 111 et 118).
J'en ai fait construire une, quo je crois supérieure aux au-

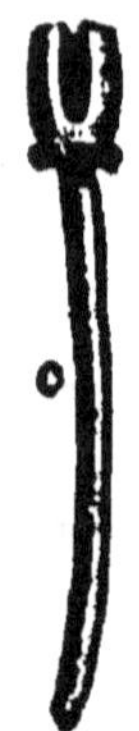

Fig. 111.— Pessaire intra-utérin de Judo Hue.

tres ; cependant, je n'y recours quo lorsque lo massage et les pessaires vaginaux ne me donnent pas des résultats suffisants.

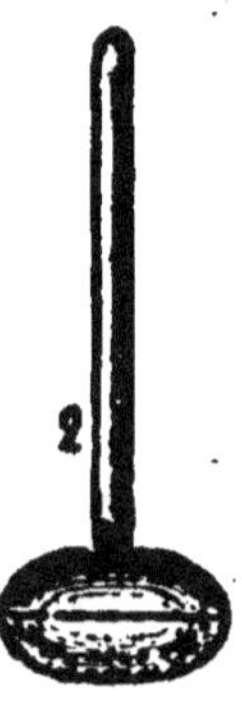

Fig. 112.— Pessaire intra-utérin électrique.

C'est une tige élastique constituée par un ressort intérieur recouvert d'un cylindre en gutta-percha. Elle est uniforme de calibre. Un disque plat sur lequel s'appuie le pourtour de l'orifice externe empêche que l'instrument disparaisse dans la matrice. La tige présente un canal central fermé en haut par la chemise de revêtement. Ce canal est destiné à recevoir un mandrin. Je donne à ce mandrin la courbure de l'utérus

à redresser. Je le coiffe de la tige qui peut ainsi pénétrer dans
le canal utérin aussi facilement qu'une sonde malléable.

J'ai des tiges de différentes hauteurs et de ressort plus ou
moins puissant.

Quand l'instrument est en place, on retire le mandrin ; une
fois libéré, le ressort joue et tend, grâce à son élasticité, à
devenir rectiligne.

Il entre en lutte avec les forces qui maintiennent la flexion ;
mais ce n'est pas une lutte brutale, elle est adoucie par tous
les tempéraments qu'y apporte l'élasticité du redresseur.

La supériorité des forces élastiques, évidente déjà dans le
domaine de l'orthopédie en général, l'est encore davantage dans
celui de l'orthopédie utérine. Le seul redresseur intra-utérin
élastique que je connaisse antérieur au mien est celui de
Greenhalgh.

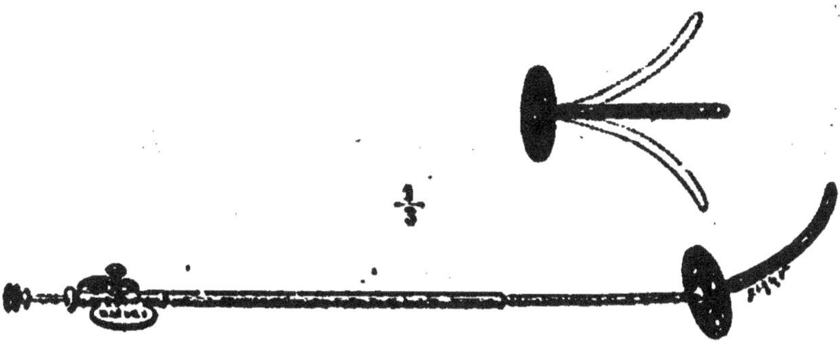

Fig. 113.— Pessaire redresseur et porte-pessaire redresseur intra-utérin
de Vuillet.

Il consiste en une tige tubulaire en gutta-percha présentant
à sa partie supérieure un renflement fenêtré. Ce renflement
semble lui assurer bien des avantages, entre autres celui de
maintenir le pessaire en place et celui de drainer la cavité utérine. Cependant c'est, je crois, cette disposition qui empêche
l'instrument d'être toléré. Les fenêtres présentent des arêtes
à angles droits qui irritent la muqueuse utérine, muqueuse
qui s'enflamme, bourgeonne et saigne facilement.

C'est parce que je ne réussissais pas à faire supporter le pessaire intra-utérin de Greenhalgh que j'ai fait construire le mien.

Quant au drainage, il est illusoire, car les mucosités et les caillots bouchent les fenêtres.

Les tiges rigides, très difficiles à placer quand la flexion est très accusée, exercent, une fois dans l'utérus, des pressions qui portent en excès sur trois points, sur le col, sur le fond et sur l'angle saillant. C'est pour cette raison qu'elles sont mal supportées.

Il y a deux ans que j'emploie mon pessaire intra-utérin. J'en ai fait usage en ville, à la Polyclinique, à la Maternité et je n'ai jamais vu survenir d'accidents.

Il m'est arrivé, il est vrai, d'être obligé de le retirer parce qu'une muqueuse tapissée d'un épithélium ? très mince est nécessairement irritable ; mais j'ai toujours pu le retirer avant que des complications de quelque importance se fussent produites. J'ai obtenu le redressement de rétroflexions vainement traitées par d'autres moyens. Les femmes qui le portent ne doivent pas nécessairement rester couchées. Quand la tolérance est établie, elles peuvent parfaitement circuler et vaquer à leurs occupations.

Pour placer le redresseur dans l'utérus, on peut indifféremment faire mettre la malade sur le dos ou sur les côtés.

Je conseille de toujours découvrir le col pour le bien nettoyer et pour l'aseptiser. Il faut aussi aseptiser la tige, ce que je fais en la soumettant à une insufflation d'iodoforme après l'avoir enduite de vaseline. L'engagement dans l'utérus se pratique comme celui de la sonde utérine. On peut faciliter la pénétration en agissant sur le fond de l'utérus pour le redresser soit avec le doigt à travers les culs-de-sac, soit avec la main par la paroi abdominale. Si l'on rencontre quelque obstacle, il vaut mieux s'arrêter et attendre d'avoir dilaté ou redressé le conduit utérin avec des sondes souples.

Le *curvateur utérin* qui a déjà été décrit dans la leçon sur le massage, constitue le complément indispensable de ce redresseur avec lequel il est impossible de fléchir le corps utérin en avant, ce qui doit être la fin de tout traitement orthopédique.

Par l'emploi systématique, patient et prudent du redresseur, du curvateur, du pessaire vaginal approprié à la version coexistante, et du massage, je suis arrivé à des résultats qui laissent

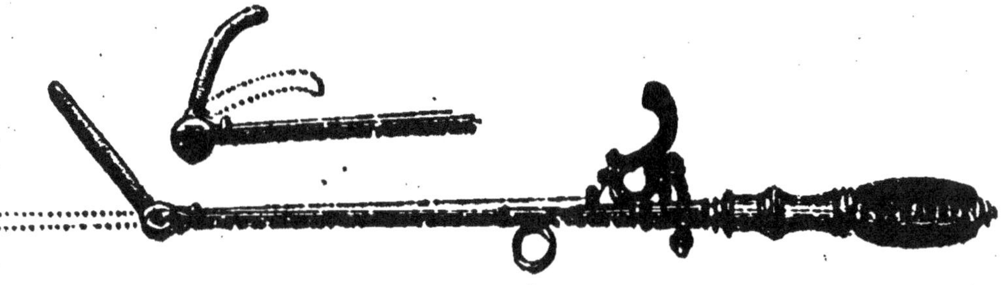

Fig. 111. — Curvateur utérin de Vuillet.

bien loin derrière eux ceux que j'obtenais avant d'être arrivé à ce système d'orthopédie.

Je considère la correction définitive d'une ancienne retroflexion fixée comme une tâche très difficile ; les moyens qui vous permettent de l'accomplir quelquefois font par cela seul la preuve d'une efficacité supérieure.

SEIZIÈME LEÇON

ORTHOPÉDIE UTÉRINE (*suite*). — ORTHOPÉDIE OPÉRATOIRE. — TRAITEMENT DES DÉVIATIONS ANTÉRIEURES. — OPÉRATIONS DE SIMS ET DE SCHRŒDER. — LAPARO-HYSTÉRORRHAPHIE.

Nous comprenons dans l'orthopédie opératoire toutes les opérations dont le but principal est de corriger une déviation de l'utérus.

Nous les divisons en :

1° Opérations destinées à corriger les déviations antérieures ;
2° Opérations destinées à guérir les déviations postérieures ;
3° Opérations destinées à guérir les déviations de prolapsus.

TRAITEMENT OPÉRATOIRE DES DÉVIATIONS ANTÉRIEURES.

Parmi les déviations antérieures, la seule qui soit susceptible d'être corrigée opératoirement est celle que nous avons appelée l'antéflexion congénitale. C'est la dysménorrhée ou la stérilité qui nous oblige d'intervenir.

L'interprétation étiologique que je vous ai exposée m'a conduit à toujours associer au traitement de cette flexion une dilatation progressive de la cavité des culs-de-sac.

Il me serait bien difficile de faire la part exacte qui revient à la dilatation dans les résultats que j'ai obtenus.

Ce dont je suis certain, c'est que depuis que j'y ai recours, la proportion des succès complets et durables s'est notablement accrue.

Dilatation du vagin.

J'ai dans ma clientèle quelques vieilles filles, autrefois dysménorrhéiques qui sont guéries depuis plusieurs années ; les opérations que j'ai faites pour redresser ou élargir leur canal n'ont cependant pas différé de celles que je pratiquais auparavant sans obtenir de succès durables ; j'ai simplement fait la dilatation vaginale en plus.

Cette dilatation peut être faite au moyen de tampons de coton ou au moyen du pessaire à air de Gariel.

Les tampons, munis de fil, seront appliqués dans la posture génu-pectorale qui permet d'obturer régulièrement tout l'espace libre, de disposer le coton autour du col de façon à déterminer partout une distension égale.

Je prescris à la malade de retirer le tamponnement au bout de cinq à six heures.

Je le renouvelle tous les deux jours.

L'agrandissement du vagin et l'assouplissement de ses parois se produisent très rapidement. A chaque séance on peut introduire un tamponnement plus volumineux.

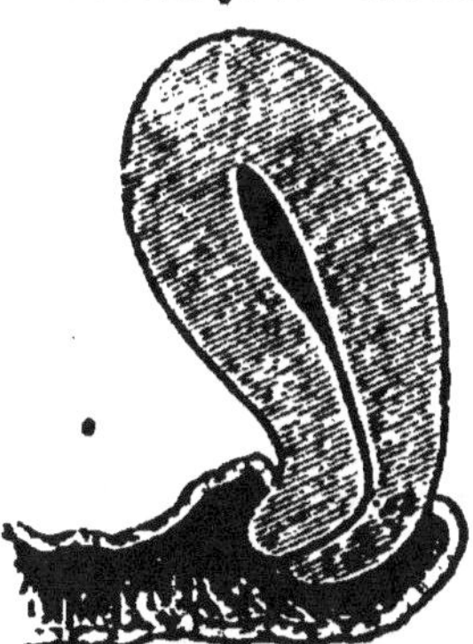

Fig. 113. — Opération de Sims. L'incision médiane antéro-postérieure doit se prolonger jusqu'à la ligne *a*.

On obtient les mêmes effets du pessaire Gariel ; à chaque application, on insuffle une quantité plus grande d'air.

Le pessaire Gariel présente l'avantage de pouvoir être introduit dans toutes les postures.

Au bout de deux ou trois semaines, la cavité des culs-de-sac s'est agrandie, le col est devenu plus libre et on peut recourir aux opérations dirigées contre la déviation. Comme nous l'avons dit, cette déviation intéresse bien plus le col que le corps.

Le corps est incliné en avant; mais c'est là une attitude qui n'a rien d'anormal tant que l'utérus est souple. Elle nous impressionne davantage, dans ce cas, parce que sa coïncidence avec la courbure cervicale antérieure nous la fait paraître plus accentuée qu'elle n'est en réalité.

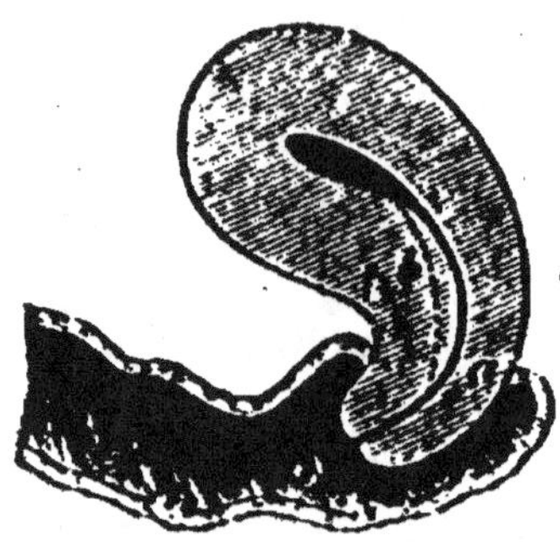

Fig. 116.— Opération de Sims. Cette figure représente les deux incisions.

Le traitement opératoire aura donc pour principal objectif de rendre le canal utérin plus large et plus vertical.

Nous vous décrirons les deux opérations qui remplissent le mieux ce but, celle de Sims et celle de Schrœder.

OPÉRATION DE SIMS.

Sims fait une opération qui consiste à inciser sur la ligne médiane, la lèvre et la paroi postérieure du col. Cette incision doit être prolongée en arrière et en haut jusqu'à ce que la portion cervicale du canal devienne aussi perpendiculaire que possible.

En vertu de ses idées sur le caractère de l'antéflexion corporéale, Sims faisait en outre une seconde incision plus haut (voir la ligne ponctuée *b*) sur la paroi antérieure de façon à inciser l'éperon de l'angle de ployure du corps (fig. 117).

Il plaçait ensuite une tente de verre qu'il laissait jusqu'à cicatrisation complète du traumatisme.

Emmet nous apprend que cette opération ne donnait pas à son instigateur des résultats entièrement satisfaisants, car il a cherché à la modifier. Cependant, n'ayant rien trouvé de mieux, il finit par y revenir.

Je l'ai faite plusieurs fois ; d'abord, en m'en tenant strictement au procédé de Sims ; ensuite, j'ai renoncé à l'incision de

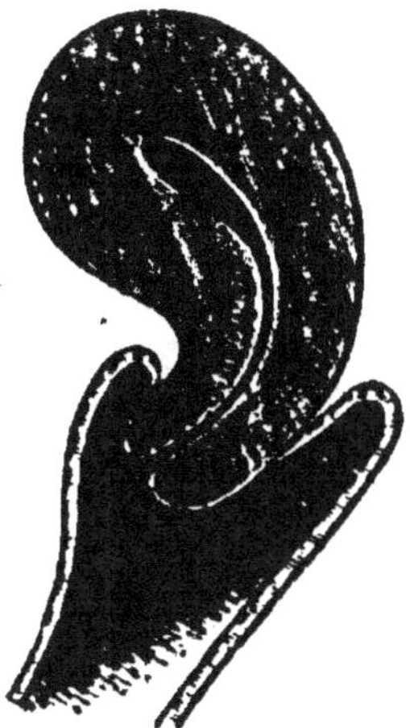

Fig. 117. — Opération de Sims. La ligne ponctuée a marque où s'arrête l'incision du col.

l'éperon qui est la partie la plus dangereuse et la moins utile de l'opération. Dans quelques cas j'ai eu des guérisons définitives ; dans d'autres, plus nombreux, les accidents ont reparu immédiatement ou après un temps plus ou moins long.

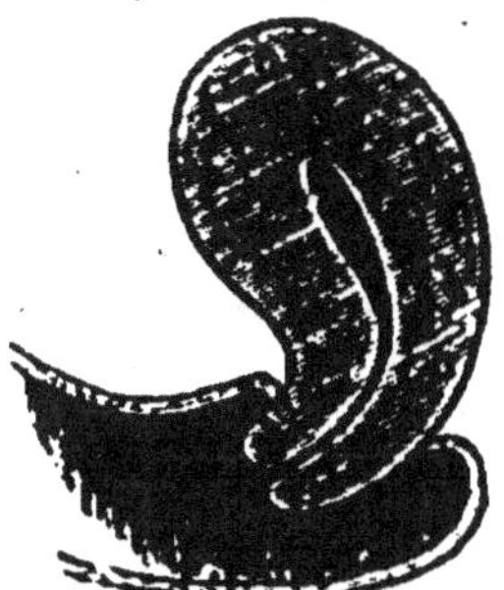

Fig. 118.— Antéflexion des femmes stériles. Indication de l'opération de Schrœder.

Toutefois, si l'on réduit le traumatisme aux proportions que je viens d'indiquer, le procédé de Sims ne présente pas de danger, et il est si simple qu'il n'y a aucun inconvénient à en faire l'essai, quitte à recourir après insuccès à d'autres opérations.

Opération de Schrœder.

Une autre manière d'opérer consiste à faire l'amputation des lèvres comme dans la trachélorrhaphie (procédé de Schrœder), mais suivant un plan horizontal, ce qui fait tomber une portion plus considérable de la lèvre postérieure que de la lèvre antérieure. Nous avons décrit, page 124, le procédé opératoire appliqué par ce chirurgien à la lacération du col.

Le col est d'abord fendu bilatéralement, puis chaque lèvre est excisée coniquement, la postérieure à un niveau plus élevé que l'antérieure.

La muqueuse cavitaire est ensuite réunie par une suture à la muqueuse cervicale externe.

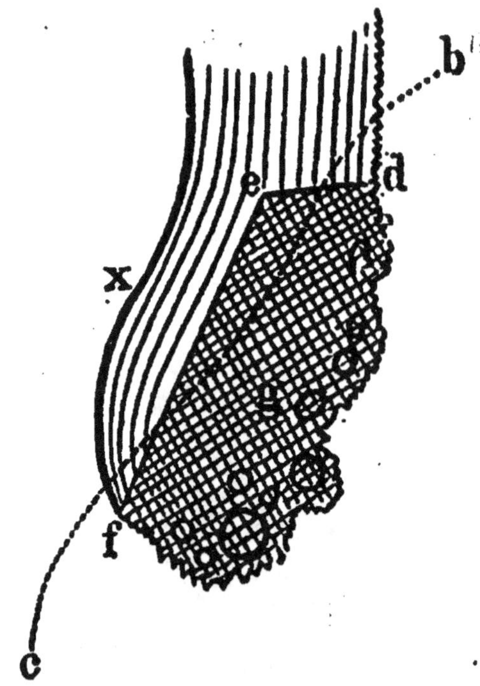

Fig. 119. — Opération de Schrœder. Surface à aviver.

Toute cavité dont le conduit excréteur est rétréci, présente une dilatation en arrière de la stricture.

En amputant suffisamment haut, on atteindra un niveau où

lo canal utérin est suffisamment large. L'excision d'une partio
do l'épaisseur des lèvres augmentera aussi l'ouverture du canal ;
enfin, la réunion par première intention que comporte le procédé, empêchera la production d'un tissu cicatriciel qui repro-
duirait la stricture.

J'ai pratiqué l'opération do Schrœder sur une dame qui, b'en
que mariée depuis cinq ans, n'avait pas d'enfant ; depuis, ello
en a eu trois.

Je considère cette opération comme la plus radicale et la plus
logique.

Je viens de recevoir une lettre d'une dame habitant Mon-
treux que j'ai opérée par ce procédé en avril 1887 ; elle était
mariée depuis 1880, sans avoir encore conçu. Elle m'annonce,
à la date du 15 mars 1888, qu'elle est enceinte de quatre
mois.

Quel que soit le procédé par lequel on a opéré, il faut placer
dans le canal soit une tige à demeure, soit des tampons intra-
utérins qui maintiendront l'ouverture jusqu'à ce que la cicatrisation soit complète.

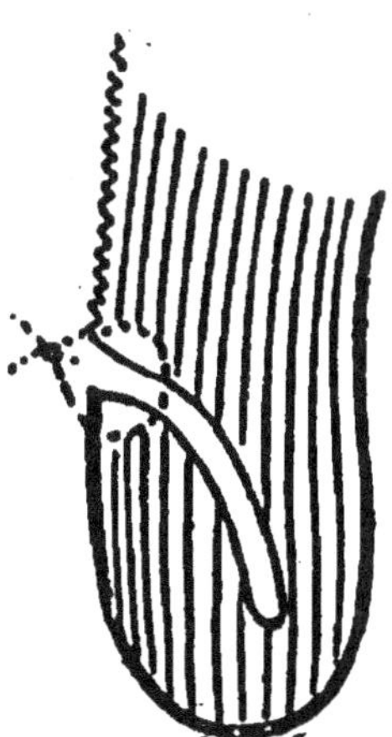

Fig. 120. — Opération de Schrœder. Les tissus ont été excisés et les lambeaux suturés.

DIX-SEPTIÈME LEÇON

ORTHOPÉDIE OPÉRATOIRE (*Suite*). — TRAITEMENT OPÉRATOIRE DES DÉVIATIONS POSTÉRIEURES. — L'OPÉRATION D'ALQUIÉ-ALEXANDER.—LA LAPARO-HYSTÉRORRHAPHIE.

Messieurs,

J'ai connu une femme de 38 ans qui s'est suicidée en sortant de la Maternité, où elle était venue se soumettre à une dernière et inutile tentative, pour guérir d'une rétroflexion fixée, qui depuis 14 ans faisait d'elle une invalide continuellement à la charge de la charité publique.

Il est certain que les déviations en arrière, surtout quand l'utérus est adhérent aux organes voisins, peuvent entraîner des troubles de la plus haute intensité et justifier ainsi les interventions les plus héroïques.

C'est pour ces cas exceptionnellement graves que l'on a imaginé les procédés opératoires que nous allons décrire. Je crois le massage gynécologique bien exécuté, susceptible de limiter considérablement le nombre des cas où l'indication d'opérer résulte de la seule déviation.

Grâce à lui, j'ai libéré les utérus les plus déviés et les plus adhérents.

Je ne vous recommande donc pas ces opérations comme des procédés d'une application courante, je vous les expose parce que nous devons connaître toutes les ressources de notre art, même celles qu'on n'emploie qu'à la dernière extrémité.

Ces opérations sont :

1° L'opération d'Alquié-Alexander.

2° La laparo-hystérorrhaphie.

OPÉRATION D'ALQUIÉ-ALEXANDER.

Le 17 novembre 1833 on proposait à l'Académie de médecine de Paris une nouvelle méthode pour le traitement des divers déplacements de la matrice. Cette méthode n'était pas autre chose que le raccourcissement des ligaments ronds, et, son inventeur était le savant chirurgien de Montpellier, Alquié. Cette nouveauté devait avoir le sort commun à toute nouveauté. Le 4 novembre 1810, c'est-à-dire quatre ans après, la commission chargée d'examiner la communication d'Alquié, commission composée de Berard, Baudelocque et Villeneuve, exprima son opinion à la docte assemblée. L'opération fut déclarée inadmissible dans la pratique. L'Académie s'associa pleinement à l'opinion émise par sa commission et félicita l'inventeur de la nouvelle méthode *de ne pas l'avoir mise en pratique sur le vivant.* Ce jugement rappelle le verdict prononcé, il y a 25 ans, par cette même assemblée, à propos de l'ovariotomie « *une opération homicide digne de l'exécuteur des hautes œuvres* ».

40 ans plus tard, le Dr William Alexander, de Liverpool, opérait par la méthode d'Alquié une femme atteinte de prolapsus et chez laquelle l'élytrorrhaphie avait échoué ; le succès couronna cette tentative du chirurgien anglais.

Il est équitable que le nom de l'opération rappelle aussi bien celui qui l'a imaginée, que celui qui l'a le premier exécutée avec succès. C'est pour cela, Messieurs, que nous la désignons, comme d'autres l'ont fait du reste, sous le nom d'opération d'Alquié-Alexander (1).

(1) Deneffe, professeur à l'Université de Gand, avait également proposé, en 1850, de guérir les déplacements utérins par le raccourcissement des ligaments ronds. Une tentative opératoire faite en 1865 par ce chirurgien ne donna pas de résultat. Mais nous sommes heureux

L'opération se compose essentiellement de deux parties :

1° Recherche et mise à nu des ligaments ronds ;

2° Raccourcissement des ligaments une fois trouvés.

Manuel opératoire.

1° Après avoir rasé la région pelvienne et s'être entouré des précautions antiseptiques, le chirurgien reconnaît l'épine du pubis, facilement appréciable et détermine la direction du ligament de Fallope. Puis, parallèlement à ce dernier et partant de l'épine du pubis, il fait une incision de longueur variable suivant les sujets (4 à 5 cent.). Peau, tissu cellulo-graisseux sont ainsi coupés jusqu'à ce que l'on tombe sur l'aponévrose du grand oblique et les piliers de l'orifice cutané du canal inguinal. Un aide écarte les lèvres de l'incision. Il s'agit maintenant d'isoler le ligament rond du tissu graisseux qui l'entoure. Un jeune chirurgien de Montpellier, M. Puech, qui a beaucoup contribué à faire connaître cette opération, propose sur ce point une petite modification au manuel opératoire.

Les dissections montrent d'une part la tendance à la dissociation des fibres du ligament rond dans la partie extra-inguinale de son trajet ; d'autre part, la condensation de ces fibres dès leur entrée dans le canal inguinal où elles forment un cordon franc des plus nettement appréciables. Il y aurait donc tout avantage pour le chirurgien d'inciser d'emblée, dans tous les cas, la paroi antérieure du canal inguinal dans une certaine étendue à partir de l'orifice cutané, et de faire volontairement ce que certains opérateurs ont été amenés, par les seules circonstances, à faire accidentellement.

2° Une fois le ligament rond découvert et séparé des tissus qui l'entourent et des brides qui le relient aux parties voisines,

de reconnaître que M. Deneffe avait également, longtemps avant Alexander, posé le principe de la cure des déplacements utérins par le raccourcissement des ligaments ronds.

commence la seconde partie de l'opération, le raccourcissement.

On attire au dehors le ligament le plus doucement possible pour en éviter la rupture ; on place sur lui une pince hémostatique et on exécute sur le côté opposé la série des manœuvres que nous venons d'énumérer.

Une fois les deux ligaments libérés, l'opérateur réduit l'u-
térus dans la position normale et, confiant à un aide le soin
de le maintenir, il tire sur les ligaments ronds, plus ou
moins, suivant le degré et la nature de la déviation qu'il se
propose de corriger. Cela fait, il ne reste plus qu'à fixer le ligament sur les piliers inguinaux et sur les lèvres de la plaie.

Une aiguille munie d'un fil de catgut passé de haut en bas
à travers le pilier interne, le ligament rond et le pilier externe.
Un autre fil traverse les mêmes parties, mais en sens inverse,
c'est-à-dire en commençant par le pilier externe et finissant
par l'interne. Il faut avoir soin de serrer modérément les fils,
de façon à ne pas compromettre la vitalité du ligament. En
général, deux points de suture sur chaque ligament suffisent.
Les extrémités des ligaments peuvent être traitées de deux ma-
nières : ou bien on les résèque entièrement, ou bien on les pe-
lotonne dans l'angle interne de la plaie.

Si on a quelque doute sur l'asepsie du traumatisme opératoire, on place un tube à drainage dans l'angle inférieur de la
plaie; si l'on a opéré d'une façon tout à fait antiseptique, il n'y
a pas besoin de drainer et on ferme complètement la plaie.

Un pansement antiseptique complétera l'opération.

Le séjour au lit pendant un temps variant entre 3 et 6 semaines, l'application, pendant la même période, du pessaire vaginal ou intra-utérin, qui convient pour la déviation, sont les
adjuvants nécessaires des manœuvres opératoires. Au bout de
ce temps le résultat opératoire peut être parfaitement jugé.

Voyons maintenant les résultats obtenus par cette nouvelle
opération.

Sur les 133 opérations qui ont été relevées dans le récent

travail de M. Puech et dont les résultats ont été soigneusement consignés, 37 appartiennent à Alexander, 38 à Imbach, 6 à Burton, 4 à Duncan, 5 à Campbell, 4 à Lair, 1 à Smith, 2 à Kutner, 5 à Slawjanski, 3 à Emmet, 4 à Lediard, 1 à Lawson-Tait, 2 à Zeiss, 3 à Lée, 1 à Keit, 1 à Groom, 3 à Polk, 1 à Mundé, 3 à Adams, 1 à Teeres, 2 à Duplay, 1 à Pozzi, 1 à Bouilly, 1 à Dubreuil.

Vingt-cinq fois (25), l'opération fut faite pour un prolapsus utérin ; cent huit fois (103) le chirurgien se proposait de remédier aux accidents produits par une déviation en arrière (rétroflexion ou rétroversion). A la suite des 25 opérations qui s'adressaient aux déplacements en bas de la matrice, on a noté 19 guérisons, 2 améliorations, 4 insuccès. Dans les 108 cas de rétro-déviation, le chiffre des guérisons s'est élevé à 81, celui des améliorations à 6, celui des insuccès à 22. En faisant le total des opérations que nous avons recueillies, nous obtenons le chiffre de 100 guérisons, 7 améliorations, 26 insuccès.

Voilà des résultats bien brillants. Voyons maintenant les contre-indications.

En passant en revue les différentes causes d'insuccès de l'opération, nous avons, en même temps que nous indiquions la principale condition de réussite, laissé deviner une des contre-indications les plus importantes. La mobilité de l'utérus, disions-nous, est une condition indispensable pour rendre utiles les tractions exercées par les ligaments ronds. Aussi devrait-on, sous peine d'échec, rejeter ce mode d'intervention, toutes les fois que l'on aura affaire à un utérus adhérent soit aux organes voisins, soit aux parois de la cavité pelvienne. Il en sera de même lorsque les ovaires seront déplacés et adhérents, car, en supposant même l'utérus libre et mobile, le résultat de l'opération sera annihilé par la traction continue exercée par l'intermédiaire des brides ovariennes. Par contre, dans le prolapsus simple des ovaires sans adhérences accompagnant un déplacement utérin, on a vu les raccourcissements des ligaments ronds avoir les plus heureux résultats, soit sur le déplacement ovarien lui-même, soit sur les phénomènes qui en étaient la conséquence.

Ces diverses considérations nous permettent d'accepter les conclusions auxquelles M. Puech est arrivé.

Le raccourcissement des ligaments ronds dans les cas de déviations utérines en bas et en arrière, entré depuis peu dans la pratique, est une opération qui doit être, à l'heure actuelle, prise en considération par le chirurgien.

Le peu de danger qu'elle présente, les guérisons fréquentes, et, à leur défaut, les améliorations marquées observées consécutivement à son emploi, la difficulté d'obtenir de bons résultats par l'application de méthodes qui se rapprocheraient d'elle par leur bénignité, la gravité, au contraire, des autres procédés opératoires susceptibles de donner des résultats plus favorables que ces derniers, sont des raisons suffisantes pour engager le praticien à ne pas négliger un mode précieux de traitement.

On ne doit s'exagérer ni la facilité, ni la difficulté du manuel opératoire. Le temps le plus délicat est la mise à nu du ligament, à cause de la tendance à la dissociation de ses fibres dans leur trajet extra-inguinal et la nécessité de sectionner les prolongements qui les rattachent aux muscles transverse et petit oblique. La facilitation de la manœuvre par l'ouverture du canal inguinal nous a engagé à proposer l'incision, dans tous les cas, de la paroi antérieure du canal.

L'opération d'Alquié-Alexander n'a pas la prétention de convenir à tous les cas de déviations utérines. La mobilité de l'utérus est une condition indispensable. Un utérus déplacé et adhérent n'est pas passible de l'opération. Il ne faudrait pas non plus espérer obtenir, par le seul fait du raccourcissement des ligaments ronds, une guérison complète, quand au déplacement utérin se joignent d'autres complications (cystocèle, rectocèle, prolapsus du vagin, ovaires prolabés et adhérents au cul-de-sac de Douglas). Mais encore, dans ces cas, le raccourcissement des ligaments ronds sera-t-il le complément utile des

diverses opérations (colporrhaphie, périnéorrhaphie) pratiquées contre chacun de ces accidents.

LA LAPARO-HYSTÉRORRHAPHIE.

Cette opération consiste à ouvrir le ventre comme dans
toute laparotomie et à suturer l'utérus à la paroi abdominale
antérieure.

Elle a reçu divers noms.

A. Kelly, de Philadelphie, l'appelle l'*Hystérorrhaphie*.

Saenger, la décrit sous le nom de « Correction de la rétroflexion utérine par la laparotomie et la fixation ventrale de l'organe (operative Beseitigung der Retroflexio Uteri durch die
Laparotomie und ventrale Fixation des Organs) ».

Je trouve l'une des dénominations insuffisante et l'autre
trop longue.

Nous l'appellerons la *laparo-hystérorrhaphie*. Ce terme
me paraît bien désigner de quoi il s'agit.

Nous ne nous étendrons pas longuement sur l'historique de
cette opération.

Kœberlé le premier, en 1877, sutura l'utérus en avant à la
paroi abdominale.

Sa conduite fut imitée par P. Muller, Hennig, Olshausen,
Lawson Tait, Czerny, Kelly et d'autres.

Tous ces chirurgiens firent l'hystérorrhaphie accessoire-
ment dans le cours de laparotomies où ils avaient rencontré
l'utérus dévié en arrière.

Ce fut Saenger qui le premier l'exécuta de propos délibéré
sans autre objectif que de remédier à la déviation.

Toutefois, soit Saenger, soit ses imitateurs, ont dû le plus souvent pratiquer des opérations accessoires (oophorectomie, salpyngotomie) qui dépassent en difficultés l'opération préméditée.

Cela tient à ce que les annexes sont ordinairement malades
lorsque la déviation est fixe et présente des symptômes intenses et rebelles.

Lors donc qu'on entreprend une laparo-hystérorrhaphie, il faut être préparé à exécuter au besoin d'autres opérations secondaires.

L'opération.

Nous pouvons la diviser en quatre temps :

1° L'incision abdominale.

2° La recherche de l'utérus, sa libération de ses adhérences et l'exécution des opérations complémentaires.

3° La suture utérine.

4° La fermeture de la plaie abdominale.

1° *L'incision abdominale.* — Pour avoir le jour et l'accès suffisants, il faut ouvrir le ventre, de la symphyse jusqu'à l'ombilic.

Découvrir le bassin en ramenant le paquet intestinal en haut au moyen d'éponges ou de serviettes.

L'opérateur, ensuite, introduit la main dans le bassin et procède au second temps.

2° *La recherche et l'isolement de l'utérus.* — Ici, Messieurs, les plus grandes difficultés peuvent se présenter.

Il faut, pour les comprendre, se représenter non pas l'utérus mobile et sain à la déviation près, mais l'utérus entouré de fausses membranes, adhérant avec les parties voisines soit par lui-même, soit par ses annexes.

Les annexes, ovaires et trompes peuvent être englobés et cachés dans des fausses membranes, défigurés par l'ovarite, par la salpyngite ou par la participation de ces organes à la formation d'un kyste tubo-ovarique.

Mais, en procédant avec prudence et avec méthode, on arrive cependant, en décollant les adhérences avec les doigts, à isoler l'utérus et les annexes et à s'orienter sur la disposition des organes.

Si on trouve les ovaires malades, il faut les enlever. S'il faut faire l'ablation des trompes, les doubles ligatures deviennent indispensables, car il faut éviter tout accès du contenu d'une salpyngite dans le péritoine. On opérera les sections au moyen du thermocautère qui, au point de vue de l'antisepsie, offre plus de garanties que le couteau.

Quand l'utérus est libre ou libéré et, une fois terminées les opérations accessoires qu'on a pu être appelé à faire, l'opérateur amène l'utérus vers l'angle inférieur de la plaie, il le soulève et le confie à un aide; il procède ensuite au 3e temps.

La suture utérine. — Deux modes de sutures ont été pratiqués, l'un par Saenger et ses devanciers, l'autre par Léopold.

Suture selon Saenger. — Saenger pose les fils sur les parties latérales de l'utérus.

Le plus haut traverse le ligament rond à son origine.

Le second et le troisième sont placés plus bas sur le feuillet antérieur du ligament large.

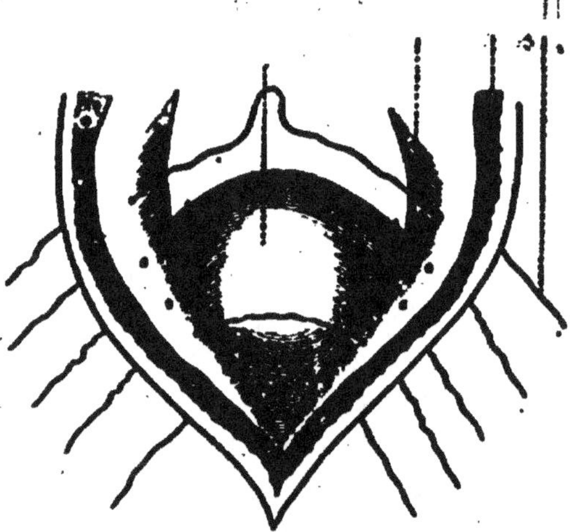

Fig. 121 — Laparo-hystérorrhaphie. Figure montrant la disposition des fils. Les lignes pointillées indiquent l'utérus, le péritoine, la paroi abdominale et un des fils de la suture abdominale.

Un aide prend ces fils qui restent munis de leur aiguille et les place entre les mors de pinces à forcipressure.

L'opérateur procède de la même manière de l'autre côté.

Quand tous les fils sont placés des deux côtés de l'utérus, on le rapproche de la paroi abdominale.

Comme chaque fil est resté muni de son aiguille, il n'y a

qu'à le conduire, à travers le point de la paroi abdominale situé vis-à-vis, pour avoir, de chaque côté, trois sutures réunissant l'utérus à la face interne de la paroi de l'abdomen.

On tirera sur les fils jusqu'à ce que l'organe arrive au contact de la paroi, et on nouera le chef qui a traversé la paroi abdominale avec celui qui n'a traversé que l'utérus.

Il faut faire attention qu'il ne subsiste ni en haut ni latéralement de fentes, où pourrait se produire une occlusion intestinale.

On referme ensuite la plaie abdominale comme dans toute laparotomie.

Cette suture comporte donc six fils perdus.

Léopold ayant observé qu'après l'opération césarienne les utérus incisés restaient accollés à la paroi abdominale d'une façon durable, supposa qu'une adhérence qui se produisait ainsi sans être cherchée, devait être facile à provoquer en prenant toutes les dispositions voulues pour la déterminer.

Léopold pose ses fils de la façon suivante : il traverse de l'extérieur à l'intérieur la paroi abdominale sur un côté de l'incision, puis il conduit le fil à travers la face postérieure du sommet de l'utérus ; l'aiguille doit passer sous la séreuse et pénétrer même un peu dans la couche musculaire, le fil traverse enfin l'autre lèvre de l'incision abdominale en cheminant de l'intérieur à l'extérieur.

Dans sa dernière opération, il n'a placé qu'un seul fil ; dans d'autres, il en avait placé trois.

L'anse a donc sa partie médiane dans le tissu utérin et ses deux chefs ressortent de chaque côté à travers les bords de l'ouverture de l'abdomen.

Léopold décortique superficiellement la muqueuse utérine sur la ligne médiane, dans le point qui arrivera en contact avec la paroi abdominale. Il tarit les petits suintements sanguins avec de la gaze iodoformée.

Il ferme ensuite la plaie ; le fil qui passe à travers l'utérus concourt aussi à la clôture de cette plaie.

Il enlève ce fil vers le 10e jour après l'opération.

Saenger a pratiqué sept fois cette opération ; Léopold trois fois.

Aucune des opérées n'est morte et les symptômes dont elles souffraient ont disparu.

Sans nier les avantages que la laparo-hystérorrhaphie peut présenter dans certains cas exceptionnellement graves et rebelles, on ne peut que conclure que ses indications doivent être extrêmement restreintes.

Si les annexes de l'utérus sont malades, ce sont les affections ovariennes ou tubaires qui indiquent la laparotomie, et la suture utérine ne devient plus qu'une mesure accessoire.

Si les annexes sont saines et l'utérus fixé, j'estime que la laparotomie ne saurait être justifiée tant qu'on n'a pas essayé de libérer l'organe par le massage.

Si l'utérus dévié est libre d'adhérences, l'opération d'Alquié-Alexander nous offre un moyen plus simple, plus anodin, quoique moins sûr, de rapprocher le fond de l'utérus de la paroi abdominale.

DIX-HUITIÈME LEÇON

ORTHOPÉDIE UTÉRINE (*Suite*). — TRAITEMENT CHIRURGICAL DU PROLAPSUS DE L'UTÉRUS ET DU VAGIN. — PÉRINÉORRHAPHIE. COLPO-PERI-NÉORRHAPHIE.

Les opérations pratiquées en vue de prévenir la formation du prolapsus rentrent dans notre cadre au même titre que celles destinées à guérir cette affection, une fois qu'elle est constituée.

La Trachélorrhaphie et la Périnéorrhaphie sont les plus importantes parmi les opérations ayant un caractère préventif ou prophylactique.

Nous avons déjà décrit la Trachélorrhaphie, nous avons expliqué son but et sa portée orthopédique, nous n'y reviendrons pas. (Voyez septième leçon, page 114.)

Qu'elle soit exécutée avant ou après l'apparition du prolapsus, elle n'a toutefois qu'une valeur accessoire ; c'est la périnéorrhaphie qui constitue la partie essentielle de tout traitement chirurgical de la procidence de l'utérus et du vagin, que ce traitement soit curatif ou simplement préventif.

Nous allons donc décrire d'abord la périnéorrhaphie, puis nous exposerons la combinaison opératoire à laquelle on a généralement recours aujourd'hui pour guérir le prolapsus complet et invétéré.

PÉRINÉORRHAPHIE.

La périnéorrhaphie est une opération qui a pour but de restaurer le périnée mutilé par des déchirures fraîches ou anciennes.

Ces déchirures sont généralement causées par :

L'étroitesse de l'anneau vulvaire et du vagin, la hauteur anormale du périnée, la rigidité des tissus.

L'expulsion rapide de la tête fœtale.

Les contractions violentes.

Le volume considérable de l'enfant.

Les opérations obstétricales laborieuses ou maladroites sont les causes ordinaires de ces déchirures.

C'est naturellement chez les primipares que le traumatisme obstétrical est le plus fréquent et le plus intense.

La conduite à tenir lorsque le périnée paraît en danger consiste à faire placer l'accouchée dans le *décubitus latéral gauche* (position obstétricale anglaise).

Toute la région se trouve ainsi exposée sous les yeux de l'accoucheur. Il peut retarder à son gré l'expulsion pour qu'elle ne se produise qu'au moment où les parties lui paraissent suffisamment dilatées ; il peut également soutenir efficacement le périnée, et débrider au besoin l'orifice vulvaire par des incisions latérales ; enfin, si, malgré toutes ces précautions, la rupture se produit, il est dans les meilleures conditions pour rapprocher et suturer les lambeaux.

L'anesthésie dans cette position est très facile.

La rupture périnéale peut être partielle ou complète. Elle est *partielle* lorsqu'elle ne dépasse pas le corps périnéal.

Elle est dite *complète* lorsque, en outre, le sphincter et le rectum sont déchirés.

L'opération varie selon que les déchirures sont fraîches ou anciennes.

Dans le premier cas, nous aurons à exécuter la périnéorrhaphie *immédiate* ; dans le second, la périnéorrhaphie *tardive*.

DE LA PÉRINÉORRHAPHIE IMMÉDIATE.

Les chirurgiens hésitaient autrefois à réunir des déchirures vives du périnée. Aujourd'hui, grâce aux progrès de l'antisepsie, la question est tranchée en faveur de la *restauration immédiate.*

Ahlfeld et d'autres conseillent, surtout si l'accouchée est anesthésiée, de ne pas même attendre la délivrance, mais de commencer à réunir les déchirures immédiatement après l'expulsion.

Le rapprochement des lambeaux fait cesser les hémorrhagies et ferme les voies à l'infection :

Depuis deux ans j'ai toujours procédé ainsi et je n'y vois que des avantages.

On a invoqué contre l'intervention immédiate : 1° l'état des parties ; 2° l'écoulement lochial et l'état puerpéral ; 3° le passage de l'urine sur la plaie pendant les premiers jours. Passons rapidement en revue ces objections.

1°. *L'état irrégulier, souvent déchiqueté, des lambeaux,* peut toujours être simplifié par excision aux ciseaux, des parties destinées au sphacèle ; il est ainsi facile de constituer des surfaces saines et régulières, s'adaptant facilement.

Après la contusion, les parties sont moins sensibles, et permettent la restauration sans trop de douleurs.

2. *L'écoulement lochial* septique ou non n'est pas un empêchement à la réunion.

Bien au contraire, cette réunion empêche aux virus l'accès des parties vives sur lesquelles ils pourraient s'inoculer.

3° *Le passage de l'urine.* Pour l'éviter il n'y a qu'à sonder la femme pendant les premiers jours.

En somme le traumatisme obstétrical ne diffère pas d'un autre. Quand il est bien stérilisé, il n'y a aucune raison de ne pas le réparer, le plus près possible du moment de la production.

L'opération se fait plus rapidement, puisque le temps de l'avivement se trouve ainsi supprimé.

Les suites de l'opération se confondent avec les suites de couches.

Restauration des déchirures incomplètes.

Nous les diviserons en déchirures légères et *déchirures profondes.*

Des déchirures légères.

La restauration des déchirures légères mérite à peine le nom d'opération.

L'accouchée est placée en décubitus dorsal, le siège au bord du lit.

Après avoir irrigué et nettoyé le vagin et la plaie, on place quelques points de suture entre les parties divisées. Elles doivent être hermétiquement rapprochées, soit du côté du vagin, soit du côté extérieur.

La distention qui précède la rupture a en général insensibilisé les tissus, en sorte que le passage de l'aiguille ne provoque pas de douleurs.

Dans le cas contraire, on applique sur les déchirures une solution de cocaïne de 2 gr. sur 10.

Le traitement consécutif sera le même que pour le cas suivant.

Des déchirures profondes.

Les *instruments* nécessaires sont :

Des ciseaux courbes sur le plat.

Des pinces monogriffes à forcipressure.

Des aiguilles courbes et un porte-aiguilles ou une aiguille à manche.

Un appareil à irrigation continue plein d'une solution de sublimé au cinq-millième.

Il faut trois *aides* : l'un anesthésie, les deux autres tiennent les jambes et assistent l'opérateur.

La malade est amenée au bord du lit.

On irrigue le vagin d'abord ; ensuite on dirige le jet sur la plaie qu'on étale en écartant les lèvres de la vulve au moyen des pinces monogriffes tenues par les aides latéraux. — Tout étant ainsi disposé, l'opérateur inspecte la déchirure.

Si elle est simple, il n'aura qu'à la *nettoyer* soigneusement.

Si, au contraire, elle est irrégulière, surtout si les tissus sont altérés, il faudra qu'il régularise, *qu'il pare* les surfaces à rapprocher.

Ce temps de l'opération est bien plus simple lorsque l'opérateur a été témoin de la rupture, car les lambeaux sont souvent déformés et déplacés à tel point qu'il est difficile de s'orienter sur la façon de les réunir quand on n'a pas assisté à leur division.

Il faut se rappeler que les déchirures sont plus souvent un peu latérales que parfaitement médianes. Ordinairement la division n'est qu'antéro-postérieure ; mais il est des cas où les tissus sont aussi divisés dans le sens transversal. Enfin, grâce à l'arrachement, les téguments d'un côté du vagin et de la vulve peuvent être trouvés attenant au bord opposé de la déchirure.

Ajoutons que, grâce à l'anémie et à la désorganisation, les tissus perdent aussi leur forme et leur aspect.

Dans la préparation des surfaces, l'opérateur doit se rappeler qu'il n'obtiendra la réunion que s'il ne se produit aucune mortification entre les parties suturées. Il réséquera et excisera donc tous les tissus suspects, c'est-à-dire livides, blafards, ou noirâtres et tout ce qui pendille sans attaches suffisantes avec le fond de la plaie.

La préparation des surfaces peut donc exiger dans certains cas quelques sacrifices.

Suture. — Nous ne pouvons pas passer en revue tous les modes de suture employés ; nous ne vous exposerons que les plus modernes, les plus typiques et les plus rationnels.

Certains opérateurs accordent une grande importance à la nature du fil, à l'espèce d'aiguille qu'ils emploient. Pour nous, nous estimons que ce ne sont là que détails tout à fait secondaires. L'essentiel, c'est de bien coudre, d'employer un fil aseptique, et de ne réunir que des surfaces bien vivaces et bien stérilisées.

Le catgut est le fil qu'on recommande le plus; c'est à notre avis le moins bon, car souvent il se résorbe ou se rompt avant que la réunion soit solide. Nous lui préférons soit la soie iodolée, soit le fil métallique.

Sutures à points coupés.

Ce mode de réunion comporte deux sortes de sutures; des sutures profondes et des sutures superficielles.

1° *Des sutures profondes.* Une grande aiguille munie de grosse soie est implantée dans les tissus, à environ un centimètre du bord de la déchirure à la hauteur de la fourchette ; l'index gauche placé dans le rectum servira à la guider; elle cheminera entre le vagin et le rectum, dans les couches profondes pour ne ressortir que de l'autre côté, donc à droite de la déchirure, également à un centimètre du bord.

Nous plaçons, selon la hauteur du périnée déchiré, 3 ou 4 sutures profondes. Les fils ne seront pas liés pour le moment.

Ces sutures doivent être profondes sur toute l'étendue, c'est-à-dire qu'elles ne doivent s'apercevoir sur aucune partie de la surface déchirée.

2° *Des sutures superficielles.* On les passe à l'aide de petites aiguilles chargées de soie fine.

La première suture est placée à l'angle supérieur de la déchirure vaginale. Cet angle doit être fermé très hermétiquement.

Les points suivants, qu'il s'agisse d'une suture interrompue ou d'une suture à surjet, seront placés à environ un centimètre de distance les uns des autres.

On soutient, avec la pince à griffes, le bord de la déchirure ; on enfonce son aiguille à 4 ou 5 mill. du bord, pour ressortir du côté opposé et bien *vis-à-vis* du point d'entrée.

Il faut affronter les surfaces avec grand soin, même se servir de petits ténaculums au moyen desquels on empêche le recoquevillement des bords de la plaie.

Une fois la plaie fermée, il faut s'occuper des fils profonds, que nous avons laissés pendre à leurs places respectives. Si le périnée n'est pas très élevé et que nous n'ayons placé qu'une ou deux sutures profondes, nous nous contenterons de les nouer.

Si le périnée élevé, a été déchiré sur une grande étendue, nous préférons fixer les fils sur des bâtonnets en caoutchouc durci, munis de petites ouvertures dans lesquelles on fait passer les fils que l'on noue sur le bâtonnet.

Des bouts de drain longs de 1 à 1 centimètre 1/2 peuvent rendre les mêmes services que les bâtonnets.

Les extrémités des deux fils adjacents sont passés en sens inverses à travers le bout de drain, puis noués ensemble ; on fait de même de l'autre côté avec les autres extrémités de ces deux fils ; on les noue après s'être assuré d'un rapprochement intime de la profondeur de la plaie.

La suture à fil d'argent sera exposée plus loin dans la leçon où nous nous occuperons de la périnéorrhaphie selon Lawson Tait. Cette suture peut parfaitement être substituée à celle que nous venons de décrire.

La suture terminée, on augmente l'irrigation, on fait une injection vaginale et un nouveau lavage minutieux des parties externes ; puis, on saupoudre la suture d'iodoforme et on y applique une longue mèche de gaze iodoformée, de 2 à 3 doubles seulement, recouvrant toute l'étendue de la suture ; on fixe le tout par un bandage en T, les jambes sont maintenues rapprochées par une serviette nouée autour des cuisses, la malade est couchée dans un lit propre.

Soins consécutifs.

Cathétérisme de la vessie pendant les 3 ou 4 premiers jours.

Injections vaginales et insufflation de poudre d'iodoforme 3 fois par jour.

Changement fréquent du bandage en F.

On cherchera à maintenir la constipation aussi longtemps que possible ; mais si la malade veut aller à la garde-robe, il faut faciliter la défécation au moyen de lavements.

Les parties seront soigneusement lavées après chaque selle.

Les sutures seront enlevées du 8e au 10e jour.

Quand la réunion n'est pas solide ou n'est que partielle, on peut poser des sutures secondaires qu'on laisse encore pendant 8 jours.

Pour terminer cette question de la périnéorrhaphie immédiate, il nous reste à examiner le procédé opératoire en cas de rupture complète, comprenant l'anus, le sphincter et une plus ou moins grande partie du rectum.

RESTAURATION DES DÉCHIRURES COMPLÈTES.

Le but ici est plus complexe que dans le cas précédent; la restauration porte non pas sur le vagin, la vulve et le périnée seulement, elle doit aboutir en outre *à la clôture du cloaque* et à la *reconstitution d'un sphincter anal circulaire.*

Je n'ai eu que deux fois l'occasion de réunir des déchirures fraîches complètes. Bien que je n'aie obtenu ni dans un cas ni dans l'autre une réunion complète par première intention, je considère cependant l'intervention immédiate comme indiquée, d'abord parce que la suture ayant tenu du côté du rectum la déchirure complète a été transformée en une déchirure incomplète, ensuite, parce que j'aurais, selon mon impression, réussi plus complètement, si j'avais d'emblée sacrifié plus complètement les tissus suspects.

La préparation des surfaces prend ici une importance toute spéciale. Les tissus sont mutilés au degré extrême, il faut exciser, nettoyer, jusqu'à ce que les pans de la plaie soient bien expurgés de toute non valeur au point de vue de la réunion.

Du côté du vagin, on réséquera avec de grands ciseaux ; du côté du rectum, on se servira de petits ciseaux qui permettront d'ébarber, d'affranchir avec une grande minutie les bords de la solution de continuité.

L'accouchée doit être anesthésiée ; le rectum vidé et nettoyé par des lavements envoyés très haut au moyen d'une canule souple.

C'est la suture continue à surjet et à étages, qui nous paraît la plus convenable pour ce genre de réunion.

On peut aussi recourir aux sutures d'Emmet ou de Hégar que vous trouverez exposées plus loin.

Suture continue à surjet et à étages.

L'opérateur prend une aiguille courbe fine munie d'un long fil de soie iodolée.

Il saisit avec des pinces l'une des lèvres à l'angle supérieur et profond de la plaie rectale, il traverse cette lèvre, puis l'autre, retire le fil et le noue solidement. L'aiguille ne doit pas ressortir dans le rectum. C'est le dos seul des parois rectales qui doit être embroché pour que les bords de la muqueuse se recoquevillant du côté de la cavité, celle-ci ne contienne aucun corps étranger. Cette suture est identique à celle qu'on pratique dans les plaies de l'intestin ou de la vessie. On la continue par des points très rapprochés jusqu'à ce que le rectum soit fermé. C'est là le premier étage de la suture. Il se pose donc sur la paroi rectale proprement dite et il se termine en bas sur l'anus. Le second étage, au contraire remontera de bas en haut ; les premiers points devront rétablir la continuité du sphincter.

Après rupture, ce muscle se rétracte en arrière et de circulaire il devient transversal ; il faut, pour ramener ses bords, les prendre avec des pinces à griffes qui les attirent au contact l'un de l'autre. Une fois qu'ils sont rapprochés, l'aiguille pénètre largement dans leur épaisseur et on multiplie les points de suture en cet endroit, de façon à obtenir une réunion solide ; quand la circularité du sphincter est reconstituée, on continue le surjet en remontant vers le centre du corps périnéal ; le troisième étage prendra les tissus à un niveau plus élevé et ainsi de suite jusqu'à ce que toute la déchirure soit en coaptation parfaite. Les étages du surjet ne doivent pas comprendre les tissus extérieurs, ils devront donc être commencés et arrêtés à environ un centimètre des bords de la déchirure.

En procédant ainsi, la plaie se rétrécit graduellement et finit par ne plus présenter de surface vive que sur une largeur.

d'un centimètre environ; c'est le moment de la fermer complètement ; on fait sortir l'aiguille du côté de l'angle supérieur ou de l'angle inférieur ; cela dépend du point où a abouti le dernier étage profond et on rapproche les bords par une suture superficielle qui sera la seule visible.

Ce qu'il faut éviter dans la suture à surjet, ce sont les lacunes non coaptées. Pour obtenir ce contact parfait, continu, des pans de la plaie, il ne faut pas craindre de multiplier les étages ou lignes de sutures et de rapprocher les points les uns des autres.

L'irrigation continue est indispensable pour laver continuellement la plaie, le fil et l'aiguille.

Les suites de l'opération sont les mêmes que pour le cas précédent ; afin d'éviter les évacuations, il faut soumettre l'accouchée aux prescriptions que nous indiquons plus loin à propos de la périnéorrhaphie en cas de ruptures anciennes complètes.

Il n'y a pas à se préoccuper de la suture ; elle doit se résorber ou s'enkyster.

DE LA PÉRINÉORRHAPHIE TARDIVE.

Nous désignons par périnéorrhaphie tardive la restauration opératoire de déchirures anciennes, c'est-à-dire recouvertes de bourgeons ou de revêtement cicatriciel.

La différence essentielle entre la périnéorrhaphie immédiate et la périnéorrhaphie tardive réside dans le premier temps. Dans la première, il faut simplement expurger les surfaces ; dans la seconde, il faut les aviver avant de les réunir.

Nous ne pouvons faire ici l'étude et la critique de tous les procédés opératoires préconisés pour cette restauration. Ils peuvent se diviser en deux groupes :

1° Les procédés à lambeaux ;

2° Les procédés à simple avivement.

Les premiers étaient complètement démodés lorsque Lawson Tait proposa une nouvelle méthode qui les fait aujourd'hui rentrer en faveur.

Nous décrirons d'abord les procédés à simple avivement, puis nous exposerons l'opération de Lawson Tait.

DE LA PÉRINÉORRHAPHIE PAR LA MÉTHODE DE L'AVIVEMENT.

Cette méthode consiste à enlever les téguments sur un certain espace de chaque côté de la région déchirée et à rapprocher les surfaces ainsi avivées, au moyen d'une suture.

On donne généralement à cet avivement la forme d'un losange dont l'angle postérieur se trouve sur la partie inférieure et médiane de la paroi vaginale postérieure, l'angle antérieur sur le périnée et les angles latéraux au niveau de l'extrémité inférieure des petites lèvres.

Préparation de l'opérée.

Il est essentiel que la malade n'ait aucune évacuation pendant les premiers jours qui suivent l'opération.

On obtient la constipation en débarrassant l'intestin d'abord et en administrant ensuite un minimum d'une nourriture qui donne peu de résidu fécal. La veille du jour fixé pour opérer, on ordonne le matin un purgatif et le soir un lavement. Une heure avant l'opération, on retire, au moyen d'un second lavement, les matières qui auraient pu s'accumuler depuis la veille, puis on fait prendre 15 à 20 gouttes de laudanum.

En administrant ensuite 3 fois par jour 0.25 de bismuth et en ne permettant que de la viande, des œufs, du vin et du bouillon, l'opérée pourra facilement rester de 6 à 8 jours sans sentir le besoin d'aller à la selle.

Les instruments nécessaires. — A ceux que nous avons indiqués pour la restauration des déchirures fraîches, on ajoutera de petits bistouris, des pinces à dissection et du fil d'argent, si l'opérateur préfère la suture métallique. Même nombre, même disposition des aides, irrigation continue.

Avivement. — L'opérateur introduit dans le rectum deux doigts au moyen desquels il fait saillir en avant la partie inférieure du vagin et le périnée : deux aides écartent la vulve au moyen de pinces à griffes. Toute la région se trouve ainsi bien étalée, il devient facile de reconnaître l'étendue, l'axe et la situation de la déchirure. Elle est ordinairement latérale dans son trajet vaginal, c'est-à-dire qu'au lieu d'occuper exactement la ligne médiane où se trouve le raphé, elle est située immédiatement à côté de lui dans une direction parallèle; elle ne devient parfaitement médiane que sur le périnée proprement dit. L'opérateur ne doit pas se préoccuper de cette particularité: L'axe antéro-postérieur de son avivement devra correspondre exactement à la ligne médiane aussi bien sur le vagin que sur le périnée. La forme la plus simple à donner à l'avivement est celle d'un losange dont l'angle postérieur se trouvera sur le raphé du vagin ; l'angle antérieur sur le périnée, les angles latéraux sous l'extrémité inférieure des petites lèvres.

Les dimensions de ce losange varieront selon le degré de rétrécissement qu'on veut obtenir ; plus les angles latéraux remonteront sur les côtés de la vulve, plus le périnée gagnera en hauteur, au détriment de l'orifice vulvaire.

L'aire de l'avivement devra toujours excéder l'aire des déchirures.

Une fois la situation des angles du losange déterminée, j'implante sur chacun d'eux une pince monogriffe à forcipressure et je trace de l'un à l'autre, avec le bistouri, des lignes droites sanguinolentes qui marquent les côtés du losange. (Voir fig. 123.)

Ce losange est donc constitué par deux triangles. L'intersection de leurs côtés forme les angles latéraux du losange.

Il est d'usage de comparer la forme de cet avivement à celle d'un papillon ailes demi-déployées. Voici comment cette comparaison peut se justifier : la ligne médiane profonde forme le corps du papillon, dont la tête est à l'angle vaginal et la queue à l'angle périnéal du losange. Chacune des deux moités du losange constitue une aile, dont le bord supérieur est figuré par la ligne qui réunit l'angle supérieur à l'angle latéral et le bord externe par la ligne qui va de cet angle latéral à l'angle inférieur ou périnéal.

Toute la partie comprise dans les bords du losange doit être complètement avivée. Pas un îlot du revêtement cicatriciel ou muqueux ne doit subsister. La meilleure manière d'obtenir ce résultat est de procéder par dissection centripète ; on commence par saisir avec des pinces à disséquer un point des bords du losange, on le libère des couches sous-jacentes par quelques coups de bistouri et on continue ainsi tout le tour. Une fois que le bord détaché atteint une certaine largeur, on le saisit entre les doigts, et si le détachement s'opère bien dans le tissu cellulaire sous-muqueux, le losange s'enlève, moyennant quelques coups de bistouri, d'une seule pièce sans aucune difficulté.

Il est beaucoup plus rapide et plus sûr d'aviver de cette façon qu'au moyen des ciseaux. Cependant, si le triangle postérieur s'étend en arrière sur une cloison recto-vaginale mince, on peut être dans la nécessité de recourir aux ciseaux, pour la partie supérieure de l'avivement. Les doigts introduits dans le rectum font saillir la muqueuse qu'on excise îlot par îlot, jusqu'à dénudation complète. Il faut choisir des ciseaux courbes sur le plat, longs et pointus. On procède d'avant en arrière. La muqueuse enserrée entre les deux lames, se soulève d'abord en un pli saillant, si on a soin de ne pas le trancher entièrement ; il n'y a qu'à reprendre un peu plus en avant pour enlever la muqueuse par bandelettes longitudinales continues qui vont jusqu'à l'extrémité postérieure du losange et qui deviennent naturellement d'autant moins longues qu'elles sont plus latérales. Je recommande cette manière d'aviver aux ciseaux ; elle fait gagner du temps et permet d'arriver très sûrement à l'avivement complet. Quand la déchirure est complète, c'est-à-dire lorsqu'il existe un cloaque, il faut aviver du côté du rectum avec de petits ciseaux courbes et pointus: c'est là un travail de patience qui ne donnera de résultat que s'il est fait avec un grand soin et une grande minutie.

Je répète ici que, pendant l'avivement, l'irrigation continue ne doit pas cesser de fonctionner. Sans elle, on ne sait pas nettement ce qu'on fait et ce qu'on voit ; on confond ce qui est avivé et ce qui ne l'est pas.

L'irrigation arrête si bien le sang qu'on se trouve rarement dans l'obligation de lier des vaisseaux. C'est surtout dans le mode de suture que les opérateurs varient.

Nous avons déjà décrit *la suture à surjet continu et à étages* qui peut s'employer d'une façon générale dans toute périnéorrhaphie.

Nous allons exposer maintenant la suture d'Emmet et la suture d'Hégar et Kaltenbach appliquées à la déchirure complète.

Emmet fait toutes ses sutures au fil d'argent de moyen volume. Il se sert d'une aiguille à manche à grande courbure, formant plus d'une demi-circonférence.

L'aiguille est tenue de la main droite, l'index gauche est placé dans le rectum pour guider la pointe de l'instrument pendant son parcours dans les tissus. La première suture a, en cas de rupture complète, une importance capitale, car c'est d'elle que dépendra le succès de l'opération.

La pointe est introduite à un centimètre en *arrière* et non en *dehors* de l'extrémité gauche du muscle du sphincter, c'est-à-dire à environ un centimètre et demi en dehors et en arrière de l'anus.

L'aiguille remonte dans les tissus sans en sortir, glisse dans la cloison recto-vaginale, autour de l'angle de la déchirure, de là redescend symétriquement du côté opposé, pour ressortir à droite de l'anus à un point absolument symétrique au point d'entrée. Le fil d'argent est passé, mais ne sera serré que plus tard avec les autres.

Deux ou trois autres fils sont encore placés au-dessus, suivant le même trajet et de la même manière que le premier ; les sutures seront espacées les unes des autres, à environ 1 centimètre d'intervalle.

Emmet place ensuite des sutures identiques sur le périnée et sur le vagin, en nombre suffisant pour rapprocher les parois.

On serre ces sutures, en commençant par la première placée ; *on saisit les fils à une distance convenable, les index étant employés à faire glisser les tissus sur la suture ; tout en opérant une légère traction sur les fils, on les tord en renversant la position des mains d'un côté à l'autre.*

Emmet fixe ses sutures au moyen de grains de plomb comprimés ; quant aux sutures périnéales externes, il les laisse plus longues, quelques pouces, et les réunit en passant leurs extrémités à travers un bout de tube en caoutchouc. S'il est nécessaire, on pourra ajouter soit pour la fourchette, soit pour le périnée, quelques sutures superficielles à la soie ou au catgut.

Suture, procédé de Hégar et Kaltenbach. — Ces auteurs emploient le fil d'argent pour les sutures vaginales et périnéales et le catgut ou la soie pour les sutures rectales.

Ils commencent par fermer par 3 points de suture le sommet du petit triangle vaginal ; l'aiguille est introduite à 3 millimètres du bord de l'avivement, chemine dans les tissus et ressort également à 3 millimètres sur le bord opposé ; les fils sont serrés à mesure. Après ils font la suture rectale ; l'aiguille pénètre du rectum dans la plaie avivée à 2 ou 3 millimètres du bord, puis elle est introduite dans le côté opposé de haut en bas, sort dans le rectum en un point symétrique à l'orifice d'entrée. Les deux chefs des fils pendent dans le rectum et sont noués de ce côté-là. Les sutures rectales doivent être rapprochées et profondes.

Après la réunion de la plaie rectale, on termine les sutures vaginales, qui deviennent d'autant plus profondes que l'avivement devient plus large.

En dernier lieu, on placera les sutures périnéales (fig. 122).

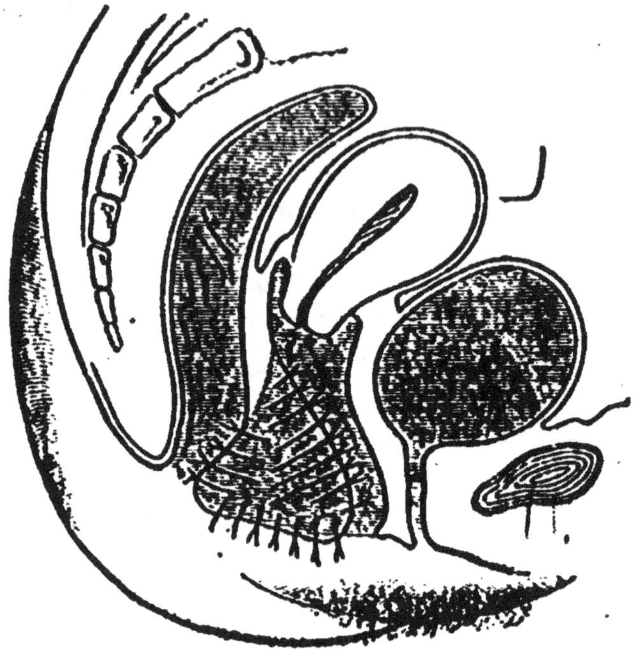

Fig. 172. — Sutures séparées pour la rupture complète (Hégar et Kaltenbach.)

Les sutures rectales sont abandonnées ; elles ne seront pas enlevées.

Ce procédé a donné à ses auteurs de bons résultats, car, sur 37 cas, ils n'ont vu que 4 fois des fistules recto-vaginales, qui exigèrent une opération complémentaire pour leur obturation. Ils regardent son application comme faisable dans tous les cas, si compliquées que soient les lésions.

Procédé de Martin. — Martin emploie la suture continue à surjet et à étages, celle que nous avons déjà décrite.

Les figures suivantes représentent un cas de rupture après avivement.

Fig. *a* : le premier étage de la suture placée, mais non encore serrée du côté du rectum.

Fig. *b* : le premier étage de la suture est serré ; par ce fait l'avivement a pris la forme d'un losange, sur lequel on placera le second étage de la suture.

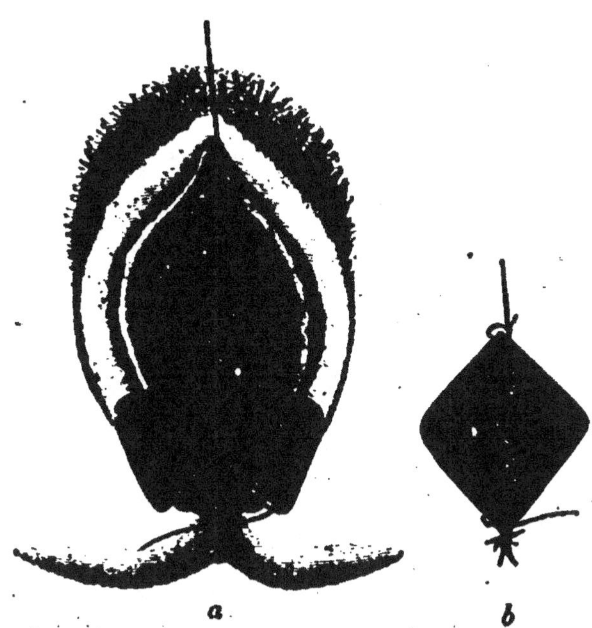

a   b

Fig. 183. — Procédé de Martin. Surface d'avivement et sutures en surjet pour la rupture complète. *a* Étage le plus profond ; *b* l'assage au second étage.

PÉRINÉORRHAPHIE. — PROCÉDÉ DE LAWSON-TAIT.

J'ai été initié à cette opération par Francourt Barnes, qui l'a exécutée devant moi à l'hôpital de Chelsea. F. Barnes la tenait de Lawson-Tait lui-même, et il n'a rien changé, je crois, à la technique du chirurgien de Birmingham.

J'entre ainsi en matière parce que l'opération de Tait a déjà été décrite en France, sur des documents d'origine allemande qui ne sont pas conformes aux miens. Saenger, qui a importé le procédé en Allemagne, ne l'a certainement pas dénaturé ; mais il l'a plus ou moins fait cadrer avec les idées qui ont cours dans son pays.

Ainsi, pour mieux fermer la plaie, il ajoute aux sutures métalliques de Tait des sutures intermédiaires en soie, qui comprennent la peau ; il se préoccupe, en outre, de combiner la périnéorrhaphie de Tait avec la colporrhaphie postérieure.

Pour moi, j'estime, après expériences comparatives, que le procédé primitif est supérieur au procédé modifié ; c'est celui que je vais décrire.

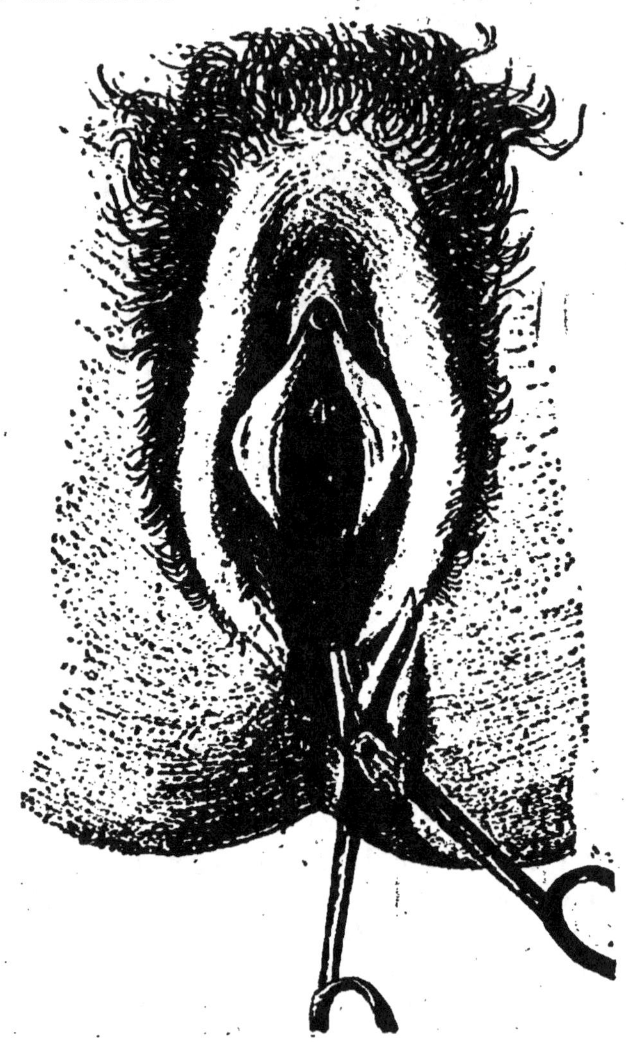

Fig. 121. — Procédé de Lawson-Tait. 1er temps, avivement. La ligne pointillée indique la direction de l'incision.

La méthode de Tait se distingue en ce que la restauration est en quelque sorte un travail en sous-œuvre, par lequel on remonte la fourchette et la paroi postérieure du vagin sans les intéresser directement dans l'opération.

Elle s'exécute avec une rapidité très grande ; je l'ai vue faire en 5 minutes par F. Barnes.

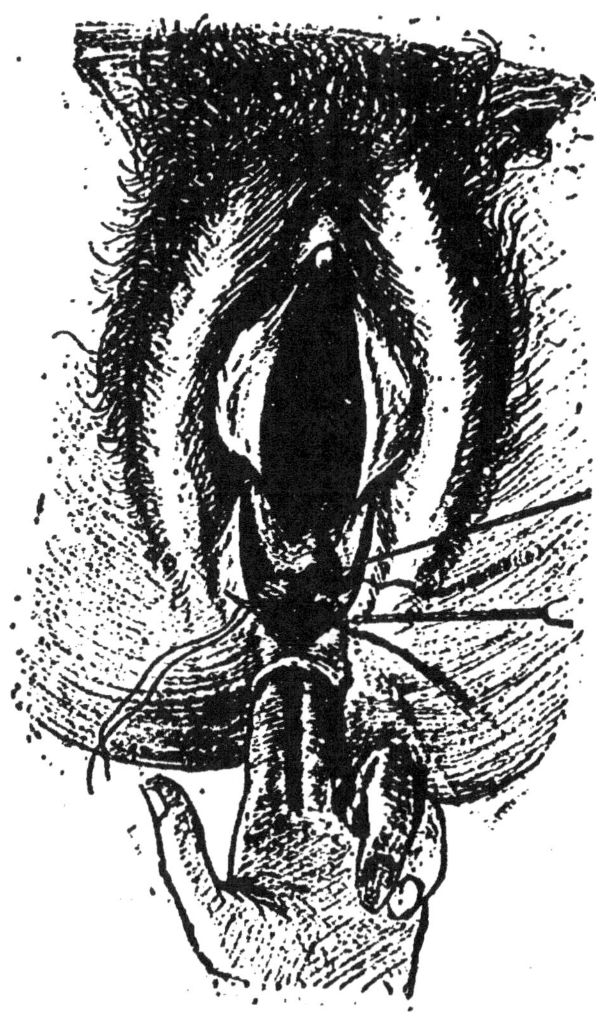

Fig. 125. — Procédé de Lawson-Tait. 2e temps, l'avivement est terminé. Première suture.

Les *instruments* nécessaires sont des ciseaux coudés comme ceux de notre figure, une aiguille à manche et du fil d'argent.

La préparation de la malade. — La même que celle indiquée page 320.

Manuel opératoire.

La malade est placée dans le décubitus dorso-fessier, deux aides aux jambes, un troisième à l'anesthésie.

L'opérateur introduit deux doigts de la main gauche dans le rectum bien nettoyé.

Les doigts doivent distendre transversalement la région ano-vulvaire et, une fois fléchis en avant, faire saillir le septum vulvo-anal, la commissure postérieure et l'extrémité inférieure du vagin : de cette façon, le champ opératoire est bien étalé. Un aide écarte les lèvres.

La section d'avivement doit être transversale sur le septum, puis s'arrondir extérieurement pour remonter sur les côtés de la vulve en décrivant une courbe concentrique à celle de la fourchette déchirée.

Cette incision doit être faite en deux coups de ciseaux.

L'opérateur saisit les ciseaux, dirige la pointe de la plus aiguë des deux lames sur le milieu du septum vulvo-anal et l'enfonce d'un centimètre au moins dans le tissu; l'autre lame reste à l'extérieur. Les doigts qui sont dans le rectum guident la pénétration de l'instrument, afin qu'il ne s'égare ni dans le rectum ni dans le vagin.

Une fois la lame enfoncée, la main est inclinée de façon à donner aux ciseaux la direction voulue pour faire une incision transversale, puis arrondie et enfin verticale.

Il faut procéder de façon à ne pas ressortir la lame engagée. Pour cela, on la pousse au sein des tissus, dans la direction de l'incision projetée, et on ne tranche pas jusqu'à l'extrémité des lames. On arrive ainsi par de petites sections jusqu'à la limite supérieure de l'incision.

Quand on a fini d'un côté, on tourne les ciseaux de façon à

faire sur l'autre côté une incision en tous points symétrique à la précédente.

La limite supérieure de l'incision varie suivant le degré de rétrécissement qu'on veut obtenir.

Aussitôt libéré, le lambeau vaginal se rétracte et remonte, en sorte que la plaie prend la forme d'un croissant, dont la partie la plus large se trouve au milieu du périnée et dont les cornes rémontent sur les côtés de la vulve.

Le lambeau rétracté surplombe la partie mise à nu à la façon d'un avant-toit.

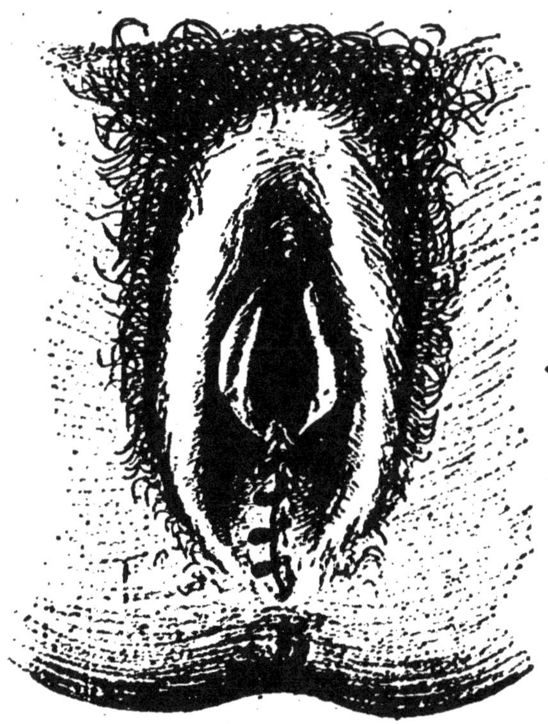

Fig. 180. — Procédé de Lawson-Tait. La suture est terminée.

Le croissant doit avoir son maximum de profondeur à l'endroit où il a son maximum de largeur, c'est-à-dire sur la ligne médiane. Pour lui assurer cette profondeur, qu'il n'a pas d'emblée, il est nécessaire de donner quelques coups de ciseaux sur la ligne médiane dans la direction du sommet du corps périnéal. Ces coups de ciseaux doivent être d'autant plus petits qu'ils deviennent plus profonds. — Moyennant quelques incisions complémentaires dans les côtés, on confère à toute cette plaie la régularité et la symétrie.

Réunion de la plaie. — On se sert de fils d'argent préparés d'avance.

Chaque fil a une longueur de 20 centimètres environ. L'une de ses extrémités est munie d'un grain de grenaille perforé et sous le grain de grenaille se trouve un ressort fait tout simplement avec un bout de fil d'argent enroulé en spirale. Pour faire ce ressort, qui ressemble à un ressort de sommier, il n'y a qu'à enrouler du fil d'argent en tours serrés autour d'une aiguille à tricoter. On retire la spirale et on coupe les deux bouts.

Les fils sont placés de bas en haut. L'aiguille entre, non dans la peau, mais directement à la limite externe de l'avivement. Les doigts qui sont dans le rectum servent à la conduire de l'autre côté à travers la profondeur du périnée jusqu'à ce qu'elle ressorte au point symétrique au point d'entrée.

Quand la transfixion de la plaie est achevée, on enfile le fil et on ressort l'aiguille.

On place ainsi 4 ou 5 fils en commençant à l'angle inférieur et en s'arrêtant au niveau des angles supérieurs du croissant. Pour serrer les sutures, on passe l'extrémité libre du fil à travers le ressort et le grain de plomb, qu'on fait glisser vers la plaie jusqu'à rapprochement de ses bords, et on comprime le plomb avec des pinces.

Le lambeau vaginal n'est pas réuni ; il forme sur la suture une sorte de bourrelet libre.

Cette exclusion de la peau dans le mode de réunion ne paraît pas empêcher la première intention, comme on pourrait le croire à priori, et ce fait que j'ai constaté par mon expérience personnelle, semble indiquer que la suppuration naîtrait plutôt plus facilement dans une plaie fermée, grâce au serum emprisonné, que dans une plaie relativement ouverte ; d'où le suintement du traumatisme peut s'échapper. Au point de vue de l'antisepsie, il est peut-être mieux de supprimer les bouillons que d'anéantir les microbes.

L'exclusion de la peau supprime les douleurs locales que ressentent ordinairement les malades à leur réveil. Quant à la façon d'abandonner le lambeau vaginal à lui-même, elle peut se justifier par beaucoup de raisons. Je crois que si les tissus se cicatrisent librement, l'orifice vaginal ne présentera pas à son entrée les ectropions de muqueuse qu'on voit se produire si on fixe la muqueuse à la peau ; ou si on réunit muqueuse à muqueuse en continuant la suture sur le lambeau vaginal. J'ai vu ces ectropions survenir plusieurs fois à la suite d'une opération semblable à celle de Tait que j'ai exécutée autrefois. Je détachais le lambeau avec le bistouri et je continuais la suture jusqu'au sommet du lambeau vaginal relevé en haut. Le sommet de l'éperon que je formais de la sorte se gangrenait le plus souvent.

Les soins consécutifs sont les mêmes que ceux indiqués précédemment.

On enlève les sutures du 9e au 10e jour.

J'ai voulu appliquer après l'avivement selon Tait, des sutures comprenant la peau, ou la suture à étages ; je n'ai pas obtenu des résultats aussi bons. Quelles que soient les objections théoriques qu'on peut faire au mode de réunion, je dois reconnaître que les faits que j'ai observés sont complètement en sa faveur.

OPÉRATION DE LAWSON TAIT DANS LE CAS DE DÉCHIRURES COMPLÈTES.

Il s'agit dans ce cas d'une double restauration.

La restauration du côté du vagin se fait comme nous venons de l'exposer.

Supposons donc la plaie en croissant faite et la cloison recto-vaginale dédoublée.

L'opérateur replace la pointe de la lame pointue des ciseaux
au centre du croissant et part de ce point pour faire, de chaque
côté de l'anus, une incision semblable à celle qu'il a faite sur
les côtés de la vulve.

Il obtient ainsi deux croissants : l'un a ses cornes dirigées
en haut, l'autre en bas. Ils se confondent sur la ligne médiane.

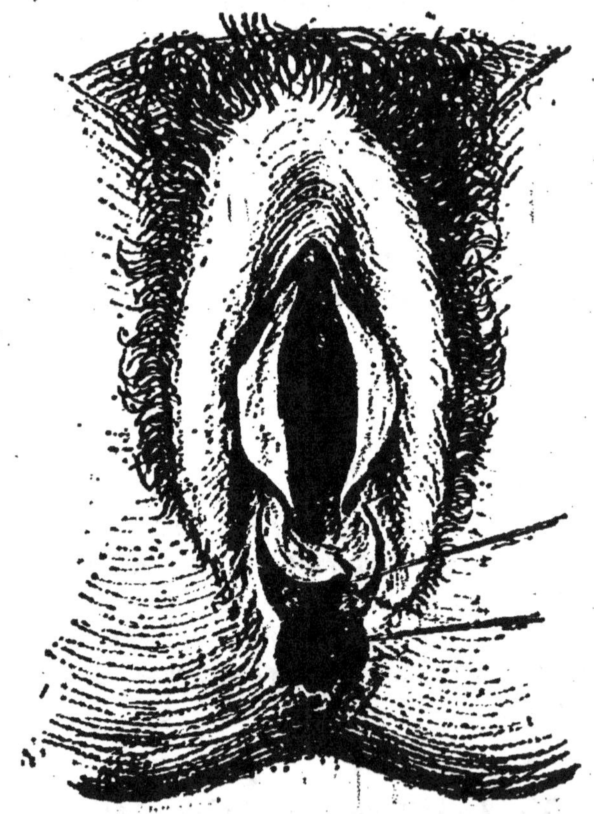

Fig. 127. — Procédé de Lawson-Tait pour la déchirure complète.
Avivement et création des deux lambeaux.

Pour réunir les côtés externes du croissant inférieur, il atti-
rera en haut et vers la ligne médiane, au moyen de pinces à
griffe, l'extrémité de ses cornes. Cette traction aura pour effet

de ramener en disposition circulaire les fibres du sphincter et de faciliter la suture.

Il entrera avec l'aiguille dans l'avivement, selon une direction perpendiculaire à la direction de la corde anale ; il cheminera dans la direction de la partie inférieure du septum pour ressortir sous l'extrémité de l'autre corne.

Un second fil décrivant une courbe moins prononcée sera placé plus haut.

Le troisième sera presque horizontal.

Les fils placés sur le croissant anal auront donc une disposition analogue, mais inverse à ceux qui sont placés sur le croissant vaginal.

Une fois tous ces fils serrés, le périnée sera reconstitué et la déchirure anale sera fermée.

TRAITEMENT CHIRURGICAL DU PROLAPSUS ÉTABLI.
COLPORRHAPHIES COMBINÉES A LA PÉRINÉORRHAPHIE.

Pour constater le degré et les particularités du prolapsus, il faut :

1° Par une traction sur l'utérus exagérer le déplacement ;

2° Mesurer la profondeur de la cavité utérine au moyen de la sonde ;

3° Examiner l'état des lèvres, du col, de la muqueuse interne, et inspecter les sécrétions.

4° Saisir chacune des parois inversées avec des pinces et les distendre en différents sens, afin de juger de leur état de relâchement.

5° Explorer la vessie avec le cathéter, afin de se rendre compte des changements de position qu'elle a pu subir ; examiner l'état de l'urine ;

6° Pratiquer le toucher rectal, afin de s'assurer de l'état de la cloison postérieure et du degré de participation de l'intestin au prolapsus ;

7° Réduire enfin toute la hernie pour inspecter minutieusement l'état du périnée, des couches profondes du plancher pelvien et de l'anneau du releveur à travers lequel passe le vagin.

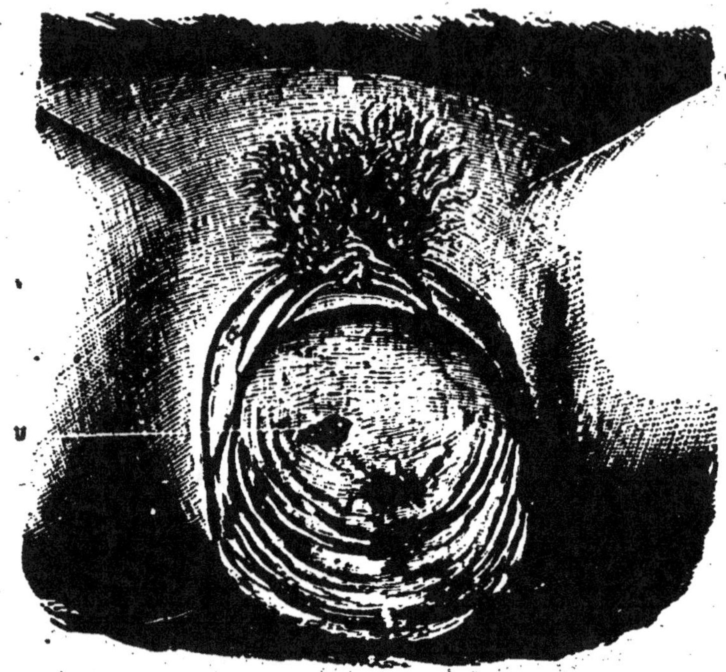

Fig. 128. — Cystocèle vaginale.

Cet examen est nécessaire, non seulement pour faire le diagnostic différentiel entre le prolapsus vrai et l'élongation du col, mais aussi pour tracer le plan de la restauration à effectuer et pour juger de l'opportunité d'opérations accessoires.

LES OPÉRATIONS ACCESSOIRES.

Les opérations que j'appelle accessoires sont celles qui, sans concourir directement à la guérison du prolapsus, sont cependant indiquées pour combattre des désordres qui accompagnent ordinairement le déplacement de l'utérus, désordres qui ne disparaîtraient pas spontanément une fois l'organe réintégré à sa place.

Ces opérations sont le raclage, la restauration des lèvres lacérées, l'amputation du col.

Je mentionne cette dernière opération, bien que je conteste son utilité.

Le raclage. — L'utérus en procidence est ordinairement le siége d'une endométrite chronique. Nous ne pouvons pas, d'une part, attendre pour opérer, qu'un traitement très long ait fait disparaître l'endométrite; d'autre part, il serait imprudent, une fois la restauration fraîchement obtenue, de distendre les cicatrices pour accomplir les manœuvres que comporte le traitement topique des affections intra-utérines. Il y a donc tout avantage à enlever la muqueuse malade avec la curette tranchante, à irriguer et stériliser la cavité par des injections antiseptiques. Pendant le repos nécessité par la cicatrisation, il repoussera une nouvelle muqueuse qui aura toutes chances d'être saine.

Le raclage prend à peine une minute ou deux.

La trachélorrhaphie. — J'ai admis comme règle dans ma pratique de ne jamais faire d'élytrorrhaphie sans avoir restauré le col, *s'il est lacéré*, ce qui est ordinairement le cas.

Les raisons de cette conduite ressortent suffisamment du rôle que j'attribue à la déchirure cervicale dans la production des abaissements en général. J'en réfère à ce que j'ai dit dans les considérations générales.

(Voir la technique de cette opération dans la leçon sur la trachélorrhaphie.)

L'excision conique du col, lorsqu'il y a élongation, est recommandée par plusieurs auteurs. J'y ai renoncé, car l'utérus se raccourcit toujours de lui-même quand on le place dans des conditions où il ne peut plus descendre, et, s'il persiste à descendre, il s'allongera de nouveau malgré l'excision.

COLPORRHAPHIE.

Généralités. — Les méthodes modernes ont sur les anciennes le double avantage d'être d'un plan et d'une exécution plus simples et de donner des résultats beaucoup plus sûrs.

Le but est de restituer au vagin son étroitesse et sa fermeté primitives et de former des cicatrices rigides qui empêchent l'inversion des parois vaginales ; l'expérience a prouvé qu'on atteignait le mieux ce but en excisant, sur le milieu des parois, de larges lambeaux et en rapprochant sur la ligne médiane les bords de l'avivement.

Dans les méthodes anciennes, on épargnait les tissus. On se bornait à exciser de chaque côté et d'une façon symétrique, des bandes de muqueuse. Les surfaces ainsi avivées étaient adossées et suturées l'une à l'autre. Ce mode de faire emprisonner des espaces borgnes non avivés et non réunis, où s'accumulent les sécrétions, et ces cicatrices elles-mêmes, n'offrent pas assez de surfaces pour assurer une résistance durable.

D'autres détachaient des lambeaux sans les exciser et les rapprochaient sur la ligne médiane par une suture de direction verticale.

Cette manière de faire, aboutit à la formation d'un éperon médian destiné à augmenter la hauteur du périnée.

Mais cet avantage est plus théorique que pratique. Dans la majeure partie des cas, l'éperon s'atrophie à son sommet ; il se gangrène même, ce qui compromet toute l'opération.

En outre, l'on ne peut rechercher des lambeaux qu'à l'entrée du vagin, ce qui est ordinairement tout à fait insuffisant.

Burkart et Martin, dans le but de conserver le raphé médian de la paroi-postérieure, font deux avivements latéraux et laissent intacte la ligne médiane. Cette méthode rend l'opération plus longue, plus compliquée, et tout cela pour conserver ce raphé qui est le plus souvent si atrophié, si mutilé, qu'il constitue, au point de vue de l'appui, une quantité absolument négligeable.

Je vous recommande, Messieurs, sans hésitation aucune, la méthode de l'excision complète, telle qu'elle a été instituée par Simon et Hégar ; je la crois supérieure à toutes les autres.

Plus la forme géométrique du lambeau excisé est simple, mieux cela vaut.

Il doit être parfaitement symétrique; la dissection d'abord et l'affrontement des bords ensuite en sont rendus bien plus faciles.

L'aire totale du lambeau réséqué devra toujours être calculée de façon à entraîner un rétrécissement, qui excède les proportions que semblent avoir eues la vulve et le vagin avant les déchirures.

Le relâchement des tissus consécutif à l'opération, atteint presque toujours un degré qui dépasse nos prévisions.

L'incision délimitante du lambeau comprendra toute l'épaisseur de la muqueuse. Elle sera bien perpendiculaire; ne présentera pas de hachure.

Le lambeau devra autant que possible être détaché d'un seul morceau ; cela est très facile quand l'incision délimitante pénètre jusqu'au tissu cellulaire sous-muqueux ; en procédant par dissection mousse et centripète, on obtient très facilement en bloc la partie de muqueuse qu'on veut enlever.

Les hémorrhagies en nappe ne troublent pas l'opérateur quand il a recours à l'irrigation chaude continue. Les vaisseaux qui saignent par jet sont liés au catgut fin.

La suture devra non seulement affronter complètement les bords de l'*avivement* et fermer toute communication du dehors vers la profondeur; il faudra en outre que les deux pans de la plaie soient, sur toute leur hauteur, appliqués régulièrement l'un contre l'autre, sans qu'il subsiste d'intervalle, de lacunes non coáptées, où le sang et les sécrétions puissent s'accumuler.

La première condition de toute réussite est la réunion, par première intention, qui suppose l'antisepsie la plus parfaite.

Etant donné la nature du champ opératoire qui est exposé à être constamment infecté par des sécrétions, toute interruption dans l'application des mesures de stérilisation peut compromettre le résultat; c'est pour cela qu'il faut opérer sous une irrigation antiseptique continue et cela jusqu'à ce que le dernier point de suture soit posé. Cette irrigation sera chaude, afin qu'elle soit aussi hémostatique.

Une réunion d'emblée comporte une suture qui ne détermine ni nécrose, ni tiraillements excessifs.

La suture métallique est aujourd'hui tombée en désuétude. On se sert de soie ou de catgut. J'emploie toujours la soie iodolée. Quand le fil est bien stérilisé, sa nature importe peu.

Quant aux divers modes de suture, nous les exposerons lorsque nous décrirons le manuel opératoire. Mentionnons cependant de suite que la suture continue, disposée sur plusieurs étages, est en train de détrôner la suture à points coupés.

Les opérations destinées à remédier définitivement à la procidence sont au nombre de deux.

La colporrhaphie antérieure et la colpopérinéorrhaphie.

Grâce à elles, on arrive presque toujours, lorsqu'elles sont bien faites, à réintégrer l'utérus dans le bassin. Quelquefois néanmoins, il faudra leur associer l'opération d'Alquié ou recourir même en dernier ressort à l'oblitération complète du vagin.

Quand le prolapsus est très accentué, il existe presque toujours une chute considérable de la paroi antérieure et une cystocèle prononcée.

Dans ce cas, c'est par la colporrhaphie antérieure qu'il faut débuter.

Si la cystocèle est peu accentuée, on peut se borner à ne faire que la colpopérinéorrhaphie postérieure, car une fois le plancher inférieur restauré, il pourra soutenir le plancher supérieur.

Avant l'opération, la malade aura été purgée avec soin, baignée et sondée.

La désinfection de l'utérus, du vagin et des parties génitales externes aura été exécutée avec les soins les plus minutieux et selon toutes les règles de l'antisepsie la plus rigoureuse. L'opération exigeant une narcose prolongée, nous recommandons l'éther sulfurique, moins dangereux que le chloroforme.

Le nombre des aides et leur fonctionnement est le même que pour la périnéorrhaphie. (Voyez chapitre précédent.)

La position ou posture à donner à la malade n'est pas indifférente ; en général, la position de la taille doit être préférée aux autres, même pour les opérations à pratiquer sur la paroi antérieure ; mais, dans certains cas, on pourra procéder à la colporrhaphie antérieure en position genu-pectorale, pour laquelle Bozeman a construit un siège spécial, ou dans le décubitus latéral gauche dans lequel on peut anesthésier sans avoir besoin d'un siège spécial.

COLPORRHAPHIE ANTÉRIEURE.

Signalons, sans les recommander, les procédés de Sims, fig. 129 et d'Emmet fig. 130 et 131. Faire un avivement en couronne, ovalaire, en fer à cheval, ou en cœur. laissant intacte la région

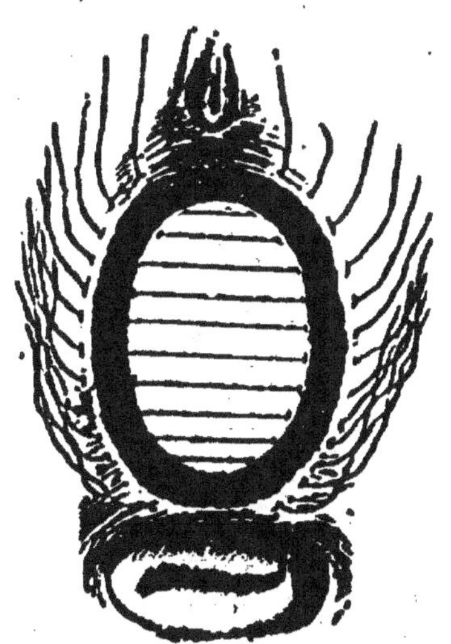

Fig. 129. — Opération de Sims, forme de l'avivement, dispositif des fils, la malade est dans la position genu-pectorale. (Emmet.)

centrale non dénudée, c'est : 1° se compliquer inutilement la besogne ; 2° c'est créer des cicatrices de peu d'épaisseur qui ne résistent pas. Il est bien plus simple d'aviver en totalité ; l'adossement des deux moitiés se fait avec facilité, la cicatrice est plus haute et plus solide et enfin la réunion par première intention est moins aléatoire.

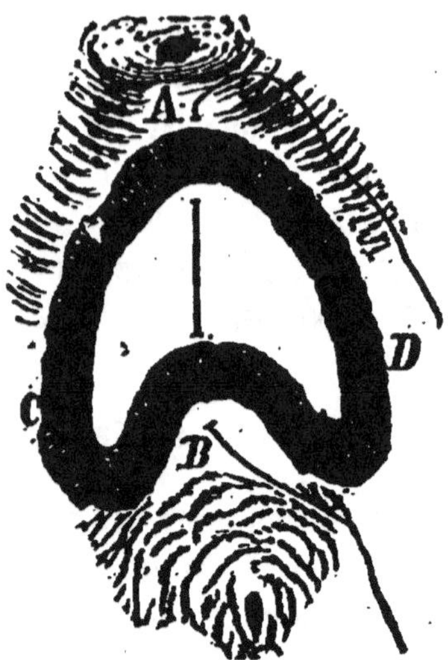

Fig. 130. — Opération d'Emmet.

Le procédé qui est devenu courant et classique est le *procédé de Simon..*

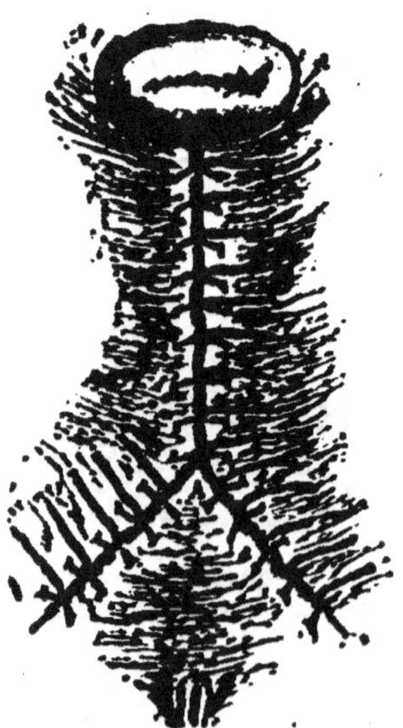

Fig. 131. — Opération d'Emmet les bandes avivées sont rapprochées par la suture.

L'utérus est abaissé et refoulé contre le périnée déprimé par une valve. La paroi antérieure peut ainsi s'étaler, au moyen de pinces au devant de la vulve. L'opérateur implante 4 pinces, une à chaque extrémité du diamètre longitudinal et du dia-

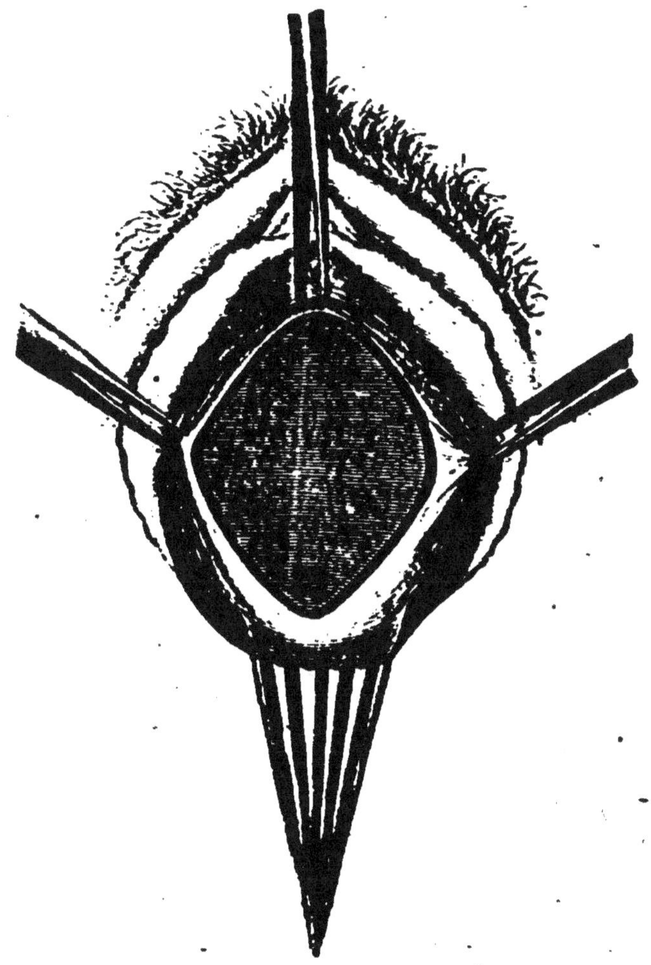

Fig. 132. — Colporrhaphie antérieure. — Tension de la paroi par les pinces. Forme de l'avivement.

mètre transversal de la surface qu'il veut exciser ; il les fait tendre par des aides. (Voyez figure 132.)

Il trace ensuite le pourtour de son avivement lui donnant

une forme ovalaire. Le plus grand diamètre transversal de l'ovoïde se reculera ou s'avancera, suivant que le maximum de relâchement de la paroi se trouvera plus près du méat ou plus près du col. Le plus grand diamètre longitudinal se trouvera sur la ligne médiane ; il peut s'étendre du méat jusqu'au col ou être plus court, suivant le degré du prolapsus.

Une fois le lambeau circonscrit et géométriquement symétrique, l'opérateur prend des pinces à dissection et commence à le détacher au bistouri d'une façon égale sur toute sa périphérie. Quand il est en possession d'un bord saisissable avec les doigts, il pose les pinces à dissection, prend le bord des lambeaux et continue le détachement par dissection mousse en procédant toujours d'une façon centripète. S'il est bien arrivé jusque dans le tissu cellulaire sous-vaginal, le lambeau se décolle très facilement et très rapidement ; il vient d'un seul morceau.

L'avivement de la paroi antérieure est si simple et si facile de cette façon, qu'il n'y a presque jamais lieu de recourir aux ciseaux, encore moins au procédé qui consiste à exciser la muqueuse soulevée en un pli médian.

Il s'écoule parfois une assez grande quantité de sang, mais l'irrigation continue en débarrasse le champ opératoire ; si des artères importantes saignent, il faut les lier avec du catgut ; mais le plus souvent les vaisseaux cessent de donner dès qu'on pose les sutures.

La suture sera ou la suture ordinaire, c'est-à-dire à points coupés, ou une suture continue dite à surjet et à étages.

Suture par points isolés. — La suture par points isolés comporte des fils profonds et des fils superficiels.

Les fils profonds se placent de la façon suivante :

L'aiguille pénètre dans la muqueuse de deux ou trois millimètres du bord de la plaie et chemine au dessous d'elle jusqu'au voisinage de la ligne médiane ; là elle ressort pour rentrer immédiatement de l'autre côté de la ligne médiane ; dans le

point situé vis-à-vis, elle décrit, pour ressortir, un trajet symétrique au trajet d'entrée.

Les sutures profondes sont destinées à amener l'adossement
des parties profondes des pans de la plaie : 3 ou 4 suffisent
en général. Si l'avivement est considérable et étendu en largeur, il ne faut pas craindre de les multiplier.

Les fils superficiels doivent amener les bords de la plaie
en contact parfait et ininterrompu. Plus la plaie sera hermétiquement fermée, plus grandes seront les probabilités d'obtenir
une première intention. Ces fils ne comprendront que la muqueuse et le bord de l'avivement. Il faut prendre une petite
aiguille et du fil relativement fin, et placer les points très près
les uns des autres. Pendant qu'on serre et noue les fils, un
aide doit, avec des tenaculum, empêcher le recroquevillement
des bords et les maintenir de façon à ce qu'ils arrivent bien à
pic l'un contre l'autre.

Quand le dernier fil est serré, on cesse l'irrigation continue.

Suture continue à surjet et à étages. — La perte de temps
qui résulte de la nécessité de se munir pour chaque point
d'un nouveau fil, de nouer et de couper isolément ces fils, constitue un inconvénient sérieux dans une opération aussi longue
que les colporrhaphies antérieure et postérieure exécutées dans
une seule séance.

C'est sans doute la raison de la faveur croissante dont jouit
la suture continue ; outre sa rapidité d'exécution plus grande,
elle présente en plus l'avantage de mieux adosser les parties
de la plaie.

Le fil abandonné, quand il est stérilisé par sa préparation et
posé sous une douche antiseptique, n'apporte aucun obstacle
à la réunion par première intention.

Aux deux extrémités de l'ovoïde ou du losange, les bords de
la plaie ne sont pas assez distants pour qu'il y ait lieu d'y
poser plusieurs étages de sutures.

On commencera donc par l'une ou l'autre des extrémités de l'ovoïde, cela importe peu.

L'aiguille munie d'un long fil traversera d'un bord à l'autre, toute la plaie. L'extrémité du fil sera ensuite nouée de façon que le nœud se trouve placé latéralement sur le point d'entrée ou sur le point de sortie.

Une fois le fil ainsi arrêté, la suture continue bord à bord jusqu'au point ou l'ovale s'élargit trop pour pouvoir être rapproché sans tiraillement.

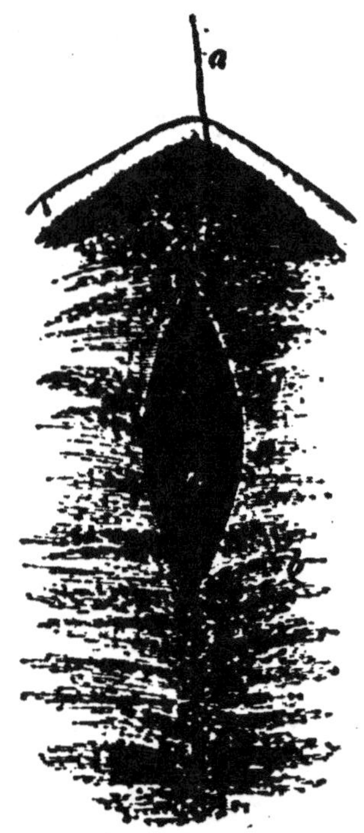

Fig. 133. — Colporrhaphie antérieure. — Suture étagée en surjet
a) bout supérieur. — b) bout inférieur du fil.

Arrivé à ce niveau, l'opérateur se trace de chaque côté de la ligne médiane deux lignes idéales sur lesquelles il devra placer l'étage profond de sa suture.

Pour faire dériver son fil de l'étage supérieur à l'étage inférieur, il embroche la muqueuse sur le côté opposé au dernier point de sortie et il ressort sur le même pan, à l'endroit où devra commencer la ligne future de rapprochement.

Pour éviter que le bord de l'avivement soit attiré vers la profondeur, ce qui dérangerait la symétrie de la suture, il faut une fois le fil retiré, embrocher le tissu sur le point d'émergence du fil et passer l'aiguille dans l'anse.

La suture est désormais dérivée, on continuera le surjet sur l'étage inférieur jusqu'à ce qu'il arrive vers l'autre extrémité de l'ovoïde, à l'endroit où la suture superficielle est devenue suffisante pour clore la plaie. A ce niveau, le fil est de nouveau arrêté après qu'on s'est assuré que chaque point de la suture profonde a été suffisamment serré. Pour ramener le fil à l'étage supérieur, on fait passer l'aiguille sous la plaie de façon qu'elle ressorte, sur un des côtés de l'angle non réuni de l'avivement. Pour terminer, il n'y a plus qu'à coudre bord à bord la plaie rétrécie jusqu'à rencontre du commencement de la suture, où on a laissé un bout de fil suffisant pour faire un nœud d'arrêt.

Si l'avivement est trop large pour pouvoir être rapproché par deux étages de suture, il faut en placer un troisième et même un quatrième.

COLPOPÉRINÉORRHAPHIE.

Cette opération comporte un avivement du périnée et de la paroi postérieure du vagin. On donne généralement à cet avivement la même forme qu'à celui pratiqué pour la périnéorrhaphie, la forme d'un losange. L'angle postérieur du losange est tourné du côté du col, l'angle antérieur du côté de l'anus, les deux angles latéraux remontent plus ou moins haut sur les côtés de la vulve, suivant le degré de rétrécissement qu'on veut obtenir. Ordinairement ils ne remontent pas plus haut que l'extrémité inférieure des petites lèvres. Toute la partie comprise dans ce losange doit être entièrement dénudée.

Le lambeau à exciser n'est pas aussi facile à circonscrire que dans la colporrhaphie antérieure; cela tient à ce que la paroi postérieure est plus malaisée à étaler que la paroi anté-

rieure ; mais quand on a soin de prendre de bons points de repère on arrive cependant à délimiter un lambeau régulier et
symétrique.

Les meilleurs points de repère sont : 4 pinces tire-balles implantées aux 4 angles du losange. Pour déterminer l'étendue et
la disposition du losange à exciser, il faut souvent faire rentrer et ressortir plusieurs fois l'utérus et les parois vaginales.

Les 4 pinces une fois posées, on trace de l'une ou l'autre, au
moyen du bistouri, des lignes sanguinolentes qui, grâce au suintement sanguin, pourront toujours être facilement retrou-
vées dans le cours de l'avivement et de la suture.

Dans nos exercices opératoires sur le cadavre, nous traçons
ces lignes avec un crayon d'aniline.

Les deux lignes qui réunissent l'angle postérieur aux angles
latéraux, doivent décrire une légère courbe à concavité externe ;
on évite de cette façon de se rapprocher trop des branches
montantes du pubis. Les tissus sont en ce point très adhérents
à l'os ; ils sont pour cette raison difficiles à rapprocher ; l'angle
ainsi obtenu est aigu dans sa partie postérieure ; il s'élargit à
partir du pubis, jusqu'aux angles latéraux, c'est-à-dire sur la
région vulvaire.

Les lignes qui réunissent l'angle antérieur aux angles latéraux doivent, au contraire, être convexes au dehors, pour
suivre le contour de la partie inférieure de l'orifice vulvaire.

La forme générale de l'avivement sera donc à peu près celle
d'un chausse-pieds incurvé en arrière vers sa grosse extrémité.

La dénudation peut présenter de grandes difficultés. Les
tissus, surtout sur la ligne médiane, sont parfois si minces et
si flasques, qu'il faut les plus grandes précautions pour ne
pas les perforer.

On ne peut donc pas faire, aussi souvent que dans la colporrhaphie antérieure, exclusivement usage du bistouri pour détacher la totalité des lambeaux. Cependant, il y a toujours avantage à procéder en avant et de côté comme dans la colporrhaphie antérieure, c'est-à-dire faire pénétrer l'incision délimitante

jusqu'au tissu cellulaire sous-muqueux et à détacher les bords du lambeau. De proche en proche on arrive ainsi, le plus souvent, jusque sur la ligne médiane et jusqu'à l'angle postérieur, et on finit par enlever le losange d'une seule pièce. En plaçant un doigt dans le rectum, on peut du reste exercer un contrôle continuel sur la dissection. Si la cloison est très mince, on pose le bistouri et on détache la partie médiane et postérieure au moyen de ciseaux pointus et courbés sur le plat comme nous l'avons décrit pour la périnéorrhaphie ; il faut redoubler de minutie à mesure que l'on se rapproche de l'angle postérieur, car s'il était insuffisamment avivé, il ne se réunirait pas et les sécrétions s'amasseraient dans la plaie.

La suture. — Comme pour la colporrhaphie antérieure, on peut faire une suture à points coupés ou une suture à surjet.

Suture à points coupés. — Elle se compose aussi de points superficiels et de points profonds. Les points profonds devront être beaucoup plus nombreux et beaucoup plus rapprochés que dans la colporrhaphie antérieure.

Quand l'avivement est très large on se trouve souvent obligé, au niveau des angles latéraux, c'est-à-dire l'endroit où la surface est la plus étendue, de faire rentrer et ressortir deux ou trois fois l'aiguille sur chaque pan.

Suture à surjet. — Elle se fait comme dans la colporrhaphie antérieure. On la commence à l'angle postérieur. Quand l'avivement s'élargit, on la fait dériver à un étage inférieur ; mais comme la plaie est souvent très large au niveau des angles latéraux du losange, il faut parfois faire jusqu'à 4 étages de suture pour réunir les tissus de la partie large de l'avivement.

J'ai vu, à la clinique de Berlin, pratiquer la suture à surjet sans que l'opérateur disposât ses points d'une façon systématique ; l'aiguille cheminait d'un pan à l'autre de la plaie au mieux d'une coaptation complète des deux moitiés de l'avivement. Je crois cette façon de procéder la meilleure de toutes, mais elle suppose une grande expérience de ce genre de restauration. J'ai été frappé de la rapidité avec laquelle fut fermé un traumatisme relativement énorme.

PROCÉDÉ DE MARTIN.

Il se peut que le raphé médian de la paroi postérieure ait conservé une certaine épaisseur et une certaine fermeté. C'est dans ces cas que se justifie l'emploi du procédé de Martin.

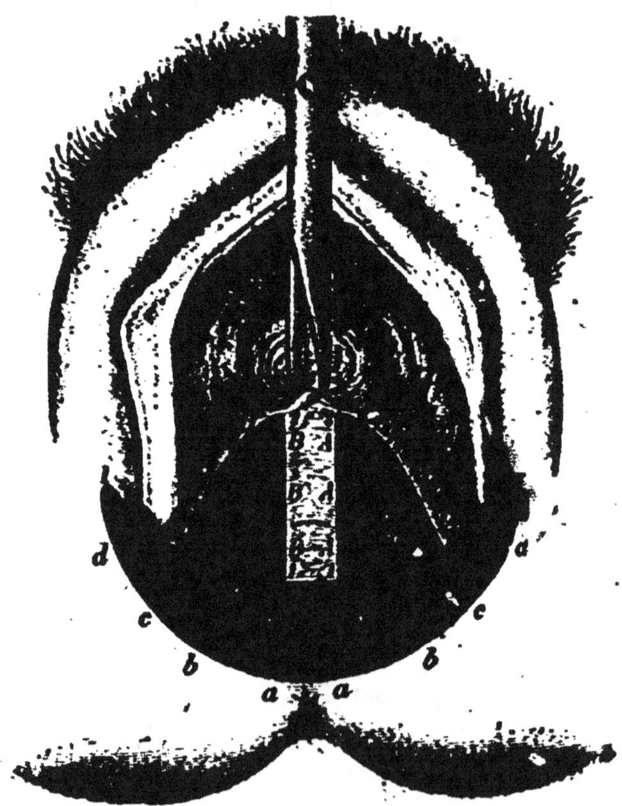

Fig. 131.—Surface d'avivement pour la colpopérinéorrhaphie d'après Martin.

1-2. Incisions latérales de chaque côté de la colonne vaginale postérieure.

3-4. Incisions sur les parois latérales du vagin.

I. Point terminal de l'avivement à l'entrée du vagin. A-A, B-B, a-a, b-b, c-c, d-d, γ γ, δ δ, β β, réponde aux points, qui doivent être réunis es uns les autres.

Au lieu du grand triangle postérieur de l'avivement losangique simple que nous venons de décrire, Martin fait de chaque côté de la colonne vaginale postérieure, laissée intacte, un avivement triangulaire, plus ou moins étendu selon le cas.

La figure 134 montre le plan général de l'avivement.

Le *procédé opératoire* se compose de deux actes distincts : une élytrorrhaphie double et une *périnéorrhaphie.*

ÉLYTRORRHAPHIE.

On attire la paroi postérieure en bas et on recherche l'extrémité inférieure de la ligne rugueuse. On place ensuite à l'extrémité supérieure de cette ligne une pince monographe, comme on le voit dans la figure 131. Nous mettons ensuite une

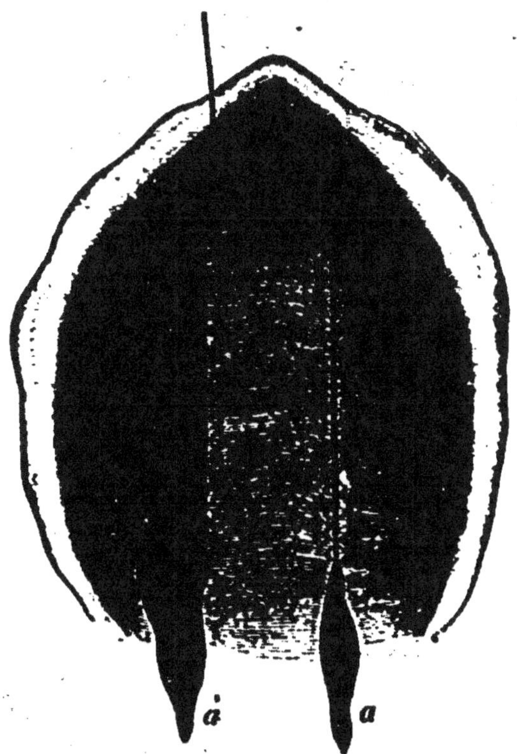

Fig. 135. — Opération de Martin. 1ʳᵉ partie. Élytrorrhaphie double. Sutures en étages. *a)* lambeaux de l'avivement. Le périnée est encore intact.

pince à chaque angle latéral de l'avivement, c'est-à-dire aux points 1 et 1 (figure 134).

Des aides tendent les tissus saisis par les pinces et l'opérateur trace, à l'aide du bistouri, de chaque côté de la ligne rugueuse, une ligne d'avivement qui se termine aux points 1 et 1 ; puis, partant de l'extrémité supérieure de cette ligne

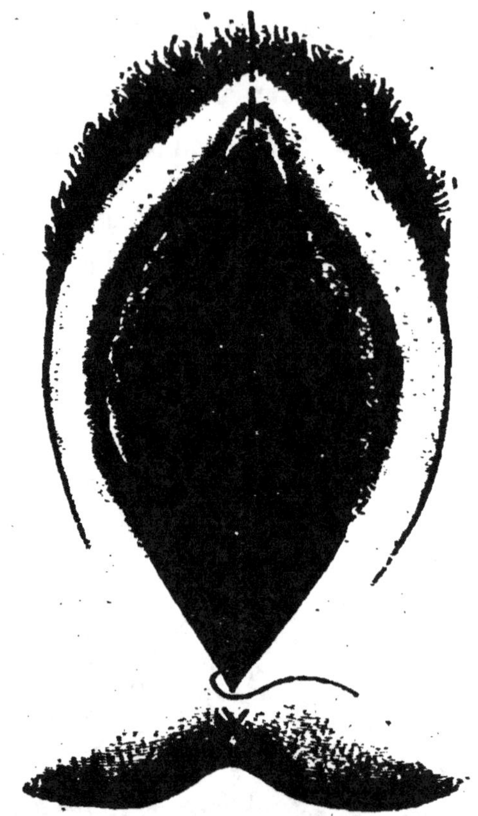

Fig. 136. — Colpopérinéorrhaphie d'après Martin. — Suture en surjet — Étage inférieur.

(chiffre 2, fig. 134) Il trace le bord externe du triangle (chiffre 3, 4 et 1 fig. 134) : le lambeau ainsi circonscrit est détaché d'une pièce, et on le réunit immédiatement par une suture à points coupés (fig. 135) ou par une suture en surjet simple ou étagée selon les dimensions avivées (fig. 136).

Quand les deux plaies sont réunies et suturées, toute la partie du vagin sur laquelle on vient d'opérer se trouve remontée du côté du col.

Ce point est important pour la compréhension des fig. 135 et 136.

On procède ensuite à la partie périnéale de l'opération.

L'extrémité inférieure de la colonne rugueuse est incisée transversalement (fig. 137), puis on saisit cette colonne au-dessus de l'incision avec les pinces monogriphes.

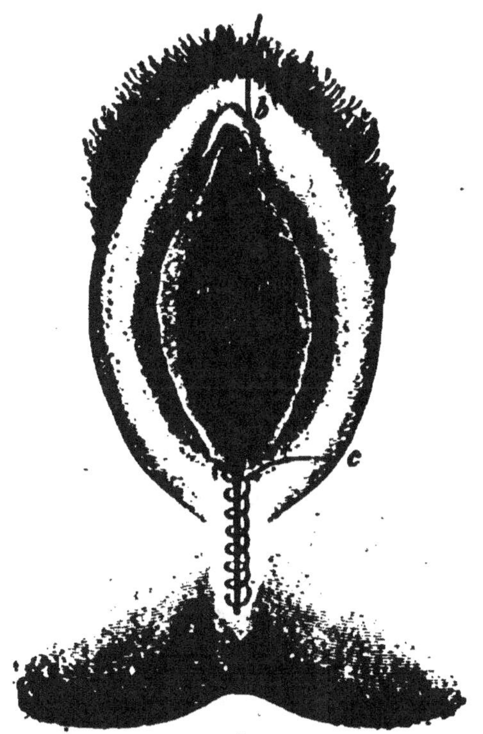

Fig. 137. — Colpopérinéorrhaphie d'après Martin. — *a a*, Elytrorrhaphie double latérale ; *b*, bout supérieur du fil ; *c*, bout inférieur.

Le champ d'avivement est alors étalé avec l'aide de cette pince, de deux autres pinces placées sur les côtés en I et en I, et d'une 4ᵉ fixée à l'angle inférieur (fig. 131). La traction opérée par la pince supérieure donne alors à la partie postérieure de l'avivement la forme triangulaire qu'on observe à la fig. 138.

On procède à l'avivement de la région périnéale, en traçant, avec le bistouri, des lignes allant d'une pince à l'autre et l'on obtient ainsi une surface losangique qu'on enlève d'un morceau et qu'on réunit par des sutures profondes et superficielles, comme on le voit dans la fig. 134, ou par la suture étagée représentée par la figure 136 dans son étage profond et par la figure 137 dans son étage superficiel.

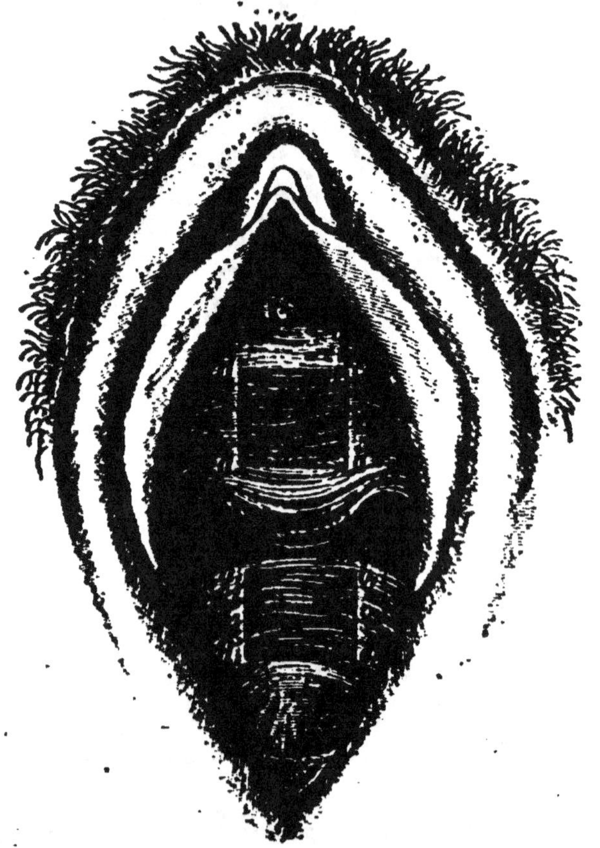

Fig. 138. — Colporrhaphie médiane. — Avivement d'après Neugebauer.

Pour terminer, Messieurs, encore un mot sur les procédés employés lorsque les autres opérations ont échoué. Lefort et Neugebauer ont proposé l'oblitération du vagin.

La technique est des plus simples ; deux surfaces sont avivées sur la ligne médiane, l'une sur la paroi antérieure, l'autre sur la paroi postérieure du vagin.

Ces deux surfaces réunies par des sutures constituent, après cicatrisation, une barrière qui empêche à l'utérus de franchir la vulve. Il est préférable de n'intervenir de cette manière que chez des femmes qui ne sont plus susceptibles d'être fécondées, car l'accouchement obligerait bien vite le chirurgien à détruire une œuvre si laborieusement établie.

P. Muller a fini, en désespoir de cause, par faire l'hystérectomie totale. Mais c'est là une intervention qui suppose un degré de souffrance qu'on ne rencontre pas habituellement. Il ne peut être conseillé que d'une façon tout à fait exceptionnelle.

DIX-NEUVIÈME LEÇON.

—

LE TRAITEMENT DE LA STÉRILITÉ CHEZ LA FEMME. STÉRILITÉ PAR INAPTITUDE A LA COPULATION.

CONSIDÉRATIONS GÉNÉRALES. — CLASSIFICATION.

Messieurs,

Avant d'aborder l'étude de la thérapeutique de la stérilité considérée au point de vue opératoire, nous devons vous faire remarquer que cette thérapeutique est aussi complexe que les causes qui en motivent l'application. Vous savez, en effet, que la stérilité reconnaît des causes multiples qui embrassent tout le cadre de la pathologie des organes génitaux de la femme. La plupart des opérations que nous avons décrites dans les leçons précédentes peuvent trouver leur application dans le traitement de la stérilité. C'est ainsi que les différentes méthodes de dilatation, le curettage de la cavité utérine, le massage, l'orthopédie utérine peuvent être indiqués chez la femme dont les organes génitaux sont impropres à la fécondation. Vous aurez donc souvent à vous reporter à nos études précédentes lorsqu'il s'agira de traiter la stérilité.

Par contre, nous avons fait rentrer dans la pathologie chirurgicale de la stérilité un certain nombre d'opérations qui ne sont pas absolument spéciales et que nous n'avions pas eu l'occasion de décrire dans les leçons précédentes. C'est ainsi que nous aurons à vous entretenir du vaginisme, de la discision des orifices utérins, de l'allongement hypertrophique du col, etc.

Nous avons même à faire quelques incursions dans le domaine de la physiologie et de la pathologie médicale, afin de placer sous vos yeux l'ensemble des données qui se rattache à un sujet aussi complexe. C'est ainsi que nous avons abordé l'étude de quelques états morbides de la muqueuse utérine et que nous sommes entrés dans quelques considérations physiologiques sur le coït et l'ovulation. Notre leçon sur la fécondation artificielle et les postures pendant le coït nous y a successivement entraînés.

CLASSIFICATION DES CAUSES DE LA STÉRILITÉ.

1° Stérilité par inaptitude à la *copulation* (vulvite, vaginisme, atrésies vaginales, etc.).

2° Stérilité par obstacle mécanique à la pénétration du sperme dans l'utérus (atrésies utérines, flexions, conicité du col, etc.).

3° Stérilité résultant de la non rétention du sperme dans l'utérus ou de la destruction de l'œuf par les sécrétions morbides (dysménorrhée, ménorrhagie, endométrite, catarrhe utérin, etc.).

4° *Stérilité par inaptitude à l'ovulation et à l'incubation:* troubles de la fonction ovarienne, aménorrhée, utérus infantile, absence des ovaires, ectopies ovariennes, etc.).

Vous voyez que cette classification est plus chirurgicale que physiologique ; il ne pouvait en être autrement dans un ouvrage consacré surtout à la thérapeutique opératoire.

Il faut du reste reconnaître que si les causes physiologiques produisant la stérilité chez la femme (inaptitude à l'ovulation) sont de beaucoup les plus nombreuses, elles sont aussi le plus souvent au-dessus des ressources de la thérapeutique. C'est pour cette raison que nous les avons placées les dernières dans notre classification.

Vous verrez du reste que nous serons obligés de nous écarter de temps en temps de notre classification et que plusieurs des opérations habituellement appliquées pour remédier au traitement de la stérilité sont également applicables à des états morbides qui ne s'y rattachent qu'indirectement. C'est ainsi que le traitement opératoire des déviations utérines qui a été longuement étudié dans les leçons précédentes trouve également son application dans le thérapeutique de certaines formes de stérilité.

STÉRILITÉ PAR INAPTITUDE A LA COPULATION.

Tous les états morbides acquis ou congénitaux qui s'opposent à l'intromission du membre viril dans le vagin sont une cause de stérilité.

On verra par l'exposé que nous allons faire que ces causes sont extrêmement nombreuses et le plus souvent susceptibles d'un traitement chirurgical efficace.

Les obstacles apportés à la copulation sont de plusieurs ordres. Voici les principaux :

1° Imperforation et vices de conformation du vagin.
2° Tumeurs de la vulve.
3° Persistance et rigidité de l'hymen.
4° Vaginisme.

I. IMPERFECTIONS ET VICES DE CONFORMATION DU VAGIN.

Ces divers états morbides sont le plus souvent congénitaux. On peut les classer de la façon suivante :

Imperforation du vagin. Absence du vagin. Ouverture du vagin dans un lieu anormal. Bifidité du vagin par cloisonnement. Occlusion accidentelle du vagin.

Comme ces anomalies se rencontrent très rarement et qu'elles sont le plus souvent au-dessus des ressources de l'art chirurgical, nous ne nous y arrêterons pas longuement.

Absence du vagin.

Cette anomalie, qui est fort rare, coïncide le plus souvent

avec une absence de l'utérus. L'appareil génital de la femme se trouve alors simplement représenté par une petite dépression à la vulve. Dans ces cas, l'intervention du chirurgien ne peut avoir pour but de remédier à la stérilité, mais simplement de permettre la copulation. Cette intervention est cependant admise par Le Fort qui croit que le coït est un besoin que les époux doivent satisfaire alors même qu'il ne peut aboutir à la reproduction.

Nous admettons volontiers cette manière de voir, d'autant plus que l'absence du vagin ne coïncide pas nécessairement avec l'absence de l'utérus et que la restitution du canal vaginal est alors nécessaire non seulement pour permettre la copulation, mais encore pour assurer l'écoulement des règles et rendre possible la fécondation. Une telle opération rentre donc dans la catégorie de celles qui ont pour but le traitement de la stérilité.

Etant donné l'absence du vagin, le chirurgien doit d'abord rechercher la *présence de l'utérus* et des organes génitaux internes. Cette recherche peut avoir lieu à l'aide de signes physiques et de signes rationnels.

Par le toucher rectal combiné avec la palpation abdominale, le gynécologue expérimenté peut constater entre le rectum et la vessie un organe mobile globuleux analogue à l'utérus.

Nous avons vu, en parlant du massage, que la palpation bimanuelle pratiquée par des mains exercées permettait assez facilement de saisir l'utérus entre les doigts introduits dans le rectum et ceux appliqués sur l'abdomen. Une telle recherche donnera encore de meilleurs résultats si elle est pratiquée pendant l'anesthésie.

Les signes rationnels qui peuvent révéler l'existence d'un appareil sexuel interne alors que le vagin fait défaut sont ceux dont l'ensemble a été désigné sous le nom de *molimen hæ-morrhagicum* : pesanteurs, douleurs lombaires, coliques internes survenant périodiquement.

L'intervention chirurgicale est donc indiquée lorsqu'on

constate chez une femme l'absence du vagin coïncidant avec la présence de l'utérus.

Opération. — On conçoit que les cas où la restauration du vagin a été obtenue avec succès ne sont pas assez fréquents pour que la pratique de cette opération ait été établie avec des règles précises.

Trois moyens ont été mis en usage : le refoulement, l'incision et l'électrolyse. Quel que soit le procédé employé, la difficulté capitale consiste à frayer un chemin entre la vessie et le rectum sans pénétrer dans aucune de ces cavités.

Le refoulement a donné un succès à Amussat. Ce chirurgien put arriver, en enfonçant et en refoulant successivement la muqueuse vulvaire au point où aurait dû exister l'orifice vaginal à pénétrer à une profondeur de cinq centimètres. Arrivé à ce point, il fit une incision et pénétra dans la poche sanguine formée par l'accumulation du sang des règles. La dilatation fut maintenue à l'aide d'éponges préparées et la malade guérit.

L'incision simple a été pratiquée par Baker Brown. Ce procédé doit être pratiqué avec le plus grand soin. Une sonde étant introduite dans la vessie et un doigt dans le rectum, le chirurgien procède avec la plus grande lenteur, chaque coup de bistouri devant être suivi d'une double exploration, de façon à maintenir l'instrument à égale distance de l'urèthre et du rectum. On peut avec avantage combiner l'incision avec le décollement.

L'électrolyse a été appliquée avec succès par Léon Le Fort. Après avoir pratiqué une incision superficielle à la vulve, ce chirurgien introduisit dans la plaie le pôle négatif en forme de cône de 5 à 6 éléments et parvint ainsi à se frayer un chemin jusqu'à l'utérus. La dilatation fut pratiquée pendant de longs mois à l'aide d'éponges et de mèches préparées. Nous avons vu la malade de M. Le Fort et nous avons pu constater que le

vagin ainsi obtenu pouvait parfaitement permettre la copulation.

Ces quelques exemples prouvent que la restauration du vagin absent est une opération possible, indiquée chaque fois
qu'on est en droit de supposer l'existence de l'utérus et que la
femme stérile demande notre intervention.

Quant au procédé opératoire, il ne peut être donné avec des
règles précises et il doit être laissé au choix du chirurgien qui
jugera, selon les cas.

Les autres vices de conformation du vagin sont plus rares
et ne présentent pas grande importance au point de vue opératoire.

La bifidité du vagin, qui coïncide le plus souvent avec un
utérus bicorne, n'est pas un obstacle absolu à la copulation. Si
ce cloisonnement s'oppose au coït, il faut le faire disparaître,
soit avec le thermo-cautère, soit d'une façon lente, avec la ligature élastique, soit avec l'écraseur, comme l'a fait avec succès
Chassaignac.

On peut encore ranger parmi les anomalies qui apportent
un obstacle à la copulation *l'ouverture du vagin dans .un
lieu anormal.*

Rossi, Boyer, Louis et plusieurs autres ont cité des cas où
le vagin s'ouvrait dans le rectum, et où il existait une sorte de
cloaque.

A notre connaissance, aucun traitement chirurgical n'a jamais été appliqué à ce vice de conformation, qui n'est du reste
pas un obstacle absolu à la conception, puisque le coït peut
avoir lieu par le canal collectif.

Plusieurs exemples de grossesses survenues dans ces conditions et heureusement terminées ont été rapportés par ces
mêmes auteurs. L'existence du cloaque chez la femme ne peut
donc pas être considérée comme une cause de stérilité. Nous
laissons du reste à l'initiative des gynécologues qui peuvent
rencontrer des cas de ce genre le traitement qui pourrait y être
appliqué. Les règles bien appliquées de l'autoplastie peuvent

dans certains cas permettre de remédier à ces difformités, du reste fort rares.

Nous rappellerons, à titre de renseignement, la célèbre discussion médico-théologique qui eut lieu à la fin du siècle dernier à l'Académie de chirurgie entre Louis et les pères Cucufe et Tournemine. Ces deux théologiens pensaient que le coït anal est permis lorsque le vagin s'ouvre dans le rectum et nous sommes heureux de penser que le Pape Benoît XIV, à qui la question fut soumise, la traita dans le même sens que les théologiens et l'Académie de chirurgie.

2° TUMEURS DE LA VULVE ET DU VAGIN S'OPPOSANT A LA COPULATION.

Toutes les tumeurs volumineuses qui siègent à l'entrée du vagin doivent être enlevées lorsqu'elles constituent un obstacle à la copulation.

Quelques-unes de ces tumeurs ne sont que la manifestation de la diathèse cancéreuse ou syphilitique et ne doivent pas nous occuper ici.

Les *végétations* vulvaires si fréquentes chez les femmes qui ont eu la blennorrhagie et celles qui ne prennent pas les soins de propreté nécessaires peuvent être assez développées pour opposer, soit par leur volume, soit par l'hyperesthésie qu'elles occasionnent, un obstacle presque absolu au coït. J'ai fait disparaître la stérilité dont la cause était restée longtemps ignorée par suite du refus de la malade de se laisser examiner, chez une jeune femme de 22 ans, en pratiquant l'excision d'une végétation volumineuse siégeant à la vulve.

Quelle que soit leur ancienneté et leur nature, les végétations vulvaires sont très facilement excisées soit par le bistouri, les ciseaux ou le thermo-cautère. La seule précaution consiste à combattre et à prévoir les hémorrhagies secondaires.

Les *kystes* du vagin et de la vulve sont parfois assez volumineux pour entraver les fonctions sexuelles.

Alphonse Guérin leur assignait une origine glandulaire ; mais, étant donné l'absence des glandes dans la muqueuse vaginale, nous pensons, avec Vidal de Cassis, que ces développements kystiques sont dus à une sorte d'élargissement des mailles du tissu conjonctif.

Quelle que soit du reste leur origine et leur nature, ces kystes doivent être détruits lorsqu'ils sont assez développés pour empêcher le coït.

Le seul procédé à employer est l'incision avec ou sans excision de la paroi, suivie de cautérisation de toute l'étendue de la poche.

L'ablation totale présente souvent des difficultés et expose à des perforations qui sont d'autant plus à craindre que les parois sont souvent très amincies.

Les *tumeurs fibreuses* et les *polypes* qui siègent dans le vagin sont le plus souvent des néoplasmes ayant eu leur point de départ dans l'utérus et se trouvant encore retenus à la paroi utérine par un pédicule. On a cependant signalé des fibro-myomes ayant leur point de départ dans la couche cellulo musculeuse de la muqueuse vaginale.

Ces tumeurs sont généralement pédiculisées. Leur ablation peut présenter des difficultés à cause du voisinage de la vessie et du rectum.

Nous ne faisons du reste qu'énumérer les diverses tumeurs de la vulve et du vagin qui peuvent occasionner la stérilité, le traitement de chacune de ces tumeurs ne présentant aucune particularité spéciale.

3° PERSISTANCE ET RIGIDITÉ DE L'HYMEN.

La persistance de l'hymen est, à notre avis, une cause fréquente de stérilité pendant les premières années du mariage. Tous les gynécologues ont vu des cas où l'hymen est encore intact longtemps après le mariage, soit par suite d'une extrême résistance de cette membrane, soit par maladresse ou insuffisance du mari.

On a beaucoup accusé dans ces cas *l'insuffisance des pauvres maris*. Nous admettons volontiers que cette cause joue un rôle de quelque importance dans la persistance de l'hymen ; mais c'est plutôt la maladresse des conjoints, la brutalité de l'un et la frayeur injustifiée de l'autre qui est cause de tout le mal.

Les premières tentatives sont faites sans ménagements, l'introduction pénienne n'a pas lieu pendant les premiers rapprochements ; il en résulte souvent une inflammation de la fosse naviculaire qui augmente la douleur de la femme qui oppose alors une répulsion instinctive à toute intromission vaginale.

D'autres fois, et c'est le cas le plus fréquent, le mari, quoique suffisamment vigoureux pour franchir la forteresse hyménéale, veut ménager sa femme qui pousse des cris ou s'effraie chaque fois qu'il est question de rapprochement sexuel. Dans la crainte de la blesser ou de produire des déchirures, il se contente de pénétrer dans la fosse naviculaire où l'éjaculation a lieu.

Ce qui n'était d'abord qu'une nécessité devient une habitude : la fosse naviculaire est agrandie, l'hymen est refoulé et il se crée ainsi un *vagin artificiel* suffisant pour permettre un coït dont les époux finissent par se contenter.

J'ai observé plusieurs cas de ce genre. Chez une femme de 27 ans, l'hymen était absolument intact, quoiqu'elle eût été mariée depuis deux ans ; le mari était cependant vigoureux et bien constitué. Cette membrane était refoulée et la fosse naviculaire formait un canal de près de cinq centimètres de profondeur qui permettait le coït.

Dans un autre cas le mariage remontait à trois ans. La femme, âgée de 24 ans, était extrêmement obèse ; la membrane hymen était intacte et le coït avait lieu entre les cuisses et les grandes lèvres. Le canal artificiel que j'ai signalé dans le cas précédent n'existait pas.

Dans ces deux cas je n'ai pu me rendre compte de la situation qu'après avoir pratiqué l'anesthésie.

Anomalies de l'hymen. Rigidité.

Les anomalies de l'hymen doivent être étudiées avec soin au point de vue de la stérilité.

Vous savez que l'hymen est constitué par un repli muqueux de forme et de résistance variables qui sépare la vulve et le vagin par une sorte de diaphragme fenêtré.

Entre les feuillets de ce repli, il existe un stroma conjonctif plus ou moins résistant.

La résistance exceptionnelle de ce stroma, sa consistance tendineuse peuvent constituer un obstacle absolu au coït. Les faits de ce genre ne sont pas rares. Kisch a constaté, chez une jeune femme de 24 ans, mariée et inféconde depuis deux ans, un hymen ovoïde très résistant divisé d'arrière en avant par un septum tendineux dur au toucher. Le petit espace laissé libre entre ces deux cordes tendineuses ne permettait même pas l'introduction du doigt. La section du septum tendineux produisit la guérison et la malade devint enceinte.

De nombreuses observations de ce genre ont été publiées par Bandl, Hoffmann, Simon, Breisky, Braun, etc.

Un des cas les plus remarquables est celui de Spaeth, rapporté par Kisch. L'hymen était figuré par un bourrelet saillant à surface externe lisse et dont l'orifice central admettait à peine l'introduction de l'hystéromètre. Entre le bord inférieur de la membrane et la commissure postérieure se trouvait un infundibulum en forme de cœcum, profond d'environ 4 centimètres, par lequel s'effectuait un coït qui semblait satisfaire les intéressés.

Quoique les accoucheurs aient rapporté des exemples de ce genre dans lesquels la conception avait eu lieu, nous n'en devons pas moins considérer de telles anomalies comme produisant la stérilité.

Le *traitement opératoire* de ces divers états est des plus simples. Lorsqu'il n'existe qu'une persistance anormale de l'hymen résultant de la faiblesse du mari ou de la maladresse des époux, on arrivera facilement à dilater le vagin, soit progressivement par l'introduction d'éponges préparées, soit brusquement par la dilatation pratiquée pendant l'anesthésie. Nous reviendrons plus loin, à propos du vaginisme, sur le traitement de ces complications.

Lorsque la sténose vaginale est due à un hymen, fibreux résistant, il faut inciser et maintenir la dilatation vaginale jusqu'à complète cicatrisation de la plaie.

4° VAGINISME.

Par sa grande fréquence, le vaginisme occupe un rang important parmi les affections qui entraînent la stérilité. Nous devons donc vous donner une description spéciale de cet état morbide qui intéresse d'autant plus le gynécologue qu'il est le plus souvent curable à l'aide d'un traitement chirurgical.

Sous le nom de vaginisme, nous décrirons une affection caractérisée par une hyperesthésie excessive de la vulve et du vagin, le plus souvent accompagnée de contracture spasmodique, reconnaissant pour cause des lésions variables de ces organes et s'opposant au coït.

Cette définition ne diffère pas beaucoup de celle qui avait été donnée par Sims, nous avons cru cependant devoir la modifier quelque peu. En effet, cet auteur et la plupart de ceux qui ont écrit après lui sur le sujet, avaient fait du spasme et de la contracture involontaire le caractère *sine qua non* de cette affection ; sans vouloir refuser à ce symptôme son importance, nous croyons qu'il peut manquer et que, dans tous les cas, il est consécutif à la douleur et à la lésion.

Le vaginisme est une affection *fréquente*. Sims, Debout, Michon, Scanzoni, ont publié un grand nombre d'observations ; ce dernier auteur dit en avoir vu plus de cent cas dans le cours de sa carrière médicale. Visca a donné trente-deux observations dans sa thèse inaugurale, et nous en avons nous-mêmes publié un assez grand nombre.

L'étiologie du vaginisme est très complexe. Nous avons déjà dit que cette affection reconnaissait presque toujours pour cause une lésion de la vulve ou du vagin.

En premier lieu, nous citerons parmi les causes occasionnelles, les *fissures* auxquelles certains auteurs avaient attribué, d'une manière exclusive, la production du vaginisme. Le raisonnement devait forcément amener à comparer le sphincter vaginal au sphincter rectal, surtout à une époque où la contracture et la contraction étaient considérées comme les symptômes uniques de l'affection qui nous occupe. Nous sommes loin, du reste, de refuser à cette cause son importance ; mais nous dirons qu'elle n'est pas la seule. La fissure vaginale est extrêmement difficile à constater dans beaucoup de cas à cause de l'hyperesthésie excessive qui s'oppose à l'introduction de l'instrument explorateur, et il est extrêmement probable qu'elle existait dans la plupart des cas que les auteurs ont décrits sous le nom de vaginisme essentiel.

Ces fissures peuvent occuper tout le pourtour de l'orifice ; elles siègent quelquefois assez profondément dans l'intérieur du canal pour échapper à un examen superficiel.

Certaines affections cutanées, telles que l'*herpès* et l'*eczéma*, jouent un rôle assez important dans la production du vaginisme ; on comprend facilement ce fait, si l'on se rappelle que ces mêmes affections produisent également des constrictions musculaires intenses, lorsqu'elles siègent au pourtour de la bouche, de l'anus et des paupières.

La *vaginite* et la *vulvite* doivent occuper une place importante dans cette nomenclature. Churchill a donné à cette cause une importance capitale, et nous sommes loin de le contredire. Le vaginisme existe rarement sans être accompagné de vaginite, mais est-il consécutif ou primitif ? Là est toute la question. Une étude attentive des faits nous démontre surabondamment qu'il est plutôt l'effet que la cause. Toute inflammation vulvaire ou vaginale s'accompagne nécessairement d'une hyperesthésie plus ou moins intense. Le plus souvent cette hyperesthésie disparaît avec la cause qui l'a produite ; mais dans certains cas, plus nombreux qu'on ne pense, elle persiste et constitue alors l'affection rebelle qu'on a désignée sous le nom de vaginisme. Ceci nous explique, en outre, la fréquence de cette affection chez les femmes qui subissent les premières approches ; car la rupture de l'hymen détermine presque toujours une inflammation de la partie de la muqueuse qui recouvre le sphincter vaginal.

Les déchirures produites par *l'accouchement* peuvent également produire des lésions, qui, plus tard, deviendront la cause d'un vaginisme rebelle. Tels sont les cas observés par Guéneau de Mussy, Sims, Michon, etc.

Symptomatologie. — Douleur excessive au moment du coït, et en rendant l'accomplissement impossible, voilà le principal, sinon l'unique symptôme accusé par les malades. Cette douleur est telle qu'elle arrache des cris, produit quelquefois la syncope et inspire à la femme une répugnance invincible pour le rapprochement sexuel.

Dans certains cas cependant, le symptôme douleur est moins accentué, l'intromission pénienne est possible à la rigueur, mais les souffrances qu'elle entraîne empêchent les époux de l'effectuer.

La contracture spasmodique du sphincter est plus ou moins prononcée. Le toucher vaginal, qui doit être pratiqué avec les plus grandes précautions à cause des douleurs qu'il provoque, permet de la percevoir nettement. Dans quelques cas cependant elle fait défaut.

Dans certains cas où les signes fournis par l'examen local paraissent insuffisants, il est utile d'interroger le mari sur les circonstances qui ont accompagné les tentatives de rapprochement conjugal. Les symptômes observés à ce moment sont importants à connaître, car ils caractérisent très bien le degré d'intensité de l'affection. A la suite de quelques essais aussi douloureux qu'infructueux la femme acquiert une certaine répugnance pour le coït ; cependant, dans l'espérance de voir disparaître cet état, elle se soumet avec courage à de nouvelles tentatives. C'est alors que la douleur acquiert son paroxysme; la face exprime le terreur, la respiration et le pouls s'accélèrent et un état convulsif se déclare. La femme pousse des cris, demande grâce, les muscles adducteurs se contractent violemment en même temps que ceux du périnée ; cet état se terminerait par la syncope, si les tentatives d'intromission étaient continuées.

Comme nous l'avons déjà dit, le vaginisme est une cause de stérilité presque absolue, puisqu'elle rend le coït impossible. Qu'on anesthésie la malade, comme l'a fait Gaillard Thomas, la copulation et la fécondation seront possibles malgré le vaginisme le plus prononcé.

Traitement.

L'analogie remarquée entre le vaginisme et la fissure de l'anus devait forcément conduire les chirurgiens à appliquer le même traitement à ces deux affections. La section du sphincter vaginal et la dilatation furent d'abord employées avec plus ou moins de succès ; plus tard on pratiqua la section du sphincter anal et la cautérisation. Quelques chirurgiens se sont contentés de traiter le vaginisme par des lotions astringentes et des topiques de natures diverses. Nous allons rapidement passer en revue chacun de ces modes de traitement.

La *section du sphincter vaginal*, préconisée avec ardeur par Sims, avait déjà été pratiquée, en France, par Huguier, Pinel, Grand-Champs et Michon. Voici comment procédait le chirurgien américain : après avoir anesthésié la malade, il fait de chaque côté de la ligne médiane une incision profonde dirigée du haut en bas et se terminant au raphé du périnée et formant le côté d'un y. Chacune de ces incisions doit avoir environ deux pouces de longueur et intéresser à la fois le tissu vaginal, l'anneau vulvaire et le périnée. La section du sphincter vaginal peut également se faire par la méthode sous-cutanée employée par Blondin pour la section du sphincter anal; mais ce procédé, peu employé aujourd'hui, ne nous paraît pas présenter d'avantages réels.

Nous avons eu à traiter un grand nombre de femmes atteintes de vaginisme et nous considérons la section du sphincter comme un moyen de traitement radical et assurant la guérison dans la grande majorité des cas; mais nous pensons qu'il est bon, avant d'avoir recours à une opération que les malades n'acceptent pas toujours facilement, d'appliquer un traitement plus simple qui réussit quelquefois : nous voulons parler de la dilatation.

La dilatation est brusque ou graduelle.

La *dilatation graduelle* se fait avec des mèches dont on augmente graduellement le volume ou avec des éponges préparées. Nous avons obtenu la guérison par ce procédé ; mais nous sommes loin de le recommander d'une façon générale. En effet, ce n'est qu'au bout d'un temps très long et au prix de douleurs vives et répétées qu'on peut obtenir un résultat. Ajoutons que les malades refusent le plus souvent de se soumettre le temps nécessaire à un traitement aussi douloureux. J'ai appliqué la dilatation graduelle pendant deux mois chez une jeune malade dont j'ai publié l'observation (1) et je n'ai pu obtenir ainsi qu'une amélioration passagère qui a cependant permis quelques rapprochements sexuels qui ont déterminé la conception.

Nous préférons du reste à la mèche de charpie, l'éponge préparée, *assez volumineuse* et dont on augmente graduellement le volume, l'introduction de ces éponges n'est pas douloureuse et elles agissent beaucoup plus rapidement.

La racine de gentiane, dont le volume augmente sous l'influence de l'humidité, a été mise en usage, avec succès, par

(1) Lutaud, Du vaginisme. Paris 1874.

Robert de Latour. Péan a employé également des cylindres de caoutchouc dont le volume peut être augmenté graduellement par des liquides ou par l'insufflation.

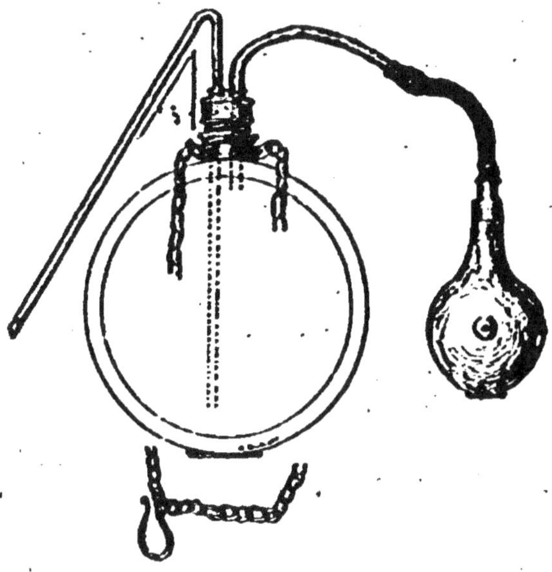

Fig. 139. — Appareil à anesthésie de Bourcart.

Dilatation brusque. — Elle compte un grand nombre de succès, et son usage tend de plus en plus à se généraliser. Elle a été pratiquée en France par plusieurs chirurgiens parmi lesquels nous citerons Richet, Verneuil, Delore, etc.; en Angleterre, par Tilt; en Allemagne, par Scanzoni.

Cette opération doit toujours avoir lieu pendant l'anesthésie. Nous recommandons pour les opérations gynécologiques l'appareil ingénieux imaginé par M. Bourcart (fig. 139). Elle se pratique soit au moyen des doigts, soit au moyen d'un instrument dilatant. Le procédé que nous employons consiste à introduire les deux pouces, apposés par leur face dorsale, et à maintenir l'orifice distendu pendant quelques minutes; nous pratiquons ensuite le tamponnement vaginal avec de la gaze iodoformée. Ce tamponnement est maintenu en place pendant 48 heures. Les douleurs successives sont quelquefois assez intenses pour nécessiter l'emploi de la morphine en injections sous-cutanées.

Quelques chirurgiens ont proposé de pratiquer la dilatation avec des instruments. Delore, de Lyon, s'est servi, avec avantage, du spéculum d'Ambroise Paré dont l'introduction est facile et qui peut être maintenu dilaté à l'orifice vulvaire pendant le temps voulu. Celui de Bozeman, recommandé par Gallard, présente les mêmes avantages. Si l'on fait usage d'un spéculum bivalve, la dilatation brusque s'obtient en retirant l'instrument tout ouvert.

Ce procédé s'est montré réellement efficace dans beaucoup de cas, mais son emploi n'est cependant pas toujours indiqué. Il faut du reste, avant de le mettre en pratique, chercher à faire disparaître les lésions vulvaires qui sont souvent la cause du vaginisme. Nous avons remarqué que la dilatation brusque réussissait surtout là où le spasme vaginal paraissait essentiel; celui-ci reconnaissait pour cause quelques fissures du vagin qui étaient passées inaperçues dans un examen superficiel.

Ce résultat rend encore plus manifeste l'analogie qui existe entre la fissure anale et la fissure vaginale.

En résumé, nous pensons que le traitement du vaginisme est essentiellement chirurgical et qu'il doit consister dans la dilatation brusque pratiquée pendant l'anesthésie. Dans les cas où ce procédé n'aurait pas suffi pour permettre l'accomplissement des fonctions sexuelles, on aura recours à la section du sphincter vaginal telle qu'elle a été proposée par Sims.

VINGTIÈME LEÇON

TRAITEMENT DE LA STÉRILITÉ *(Suite)*. — STÉRILITÉ PAR OBSTACLE MÉCANIQUE A LA PÉNÉTRATION DU SPERME DANS L'UTÉRUS.

La stérilité est le plus souvent de cause utérine. C'est un axiome qui est admis par tous les gynécologues.

Parmi ces causes utérines, les déviations et les anomalies de conformation du col qui apportent un obstacle mécanique à la pénétration du sperme sont de beaucoup les plus fréquentes. On comprend aisément que les flexions déterminent, par la

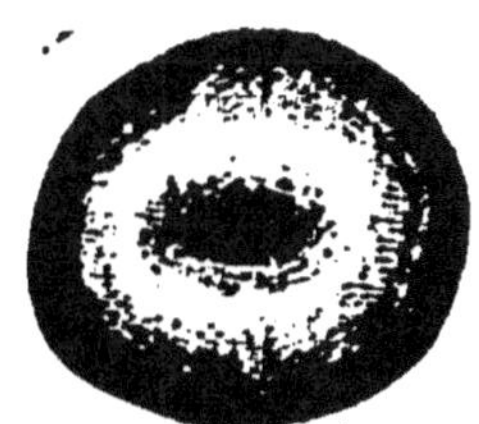

Fig. 140. — Orifice utérin normal.

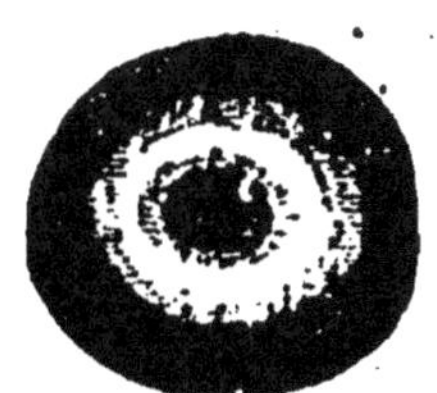

Fig. 141. — Orifice utérin en trou d'aiguille.

courbure qu'elles impriment au canal cervical, une sorte d'atrésie de ce canal. La courbure de l'organe le divise en deux cavités distinctes : la cavité du col et celle du corps. Ces deux cavités sont séparées au point de courbure par un rétrécissement qui apporte un obstacle presque toujours infranchissable pour les spermatozoïdes.

Nous allons diviser les causes de stérilité utérine par obstacle mécanique en trois catégories :

1° Atrésie simple du col ;

2° Anomalies de conformation du col (col conoïde, allongement hypertrophique, etc.) ;

3° Déviations utérines étudiées comme cause de stérilité.

ATRÉSIE DU COL UTÉRIN. — STÉNOSE CERVICALE.

La sténose cervicale est le plus souvent congénitale ; mais il n'est cependant pas rare de la rencontrer chez des femmes qui ont eu des enfants. Elle peut être alors la conséquence de solutions de continuité survenues pendant l'accouchement et ayant produit des cicatrices vicieuses. Nous avons observé de nombreux cas dans lesquels la sténose acquise était due à des cau-

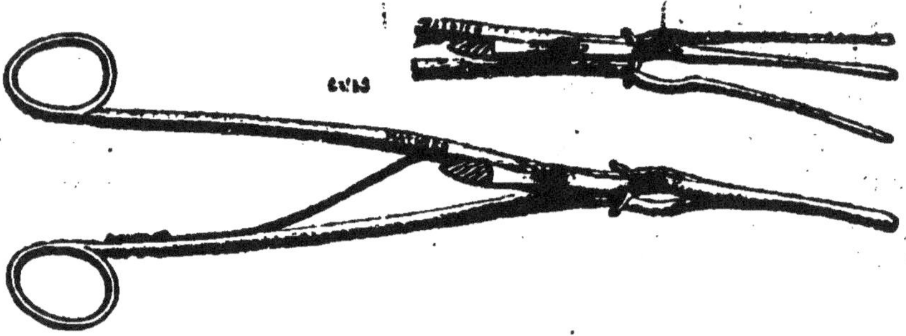

Fig. 142.— Dilatateur intra-utérin de Huguier.

térisations intempestives faites avec le thermo-cautère ou à des opérations antérieures dont les conséquences n'avaient pas été bien surveillées par les opérateurs.

L'orifice cervical peut encore être oblitéré par des tumeurs ; mais cette catégorie de sténose ne doit pas nous occuper ici.

L'atrésie congénitale, de beaucoup la plus fréquente, siège d'habitude à l'orifice externe et dans la portion cervicale du canal. Cette variété d'obstruction diffère ainsi de celle qui résulte de la flexion utérine et dont le siège est habituellement au point de réunion du corps et du col. Le col a le plus souvent la forme conique que nous décrirons plus loin. A l'examen du spéculum, on aperçoit l'orifice cervical qui se présente sous la forme d'un point ou d'un trou d'aiguille (fig. 140 et 141).

Il est parfois très difficile de pénétrer dans la cavité cervicale avec l'hystéromètre. Dans quelques cas on ne parvient à introduire qu'une fine bougie et après de nombreuses tentatives infructueuses.

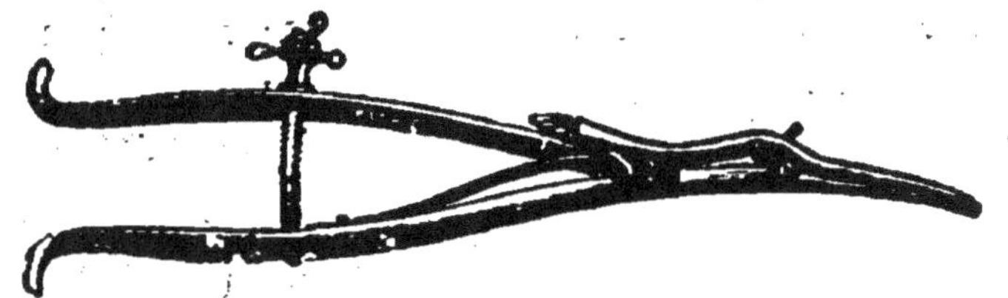

Fig. 143.— Dilatateur utérin de Sims.

On trouve, derrière le point rétréci, la cavité cervicale qui est parfois distendue et pyriforme. Cette distension est la conséquence de l'accumulation du sang pendant la période menstruelle. On sait que la sténose cervicale détermine non seulement la stérilité, mais encore la variété de dysménorrhée que certains auteurs ont désignée sous le nom de dysménorrhée obstructive ou mécanique.

Le *traitement* de la sténose cervicale est essentiellement opératoire. Il comporte deux méthodes distinctes :

a) la dilatation graduelle ;
b) la discision.

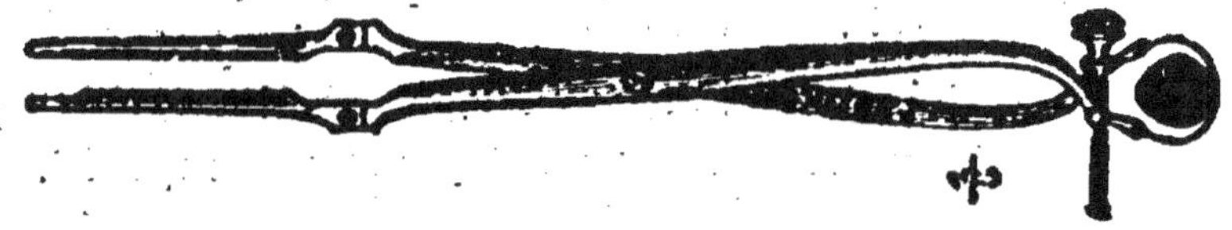

Fig. 141.— Dilatateur utérin de Pagot.

A. DILATATION.

Elle peut être obtenue par l'introduction de tiges de laminaire dont on augmente graduellement le volume ou par des instruments. Nous avons décrit, avec tous les détails néces-

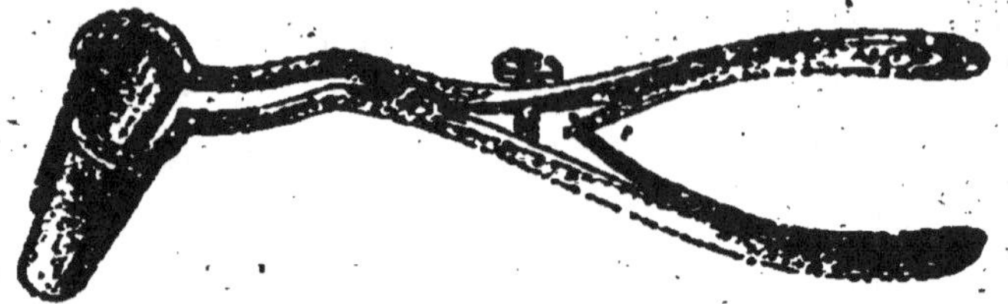

Fig. 145. — Spéculum utérin de Vulliet pour être appliqué après la dilatation.

saires, ces différents modes de dilatation (page 65) qui s'appliquent non seulement au traitement de la stérilité, mais à la

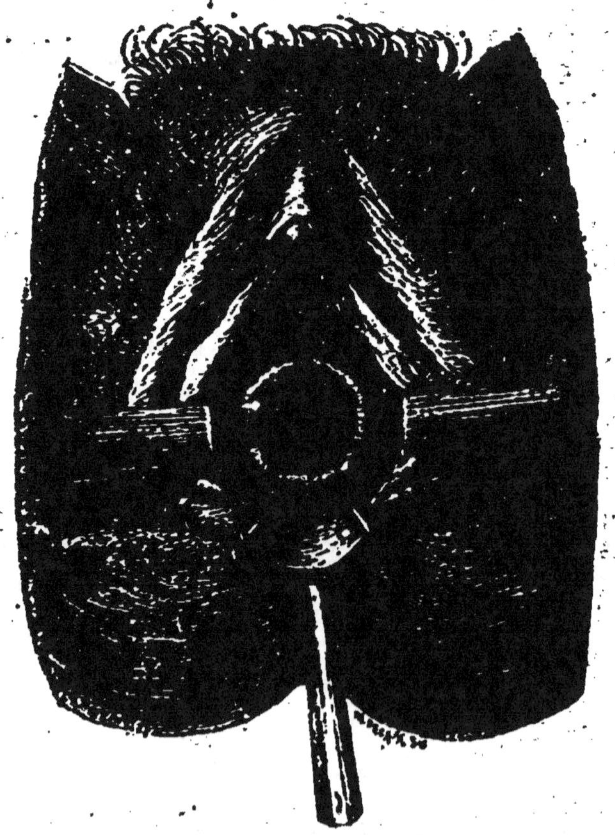

Fig. 146. — Dilatation du col utérin par le procédé de Vulliet.

thérapeutique opératoire d'un grand nombre d'affections
utérines. On peut obtenir par ce procédé une dilatation très
complète de l'orifice utérin, et faire un examen complet de la
cavité à l'aide d'un spéculum spécial (fig. 145).

On peut encore employer pour la dilatation les dilatateurs
mécaniques, notamment ceux de Pajot (fig. 144), de Huguier,
à trois valves (fig. 112), et de Sims (fig. 143); mais nous avons
déjà fait ressortir les inconvénients que présentent ces instruments qui substituent la force mécanique à l'action plus mesu-
rée de la main. Pour toutes ces raisons, nous préférons la
dilatation de Vulliet, qui peut être obtenue d'une façon très
complète (fig. 146.)

<h3 style="text-align:center">B. DISCISION.</h3>

Elle se pratique avec le métrotome à lame cachée de Simpson, avec l'utérotome de Sims (fig. 147) ou, plus simplement,
avec le bistouri ordinaire ou des ciseaux. Kuchenmeister
a proposé des ciseaux spéciaux dont une des pointes est disposée de façon à pénétrer facilement dans le col (fig. 150).

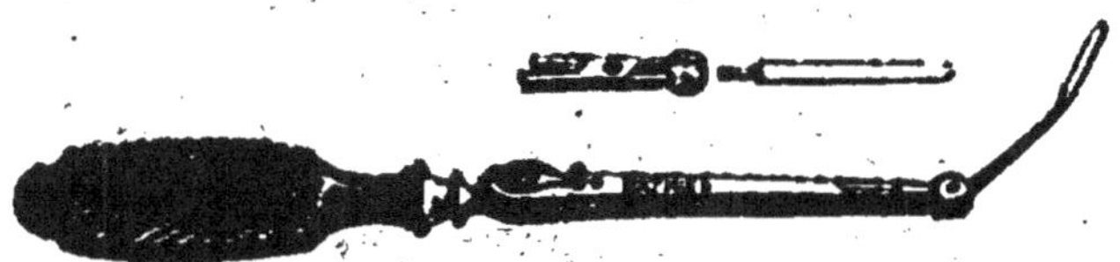

Fig. 147. — Utérotome de Sims avec lames de différentes formes.

Quel que soit l'instrument employé, il faut au préalable obtenir un degré de dilatation suffisant pour introduire soit le
métrotome, soit la pointe des ciseaux de Kutchenmeister. Il
faudra d'abord introduire une tige de laminaire en se confor-
mant aux instructions que nous avons données à propos de la
dilatation.

Nous avons dit que le métrotome est un bistouri à lame
cachée analogue à l'utérotome. Un écrou placé près de la poi-
gnée permet de faire sortir la lame lorsqu'on retire l'instrument.

Le *métrotome* est simple (modèle de Simpson) ou double
(modèle de Greenhalg). Le premier doit être introduit deux fois

lorsqu'on désire obtenir une incision bilatérale, ce qui est toujours préférable lorsqu'on pratique la discision dans un cas d'atrésie congénitale. Cette réintroduction de l'instrument n'est pas nécessaire avec le métrotome double; c'est pour cette raison que nous lui donnons la préférence.

Voici le manuel opératoire, qui est très simple : La tige étroite qui termine l'instrument et contient la lame cachée est introduite dans l'orifice cervical. Une fois cette introduction faite à la profondeur youlue, on fait saillir les lames au moyen

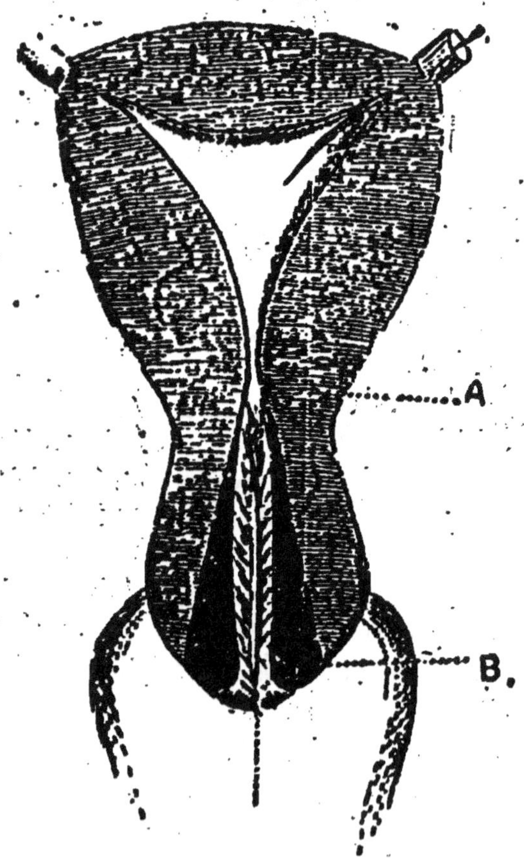

Fig. 113. — Discision de l'orifice externe avec le métrotome: A, orifice interne ; B, points sur lesquels porte l'incision.

du mécanisme placé dans le manche et les incisions se font par le simple retrait de l'instrument.

La figure 148 représente l'aspect de l'incision avec le métrotome double et la fig. 149 indique la partie du col sur lequel porte l'incision.

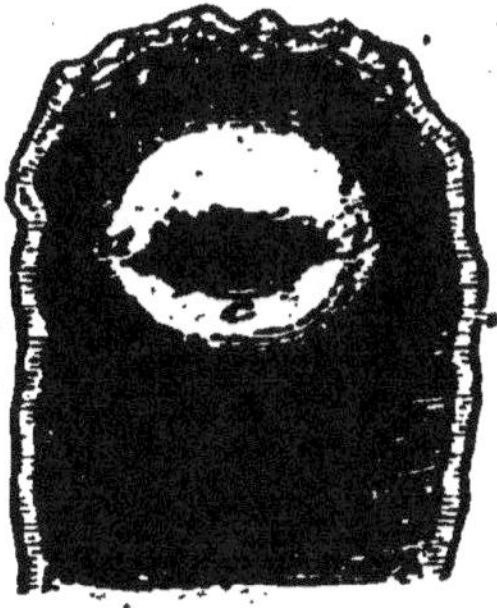

Fig. 149. — Sclérose cervicale. La ligne indique la partie incisée par le métrotome.

On a beaucoup critiqué le métrotome à lame cachée. Cet instrument, a-t-on dit, coupe brutalement les tissus. L'habileté manuelle de l'opérateur est remplacée par l'action mécanique de l'instrument. On peut produire des désordres étendus et même pénétrer dans le péritoine. On expose les malades aux accidents septiques.

Tels sont les reproches adressés au métrotome. Nous ne les croyons pas fondés, avec cette restriction, toutefois, que *cet instrument ne doit être employé que pour faire disparaître la sténose de l'orifice externe.* On a construit des métrotomes dont la gaine allongée permettait de pénétrer au delà de l'orifice interne et d'en pratiquer la section. Un tel instrument peut être dangereux, parce que, dans les cas de flexions prononcées, un instrument à deux lames ne respectera pas l'obliquité de l'organe et coupera les tissus à des profondeurs inégales. Mais un tel reproche ne saurait s'adresser au métrotome appliqué à la discision de l'orifice externe.

La *discision* avec des ciseaux ne présente aucune particularité spéciale. Nous avons dit que les ciseaux de Kutchenmeister (fig. 150) présentaient cet avantage que le crochet de la lame externe saisissait le col et s'opposait à son glissement après la section.

Pour pratiquer la discision avec les ciseaux, la malade sera placée dans la position de Sims ou dans la position genu-pectorale. Après avoir introduit une valve de Sims ou de Simon, on saisit le col avec une pince à griffes et on l'amène à la vulve. Il est alors facile de pratiquer la section. On introduit la longue lame des ciseaux aussi profondément que le comporte la longueur des culs-de-sac. Après avoir sectionné un des côtés, on introduit de nouveau l'instrument pour répéter la même opération du côté opposé. Il va sans dire que les plus grandes précautions antiseptiques devront être prises. Nous conseillons même de pratiquer l'opération sous le jet d'une douche vaginale.

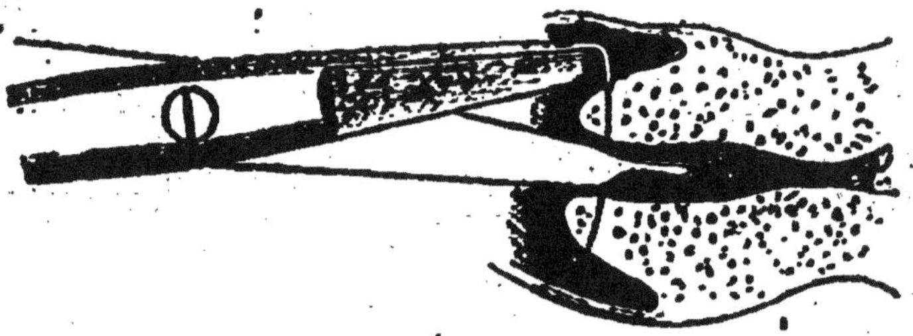

Fig. 150.—Discision du col avec les ciseaux de Kutchenmeister.

Procédé de Sims pour la discision.

Dans les cas où la sténose cervicale est accompagnée d'une flexion très prononcée, la discision avec le bistouri ou le métrotome par les procédés que nous venons de décrire est souvent insuffisante pour faire disparaître la dysménorrhée et par suite la stérilité.

La dysménorrhée persiste parce qu'elle est alors la conséquence de l'incurvation du canal qui accompagne nécessairement les flexions. Si on prend un tube flexible du volume du canal cervical et qu'on le courbe comme on le voit dans les figures 151 et 152, les deux surfaces concaves et convexes nécessairement appelées à presser l'une contre l'autre présentent un obstacle mécanique valvulaire au passage du liquide dans n'importe quelle direction.

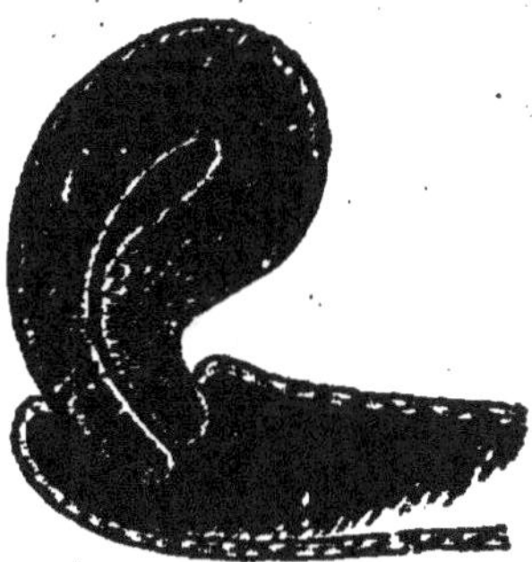

Fig. 151. — Rétroversion produisant la sténose.

Il suffit de se reporter à ces deux figures (151 et 152) pour voir qu'une simple incision bilatérale ne peut élargir le canal que transversalement et que les rapports des deux surfaces opposées ne peuvent être modifiées par cette opération.

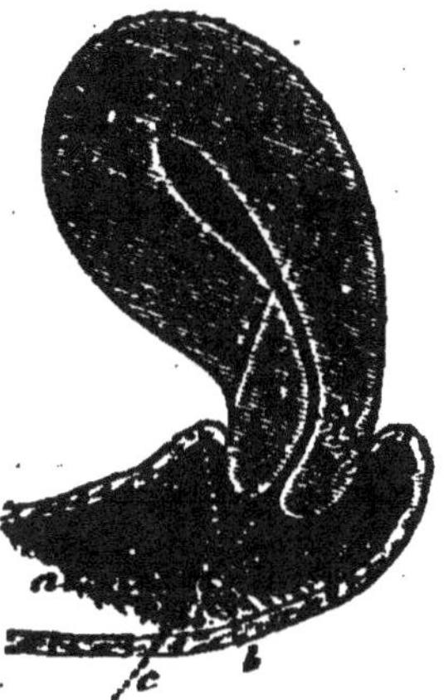

Fig. 152. — Antéflexion produisant la sténose.

C'est pour obvier à cette disposition, qui est très fréquente, que Sims avait proposé, pour le traitement de la sténose produite par *l'antéversion*, la section de la portion du col située entre l'orifice externe et l'insertion vaginale. De cette manière le canal cervical se trouve amené à suivre une direction à peu près rectiligne, comme cela est indiqué dans la figure 151.

L'opération se pratique de la façon suivante pour *l'anté-version*. Après avoir placé la malade dans la position de Sims et appliqué la valve, on saisit la lèvre antérieure au moyen du ténaculum ; on coupe avec les ciseaux la lèvre postérieure aussi haut que le permet l'instrument.

Introduisant alors dans la cavité utérine le bistouri articulé de Sims, on coupe les tissus de manière à redresser le canal dans sa partie supérieure et à faire disparaître l'obstacle mécanique qui résulte de sa courbure.

Le manuel opératoire que nous venons de décrire est applicable aux courbures et aux sténoses produites par l'antéversion. Il est, en somme, assez délicat dans son application, et demande une certaine habileté opératoire. Il a donné, entre les mains de Sims et d'Emmet, d'excellents résultats.

Soins consécutifs. · Quel que soit l'instrument employé pour pratiquer la discision, la malade doit être l'objet de soins consécutifs qui présentent quelque importance.

Aussitôt après l'incision, nous conseillons de pratiquer le tamponnement de la cavité incisée avec de petits tampons iodoformés qu'on laisse en place 24 ou 48 heures. Sims et Gaillard-Thomas appliquaient un petit tube de verre dans la cavité cervicale (fig. 153). Nous avons renoncé depuis quelques années

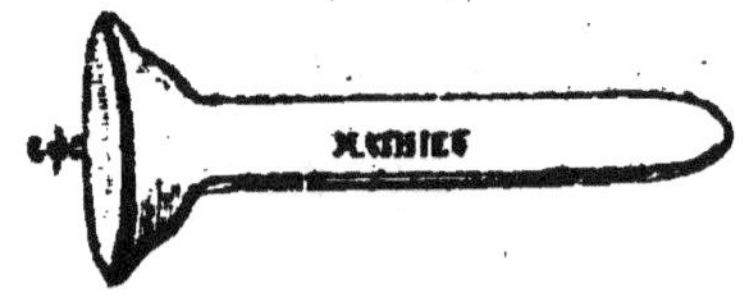

Fig. 153. — Tube dilatateur en verre de Sims pour maintenir la dilatation après la discision.

à ce tube, ayant reconnu que les petits tamponnements à la gaze iodoformée amenaient d'une façon suffisante le maintien de la dilatation.

Quelques chirurgiens se sont élevés avec beaucoup d'énergie contre la discision du col dans la sténose. Scanzoni prétendait notamment que l'opération sanglante n'était pas nécessaire, puisqu'on pouvait obtenir la dilatation graduelle par la laminaire.

Nous avons pratiqué la dilatation et la discision un nombre de fois assez considérable pour formuler une opinion sur la valeur comparative de ces deux opérations.

La dilatation, pour donner des résultats satisfaisants avec la laminaire, demande souvent plusieurs semaines pour être complète et surtout permanente. Nous l'avons pratiquée, il y a un an, sur une malade, pour un cas de dysménorrhée ; le doigt pénétrait dans l'utérus, et les symptômes douloureux avaient cessé pendant les menstruations qui suivirent. Un an plus tard, j'ai revu cette même malade qui avait été reprise de ses douleurs menstruelles. A l'examen j'ai constaté que le rétrécissement s'était produit de nouveau. Nous avons dû pratiquer la discision. Nous pourrions citer plusieurs cas analogues.

ALLONGEMENT DU COL. — AMPUTATION DU COL.

L'hypertrophie, ou plutôt l'élongation de la portion vaginale du col utérin si bien décrite par Huguier, doit figurer parmi

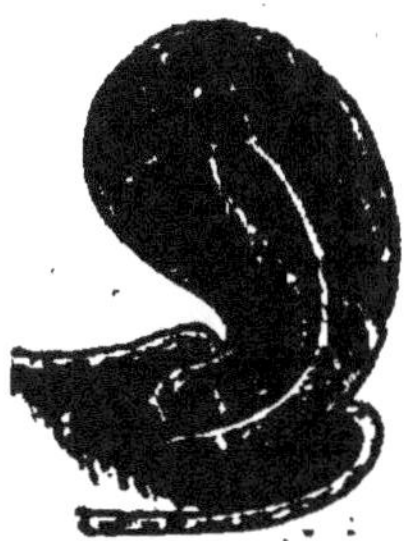

Fig. 131 . — Allongement du col utérin déterminant une fausse route vaginale. Il existe en *a*, une courbure produisant la sténose.

les causes de la stérilité. Elle mérite surtout d'appeler notre attention parce qu'elle est susceptible d'un traitement opératoire et qu'elle nous permet de décrire ici une opération qui a joui autrefois d'une grande vogue et qui n'est plus guère applicable aujourd'hui que dans l'allongement hypertrophique. Nous voulons parler de *l'amputation du col*. Nous avons vu que cette opération, autrefois très en vogue dans le traitement chirurgical du cancer de l'utérus, doit faire place aujourd'hui à des opérations plus radicales lorsqu'on se trouve en présence d'un épithélioma bien constaté.

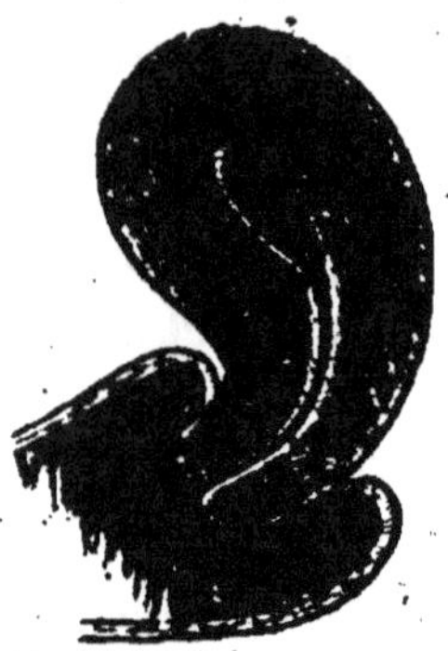

Fig. 155. — Allongement du col utérin. Fausse route vaginale en *a*.

L'allongement qui nous occupe ne saurait être confondu avec le prolapsus utérin, qui ne s'observe le plus souvent que chez des femmes âgées et multipares, ni avec l'élongation hypertrophique qui résulte du gonflement produit dans le

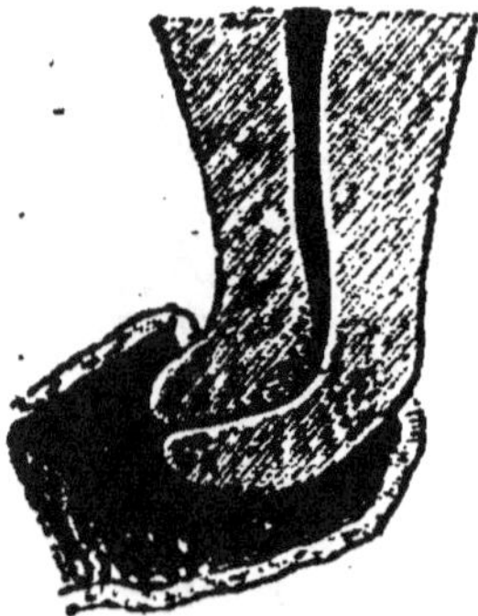

Fig. 156. — Allongement hypertrophique portant principalement sur la lèvre postérieure.

tissu de l'organe par la persistance de la modification textu-
laire propre à la grossesse.

L'élongation qui nous intéresse au point de vue spécial de
la stérilité est presque toujours congénitale.

Le col est allongé, mais non boursouflé et épaissi.

L'allongement porte sur les deux lèvres (fig. 154) ou sur une
lèvre seulement (fig. 156.) Le plus souvent il coïncide avec
un certain degré d'antéversion (fig. 157) et, plus rarement,
avec la rétroflexion (fig. 158).

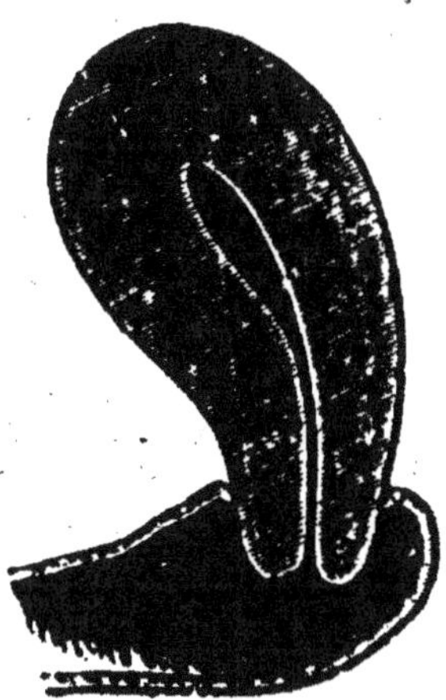

Fig. 157. — Allongement hypertrophique et antéversion.

Le mécanisme qui détermine la stérilité dans l'élongation
simple du col s'explique de deux façons : par la conicité du col
que nous avons déjà décrite et surtout par la production des
fausses routes vaginales sur lesquelles le professeur Pajot a
insisté avec raison.

Il est facile, du reste, de comprendre le mécanisme de ces
fausses routes. Le pénis pénètre dans un des culs-de-sac, soit
en avant, soit en arrière; l'habitude de ce coït défectueux finit
par augmenter chaque jour la profondeur de la fausse route.
Comme l'a fort bien dit Pajot, le mari dépasse toujours le but
sans jamais l'atteindre. Le sperme est alors déposé dans un des

culs-de-sac, le postérieur le plus souvent, et ne pénètre pas dans l'utérus. Les fausses couches vaginales qui accompagnent *toujours* l'élongation du col et *souvent* les déviations utérines sont donc une cause non de l'*impossibilité absolue* de la fécondation, mais, de la *difficulté de la fécondation* chez les femmes qui présentent cette disposition.

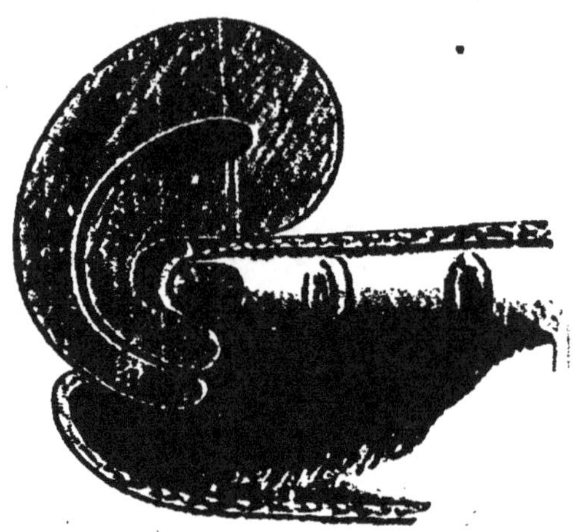

Fig. 158. — Allongement hypertrophique et rétroflexion.

Le traitement de l'élongation du col utérin consiste dans l'amputation de la portion vaginale de l'utérus. C'est là une opération importante qui mérite une mention spéciale.

AMPUTATION DU COL.

Nous ne ferons pas l'historique de cette opération qui fut faite pour la première fois par Ambroise Paré, puis par Tulpius, d'Amsterdam (1652), et généralisée en France par Lisfranc et Huguier. Nous dirons même que l'abus qui fut fait, à cette époque, de cette opération l'avait jetée dans un certain discrédit. Nous pensons que ses indications sont aujourd'hui plus restreintes, surtout depuis que l'hystérectomie vaginale est venue offrir un traitement plus radical du cancer utérin.

L'amputation du col se pratique avec le bistouri ou avec l'écraseur ou le galvano-cautère.

Amputation avec le bistouri. (1).

On place la malade dans le décubitus latéral gauche, plus commode que la position genu-pectorale pour la pratique de l'anesthésie. Après avoir appliqué le spéculum univalve on saisit le col avec le tenaculum ou la pince de Museux et on l'attire doucement à la vulve. On fend alors de chaque côté le

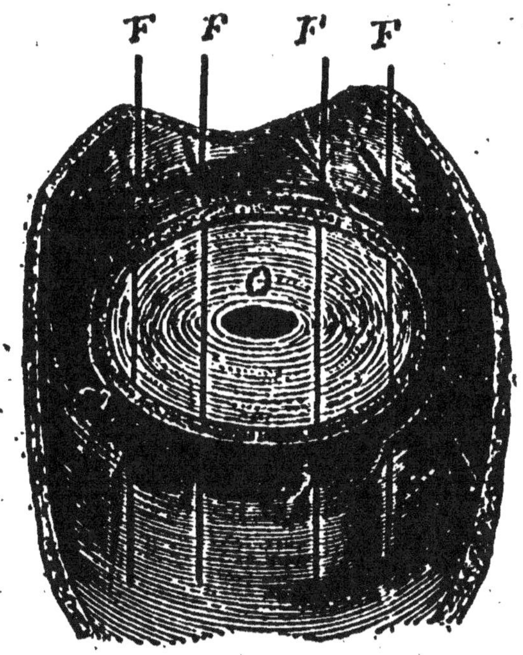

Fig. 150. — Amputation du col. Aspect de la plaie après l'ablation des tissus et la pose des fils. O, orifice du col, F F F F, fils avant la torsion.

col avec le bistouri ou les ciseaux jusqu'auprès de l'insertion vaginale, puis on enlève rapidement la moitié antérieure, puis la moitié postérieure. On obtient ainsi une plaie circulaire représentée par la figure 150.

Il faut opérer sous une irrigation d'eau tiède phéniquée.

On procède ensuite rapidement aux sutures sans s'in-

(1) Nous avons déjà décrit (page 303), sous le nom d'opération de Schrœder, un procédé d'amputation du col appliqué aux déviations. On le comparera avec le procédé de Sims que nous donnons ici.

quiéter de l'hémorrhagie. Pour cela, on traverse d'avant en arrière les bords de la plaie avec quatre sutures, deux de chaque côté du canal cervical. Nous préférons les sutures métalliques ; mais on peut employer le catgut, la soie de Florence ou tout autre fil approprié.

Il faut avoir soin, en ramenant les sutures d'obtenir une coaptation assez complète de la plaie, afin d'arrêter l'hémorrhagie et d'obtenir la réunion immédiate. On pourra même rajouter une ou deux sutures superficielles pour assurer la coaptation des téguments si cela est nécessaire.

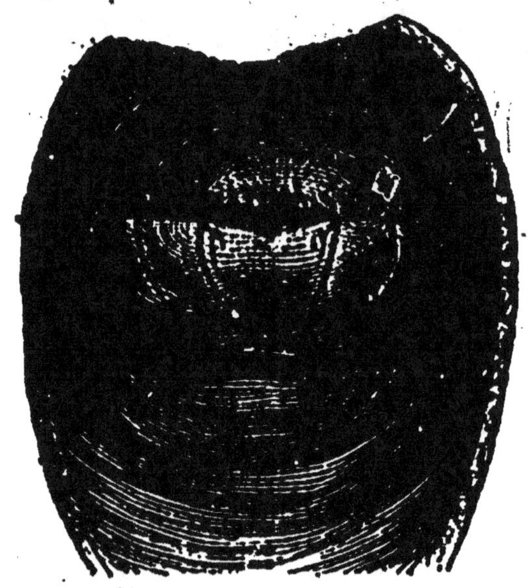

Fig. 100. — Amputation du col. Les sutures sont en place.

Comme dans toutes les autoplasties utérines, les fils seront retirés du huitième au neuvième jour.

Amputation par l'écraseur ou l'anse galvano-caustique.

Le procédé que nous venons de décrire demande de la part de l'opérateur l'habitude des opérations autoplastiques. Avec l'écraseur (ou l'anse galvanique) l'opération est plus facile ;

mais elle n'en demande que plus de prudence, à cause des dangers auxquels elle expose.

Ces dangers sont de deux sortes : la perforation de la cavité péritonéale et les hémorrhagies secondaires.

Il faut bien savoir que l'écraseur, surtout lorsqu'il est manié avec lenteur, comme cela est du reste absolument nécessaire, attire les tissus vers le centre et a une tendance à amputer bien au-dessus du cercle de la chaîne. Il est arrivé à plus d'un chirurgien, même expérimenté, de constater des perforations

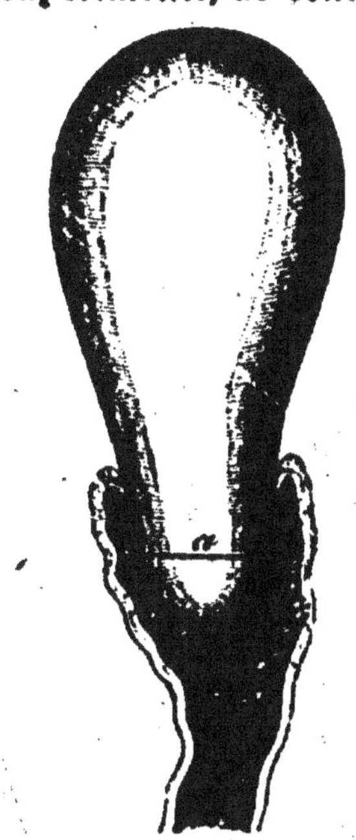

Fig. 161. — Allongement hypertrophique du col. *a*, point où il convient d'appliquer l'anse de l'écraseur pour l'amputation.

péritonéales après l'amputation, alors même que la chaîne de l'écraseur n'avait embrassé que le col lui-même.

Le second danger des hémorrhagies secondaires peut être évité lorsque l'écraseur fonctionne avec une extrême lenteur.

C'est pour ces diverses raisons que nous préférons l'*anse galvano-caustique*, qui n'a qu'un inconvénient, celui de nécessiter un appareil assez dispendieux qu'il n'est pas toujours possible de se procurer.

Le seul temps important de l'opération consiste à placer le fil de platine à la base du col utérin. Il faut avoir soin de ne pas le placer trop près du col (fig. 162), de manière à faire disparaître toute crainte de perforation péritonéale.

Ce fil, qui doit avoir de 30 à 40 centimètres de longueur, est recourbé en anse et présenté par la concavité de cette anse à l'extrémité de la vulve pour atteindre le cul-de-sac antérieur. A ce moment les doigts indicateurs impriment au fil un changement de direction de manière à donner aux deux branches de l'anse une direction perpendiculaire à celle du col utérin et à les faire se rejoindre au niveau du cul-de-sac postérieur. La fig. 163 indique la position de l'anse galvano-caustique avant la section du col.

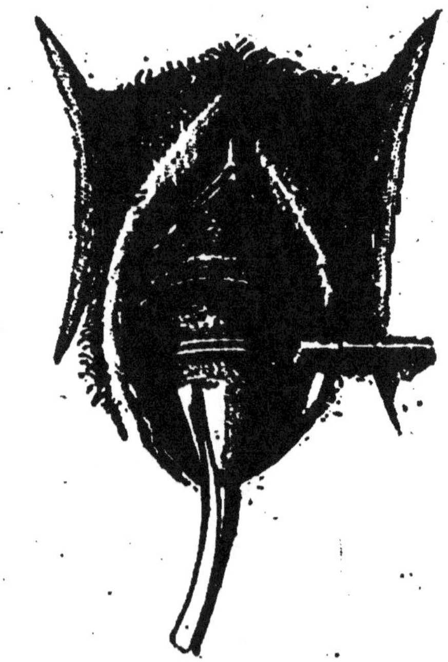

Fig. 162. — Amputation par l'anse galvano-caustique. A, fil mis en place C, col utérin hypertrophié saisi par une pince.

Le fil sera chauffé au rouge très sombre de façon à opérer

la diérèse lentement et à éviter toute hémorrhagie secondaire.

Afin de remédier à la difficulté de placer l'anse du fil autour du col, le Dr Le Blond a proposé un spéculum très ingénieux qui permet d'appliquer presque automatiquement le fil sur la base de la portion à amputer.

L'application de cet ingénieux instrument est devenue moins fréquente depuis que les progrès accomplis en gynécologie nous ont permis d'abaisser le col à la vulve dans la grande majorité des cas.

ANOMALIES DE CONFORMATION. — CONICITÉ DU COL.

Depuis les temps anciens, l'attention des chirurgiens s'était portée sur les anomalies de conformation du col utérin dans ses rapports avec la stérilité. Hippocrate avait dit :

« Si l'utérus est dans une direction oblique, le museau de tanche partage cette obliquité ; le sperme ne pénètre pas dans l'organe et la conception n'a pas lieu. »

Mais l'aphorisme hippocratique était à peu près resté sans application pratique jusqu'à l'époque toute récente où Sims publia ses premiers travaux sur la chirurgie utérine en 1800.

Dans ce livre, qui eut le plus grand retentissement, Sims dit

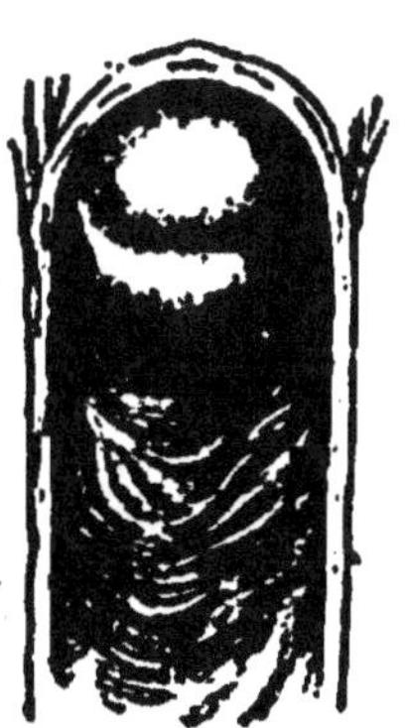

Fig. 163. — Indiquant la forme normale du col (Kisch). L'orifice est longitudinal et suffisamment ouvert.

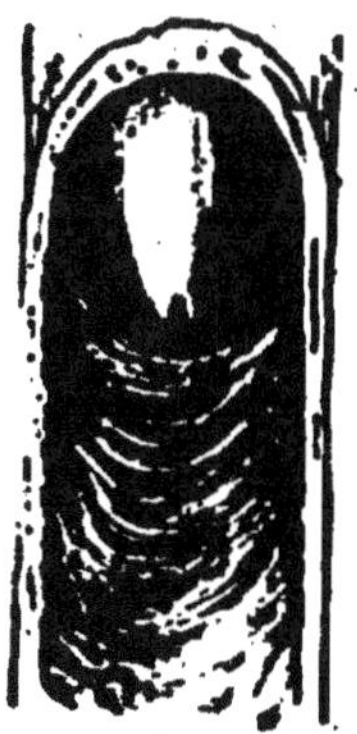

Fig. 161. — Indiquant un col conoïde (Kisch).

avoir rencontré 173 fois la conicité du col sur 218 femmes stériles et considère cette anomalie comme entraînant presque toujours la stérilité.

D'après ce même auteur, le col utérin ne doit pas mesurer dans sa portion vaginale plus d'un cinquième de la longueur totale de l'organe, c'est-à-dire un quart de pouce.

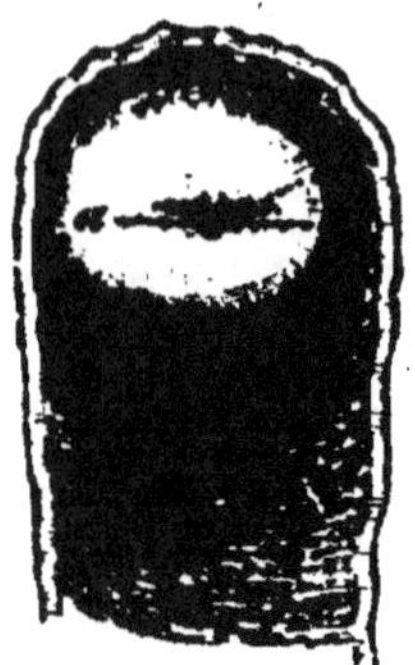

Fig. 103. — Indiquant la configuration normale de la portion vaginale d'un col. L'orifice est insuffisamment ouvert.

La portion vaginale du col présente la forme d'un ellipsoïde aplati perforé dans le sens longitudinal (figure 103).

Dans certains cas, l'ouverture est ponctuée (figure 103) et cette étroitesse de l'orifice externe coïncide souvent avec la sténose du canal et la stérilité.

L'anomalie désignée sous le nom de *conicité du col* consiste dans l'allongement en forme de cône de la portion vaginale (figure 104). Lorsque cet allongement est considérable, il constitue l'anomalie que nous décrivons plus loin sous le nom d'élongation.

La conicité du col coïncide le plus souvent avec la sténose dont nous avons indiqué le traitement précédemment (page 379).

Le mécanisme qui détermine la stérilité est identique à celui que nous avons décrit en parlant de l'élongation hypertrophique (page 338) et des fausses routes vaginales (page 390). Dans ces cas, l'orifice du gland ne correspond pas à l'orifice du museau de tanche et l'éjaculation a lieu dans un des culs-de-sac du vagin où le sperme se trouve déposé sans pénétrer dans l'utérus.

Le traitement chirurgical de cette anomalie consiste à amputer une portion du col de façon à lui donner une forme aussi rapprochée que possible de la forme naturelle. Nous avons donné plus haut, à propos de l'élongation hypertrophique, le manuel opératoire de l'amputation du col (page 391.

DÉVIATIONS CONSIDÉRÉES COMME CAUSES DE STÉRILITÉ.

Antéversion.

Cette déviation a une importance énorme au point de vue de la stérilité. Sims avait déjà dit que près d'un tiers des femmes stériles sont atteintes d'antéversion. Nos recherches personnelles confirment cette opinion. Dans ces cas l'antéversion coïncide fréquemment avec la conicité et la sténose du col (fig. 100).

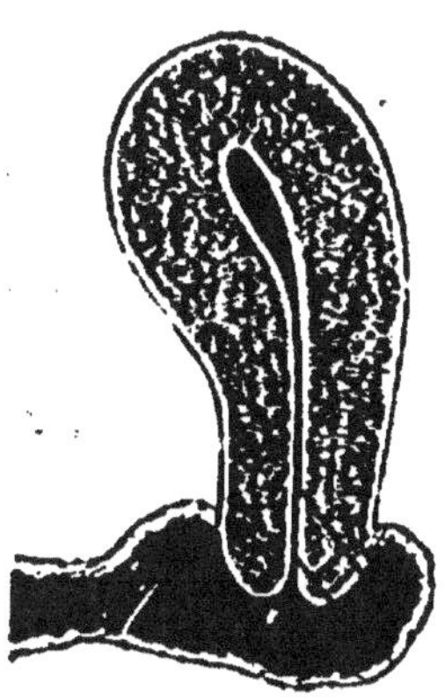

Fig. 100. — Antéversion avec sténose du col.

Nous ne reproduirons pas ici les causes de l'antéversion qui ont été longuement étudiées dans nos leçons consacrées à l'orthopédie utérine. Nous dirons seulement que l'antéversion est le plus souvent congénitale, tandis que la rétroversion est presque toujours la conséquence des troubles d'involution utérine qui accompagnent la grossesse. L'antéversion a donc dans l'étiologie et dans le traitement de la stérilité une importance beaucoup plus grande que la rétroversion.

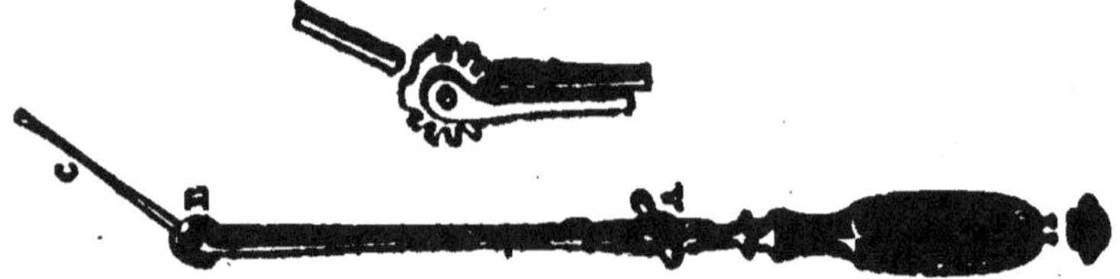

Fig. 167. — Redresseur utérin.

Le point important est de bien assurer le diagnostic et de prendre pour le cathétérisme toutes les précautions que nous avons recommandées dans une de nos premières leçons. Il faut d'abord tenter la réduction. On emploiera pour cela des redresseurs que nous avons décrits dans nos leçons précédentes (voyez page 248). (Redresseur utérin ; curvateur de Vulliet, figures 167 et 168.)

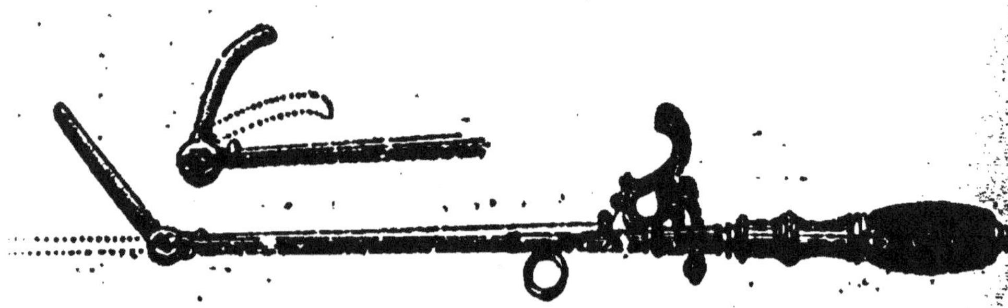

Fig. 168. — Curvateur utérin de Vulliet.

Un point essentiel dans l'introduction du cathéter dans les flexions compliquées de sténose est de bien fixer le col, soit avec un ténaculum (fig. 169), soit avec une pince de Museux). L'application du ténaculum facilite beaucoup l'usage de la sonde dans les cas difficiles en fixant l'utérus et en redressant la courbure du canal.

Nous ne parlerons pas ici du *traitement* de l'antéflexion, qui a été développé dans une leçon précédente (voyez page 200).

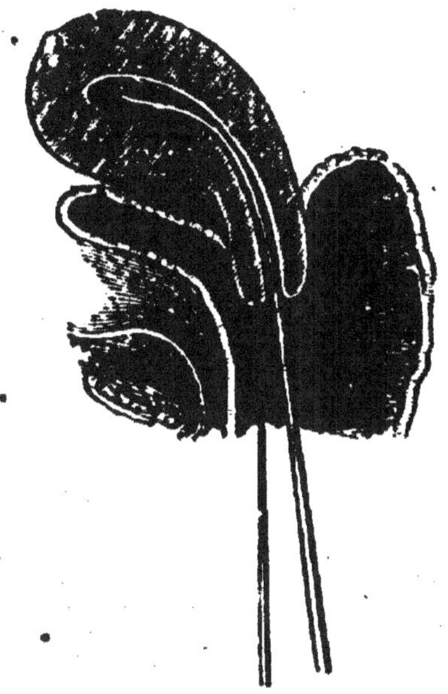

Fig. 100. — Introduction du cathéter.

Les pessaires vaginaux sont d'un très petit secours dans l'antéversion. La guérison permanente, surtout en ce qui concerne la stérilité, ne peut être obtenue que par les opérations de Sims (page 392) et de Schrœder (page 303) ou par le massage.

Rétroversion.

Tandis que les déviations antérieures sont généralement congénitales, les déviations postérieures sont le plus souvent acquises. Elles n'en ont pas moins une certaine influence dans l'étiologie de la stérilité.

Nous avons dit que la rétroversion était souvent la conséquence d'un défaut d'involution du parenchyme utérin après un premier accouchement.

C'est à cette variété de déviation qu'il faut attribuer cette variété d'infécondité que les auteurs anglais ont décrite sous

lo nom do *one child styrility* et qu'on peut désigner sous lo
nom do *stérilité des unipares.*

Tous les gynécologues ont remarqué lo nombre considérable
do femmes unipares. Si cette grande quantité do femmes peu
productives s'explique en France par la pratique du malthusia·
nisme, on ne peut fournir la même explication pour l'Angle·
terre, l'Allemagne et les Etats-Unis où Malthus ne compte
qu'un très petit nombre d'adhérents.

La stérilité des unipares ne reconnaît le plus souvent d'au·
tre cause que la rétroversion ou l'endométrite, affections qui
sont lo plus souvent la conséquence d'un premier accouche·
ment ou d'une fausse couche. Sur 10 femmes infécondes après
une première conception, nous avons constaté la rétroversion
dans 11 cas.

Les déviations postérieures entraînent la stérilité par la sté·
nose déterminée par la flexion du canal (fig. 170).

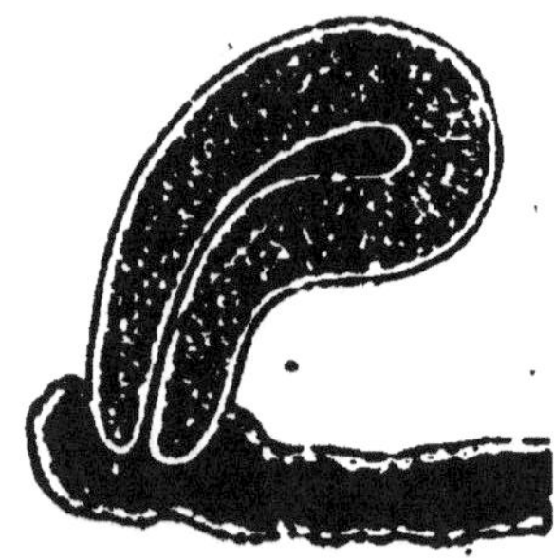

Fig. 170. — Rétroversion et sténose du col.

Les rétroflexions utérines sont le plus souvent accompagnées
d'une tuméfaction folliculaire de la muqueuse qui résulte du
catarrhe et de la flaccidité de l'organe.

Le gonflement et l'hypersécrétion de la muqueuse utérine
s'opposent d'autant plus à l'introduction du sperme que les
plis palmés antérieurs et postérieurs font normalement une
saillie déjà considérable. Dans le catarrhe compliqué de ré·
troflexion, ces plis chevauchent l'un sur l'autre de manière à
oblitérer complètement le canal. C'est ce qui explique les dif-

ficultés qu'on éprouve parfois à pénétrer dans l'utérus rétro-fléchi chez des femmes qui ont déjà eu des enfants. Dans ces cas le cathéter bute contre ces plis qui forment une valvule difficilement franchissable et derrière laquelle s'accumulent les sécrétions auxquelles la sténose a enlevé leur voie d'écoulement.

Nous recommandons pour le cathétérisme et le redressement utérins les mêmes précautions que nous avons exposées pour les déviations antérieures (page 282), en insistant sur ce point qu'il faut placer la femme dans la position genu-pectorale et saisir la lèvre postérieure avec un ténaculum dont la traction sur l'utérus facilite l'introduction de la sonde en fixant l'organe et en faisant disparaître momentanément la courbure.

On trouvera dans une leçon précédente toutes les indications relatives au traitement des déviations postérieures pour lequel la gynécologie a recours soit à l'emploi des pessaires, soit à diverses opérations (voyez page 305) ; quant au traitement des affections de la muqueuse, nous l'avons exposé dans la leçon sur le raclage.

Emploi du pessaire pendant le coït.

Nous avons vu (page 285) que le pessaire de Hodge, convenablement appliqué, agissait d'une façon favorable sur l'utérus rétroversé. Malheureusement, ce résultat est le plus souvent temporaire et cesse aussitôt qu'on a retiré le support fourni par l'instrument.

Lorsque le pessaire à rétroversion est appliqué en vue du traitement de la stérilité, il est essentiel de recommander à la femme de le conserver pendant les rapports sexuels.

Nous avons vu récemment un exemple caractéristique qui démontre toute l'importance de cette prescription chez une femme de 20 ans qui était restée inféconde pendant sept ans, depuis la naissance d'un unique enfant qu'elle avait perdu. La malade avait vu plusieurs spécialistes et avait été soumise sans résultat à un grand nombre de traitements. Je constatai une rétroversion très prononcée. Je conseillai l'emploi d'un pessaire, mais il y avait contre ces instruments une appréhension qui résultait de vives douleurs supportées pendant des essais antérieurs. J'arrivai cependant à convaincre la malade, et je parvins, avec de la patience et de nombreux tâtonnements, à confectionner un pessaire de Hodge qui fut toléré pendant quelques jours et retiré par la patiente à l'époque de la menstruation. L'ayant revue le lendemain de la ces

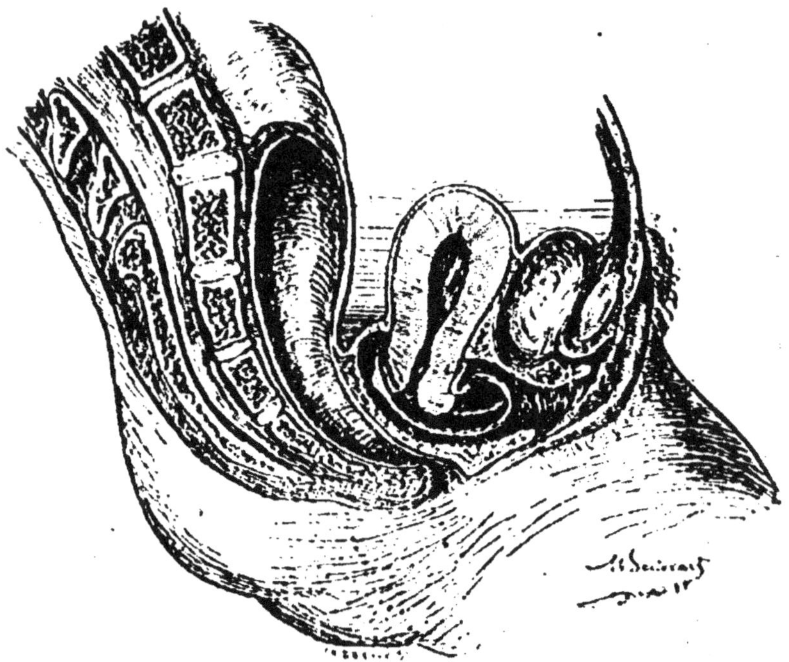

Fig. 111. — Pessaire de Vulliet en place.

sation des règles, j'introduisis le pessaire et recommandai la pratique du coït pendant que l'instrument était en place. La malade avait eu jusqu'alors l'idée qu'il fallait enlever le pessaire pendant les rapports sexuels. Elle suivit cependant mon conseil et devint enceinte. Elle accoucha à terme. L'ayant revue six mois après son accouchement je constatai que la rétroversion était aussi prononcée qu'auparavant.

Des faits analogues ont été rapportés par Sims et un grand nombre d'observateurs. Nous en concluons que, si les pessaires ne guérissent pas les déviations postérieures, ils peuvent aider à la conception en produisant un redressement passager pendant le coït.

Le pessaire de Vuillet est un de ceux dont nous recommandons l'emploi pendant le coït (fig. 171) ; nous en avons donné la description complète page 200.

A propos des pessaires, nous ferons remarquer que, si les femmes ont parfois une grande appréhension de l'emploi de cet auxiliaire, c'est le plus souvent parce que des praticiens inexpérimentés ont introduit dans leurs organes des instruments disproportionnés et non en rapport avec les lésions qu'ils étaient destinés à combattre. Il faut souvent de nombreux tâtonnements pour trouver le pessaire qui convient et le gynécologue qui veut employer ces instruments avec succès doit en avoir à sa disposition un assortiment considérable.

VINGT ET UNIÈME LEÇON

TRAITEMENT DE LA STÉRILITÉ (suite).

STÉRILITÉ RÉSULTANT DE LA NON RÉTENTION DU SPERME OU DE LA DESTRUCTION DE L'ŒUF DANS L'UTÉRUS.

Un grand nombre de femmes sont stériles parce que leur muqueuse utérine n'offre pas à l'œuf un milieu ou un *habitat* convenable. Il n'y a pas, dans ces cas, un obstacle absolu à l'imprégnation, mais les tissus sur lesquels doit se fixer l'œuf ne présentent pas les conditions nécessaires à sa fixation et à son entretien.

On comprend du reste aisément que certains états morbides de la muqueuse utérine soient impropres à la conservation de l'œuf qui vient d'y être déposé par la conception. Telles sont les diverses variétés d'*endométrite*, la *dysménorrhée*, le *catarrhe utérin*, la *syphilis*, etc. Dans ces cas, la femme n'est pas stérile, mais elle se trouve dans des conditions qui ne permettent pas de mener à bien le produit de la conception ; l'œuf, comme une graine tombée dans un mauvais terrain, se flétrit et tombe avant d'avoir acquis un développement suffisant pour porter le nom de fœtus. Son expulsion qui, dans ces cas, a lieu au moment même de la menstruation, passe presque toujours inaperçue.

Ces mêmes causes qui ne permettent pas la conservation de l'œuf peuvent également avoir une action néfaste sur la *vitalité des spermatozoïdes* déposés dans l'utérus. Il ne s'agit plus là d'obstacles mécaniques à la conception, mais d'obstacles chimiques et pathologiques.

Nous allons passer en revue les divers états morbides qui rentrent dans cette catégorie. Comme ces affections appartiennent, pour la plupart, au cadre de la pathologie médicale, nous n'en ferons qu'une sorte d'énumération en insistant sur les points de thérapeutique où l'intervention opératoire est indiquée.

La plupart des affections inflammatoires de l'utérus ou du vagin donnant lieu à des sécrétions morbides, il nous a paru utile, au point de vue thérapeutique, de parler des empêchements d'ordre chimique qui peuvent s'opposer à l'imprégnation par la destruction des spermatozoïdes.

ACTION CHIMIQUE QUE CERTAINES SUBSTANCES EXERCENT SUR LES SPERMATOZOÏDES AU POINT DE VUE DU TRAITEMENT DE LA STÉRILITÉ.

Température.

En premier lieu, les mouvements des zoospermes ne se maintiennent qu'à une certaine température : ils cessent au-dessous de 10 degrés et au dessus de 40 degrés centigrades. Ces mouvements peuvent cependant reprendre leur vivacité lorsqu'ils sont ramenés à la température qui leur est favorable.

C'est ainsi que Mantegazzo, après avoir fait congeler du sperme humain, a pu constater après le dégel du liquide que les spermatozoïdes reprenaient leurs mouvements. Il y a là une indication très importante pour la pratique de la fécondation artificielle.

Action des substances chimiques.

Les substances chimiques ont une action très variable sur les zoospermes. Les unes font disparaître leur vitalité ; les autres la raniment.

Tous les *acides* ont une action délétère sur les spermatozoïdes. Une solution d'acide chlorhydrique ou acétique au dix-millième les tue. Il en est de même du sublimé, de l'alcool, de l'éther, du chloroforme et de tous les agents qui coagulent le liquide dans lequel ils se trouvent.

La *salive*, *l'eau pure* et surtout l'eau distillée sont toxiques pour les spermatozoïdes des animaux supérieurs et plus particulièrement de l'homme. Lorsqu'on ajoute de l'eau à la liqueur séminale on voit immédiatement les zoospermes se recourber et perdre leur vitalité. Ils peuvent cependant être ramenés à la vie si on ajoute une solution sucrée ou albumineuse ou, mieux encore, de l'urée ou de la glycérine, à la condition toutefois que le contact de l'eau n'ait pas été prolongé.

Les narcotiques n'ont pas d'action sur les agents de la reproduction. Les sels métalliques les détruisent instantanément. Parmi ceux-ci vient en premier lieu le sublimé corrosif, qui est délétère à la dose de un dix-millième.

La plupart des *liquides de l'organisme* (à l'exception de la salive), le lait, le mucus, sont sans action sur les spermatozoïdes à la condition qu'ils ne soient pas acides.

Voyons maintenant les agents qui sont de nature à *conserver* et même *augmenter* la vitalité des spermatozoïdes.

En premier lieu il faut citer les préparations alcalines et notamment les chlorures et les azotates alcalins à la dose de 1 pour 100. Cette donnée chimique est absolument confirmée par la clinique. J'ai obtenu la guérison de stérilité dans deux cas chez des femmes atteintes de catarrhe utérin en conseillant avant chaque rapprochement sexuel une injection vaginale avec une solution de carbonate de soude (dix grammes par litre). J'ai toujours soin, lorsque je pratique la fécondation artificielle de faire faire, pendant les quelques jours qui précèdent l'opération, des injections alcalines. D'après Kölliker, le meilleur mélange pour activer la vitalité des spermatozoïdes est le suivant :

Azotate de potasse. ....   1 gr.
Sucre..... ....   150 gr.
Eau............................... ....   850 gr.

Il importe de se maintenir dans des doses modérées pour l'emploi des alcalins. Ainsi, il est démontré que les solutions faibles (1 pour 100) sont favorables ; les solutions plus élevées (3 pour 100) ou trop faibles (1/2 pour 100) deviennent moins favorables ou même délétères.

Ce simple exposé suffit pour montrer que le gynécologue ne peut négliger les données fournies par la chimie pour le traitement de la stérilité.

On ne saurait donc attacher trop d'importance à l'action des sécrétions utérines et vaginales comme causes de stérilité.

A l'état normal, le mucus vaginal est *acide* et le mucus utérin est *alcalin*. Cette donnée incontestable fournie par la chimie se trouve confirmée aussi bien par la clinique que par l'examen histologique. C'est ainsi que les spermatozoïdes perdent leur vitalité après dix à douze heures de séjour dans le vagin et même parfois beaucoup plus tôt, tandis qu'on peut constater la vitalité de nombreux spermatozoïdes dans du mucus rejeté par l'utérus 9 et 10 jours après le dernier coït.

Ajoutons que pendant les quelques jours qui précèdent ou qui suivent la menstruation l'alcalinité et par suite la nocivité du mucus vaginal est considérablement atténuée.

Ces données sont d'autant plus intéressantes qu'elles concordent avec nos connaissances physiologiques et cliniques. Nous avons tenu à les développer ici, parce qu'elles nous fourniront des renseignements d'une incontestable utilité pour la pratique de la fécondation artificielle dont nous donnerons le manuel opératoire un peu plus loin.

On voit donc que le traitement préalable et non opératoire de toutes les affections du vagin et de l'utérus a une grande importance lorsqu'il s'agit du traitement de la stérilité. C'est ce qui explique le succès obtenu par des cures thermales où l'intervention chirurgicale était absolument étrangère.

TRAITEMENT DES AFFECTIONS CATARRHALES DE L'UTÉRUS AU POINT DE VUE DE LA STÉRILITÉ.

Les notions qui nous sont fournies par la chimie nous offrent d'excellentes indications pour le traitement des affections catarrhales du vagin et de l'utérus.

Ce n'est point dans un traité de gynécologie opératoire que nous pouvons nous étendre longuement sur cette branche qui est plutôt du ressort de la pathologie médicale. Nous ne nous occuperons donc que de la thérapeutique que nous appellerons *préparatoire*. Il est évident qu'avant d'entreprendre toute opération destinée au traitement de la stérilité, le chirurgien doit d'abord s'efforcer de tarir les sécrétions dont la présence peut être un obstacle au succès de ses efforts.

Les affections catarrhales du vagin seront traitées par des irrigations répétées soit avec des solutions alca'ines au millième dont nous avons déjà parlé plus haut, soit avec des solutions de sulfate de cuivre ou de sulfate de zinc au cinq-millième. Il faut faire les injections tièdes à une température de 25 à 37°. Nous avons renoncé depuis longtemps aux injections froides et aux injections très chaudes dont l'emploi doit être réservé pour le traitement des hémorrhagies.

Lorsqu'on veut surtout combattre l'acidité des sécrétions vaginales et leur action nocive sur les zoospermes, on emploiera, outre les injections alcalines, une solution contenant de 15 à 25 pour cent de sucre dont l'action sur la vitalité des spermatozoïdes a été reconnue favorable. Ces injections seront conseillées *avant le coït* et elles devront toujours être pratiquées pendant les quelques jours qui précèdent la fécondation artificielle.

Lorsque la sécrétion utérine est acide, la stérilité est *abso-*

luc. Il faut s'efforcer de rechercher les causes du catarrhe utérin et modifier la muqueuse.

Nous conseillons dans ces cas de dilater l'utérus et de faire des injections intra-utérines avec un liquide contenant par litre un blanc d'œuf et 10 grammes de phosphate de soude.

Nous ne pouvons aborder ici le traitement de la métrite, de l'endométrite et de toutes les affections de la muqueuse utérine qui occasionnent la stérilité.

Nous avons déjà parlé de la stérilité qui résultait de la rétention de l'œuf dans l'utérus par suite de l'état de la muqueuse qui ne lui fournissait pas un *habitat* convenable.

Il s'agit, dans ces cas, soit de l'*endométrite exfoliatrice* (dysménorrhée membraneuse), soit de *l'endométrite fongueuse.*

Le traitement de ces deux affections a donné lieu à de longues et vives discussions. Aujourd'hui encore la Société obstétricale et gynécologique de Paris discute si l'on doit employer dans le traitement de l'endométrite les cautérisations intra-utérines ou la curette.

Ce que nous avons dit dans la leçon consacrée au curage de la cavité utérine nous dispense d'entrer dans de longs développements sur cette question qui nous paraît aujourd'hui tranchée en faveur de la curette.

En ce qui concerne la stérilité, nous devons dire que chaque fois que la stérilité est due à un état morbide de la muqueuse utérine qui s'oppose à la rétention et au développement de l'œuf, le curage est indiqué. Il est en effet rationel d'enlever une muqueuse malade afin qu'il en repousse une saine qui permette la greffe de l'œuf. La pathologie aussi bien que la clinique sont d'accord sur ce point.

Disons un mot, en terminant, de l'*infection blennorrhagique,* qui est une cause très commune de stérilité. Le praticien devra toujours soupçonner la présence de ce désagréable gono-coccus blennorrhagique et lui faire une chasse vigoureuse à l'aide d'injections vaginales parasiticides, parmi lesquelles la solution de sublimé au 1000° occupe le premier rang.

Adhérences, exsudats.— Lorsque la stérilité reconnaît pour cause des états inflammatoires anciens et passés à l'état chronique, il faut avant tout provoquer la métamorphose régressive des exsudats péri-utérins qui en sont la conséquence. Le massage, dont nous avons exposé les règles trouvera ici son application.

VINGT-DEUXIÈME LEÇON

STÉRILITÉ PAR INAPTITUDE A L'OVULATION ET A L'INCUBATION.

Messieurs,

L'inaptitude à l'ovulation peut être *absolue* ou *relative*.

Elle est *absolue* quand les ovaires font défaut ou ont subi des modifications organiques ou des altérations morbides qui privent les organes germinatifs de leur activité fonctionnelle. Cette inaptitude a pour symptôme l'*aménorrhée*.

L'*aménorrhée* est extrêmement fréquente et, quoiqu'on ait reproduit quelques rares exemples de femmes aménorrhéiques ayant conçu, nous devons la considérer comme une cause absolue de stérilité.

Le gynécologue en présence de ce symptôme, qui est toujours grave lorsqu'on l'observe au delà de 16 ans, devra d'abord en rechercher la cause.

L'aménorrhée est-elle due à l'absence des ovaires ?

Est-elle due à un développement rudimentaire de l'ensemble de l'appareil utéro-ovarien ?

Est-elle due à une affection des ovaires et des trompes (tumeurs, tuberculose, etc.) ?

Est-elle due à un retard dans l'apparition de la fonction menstruelle ou à une disparition prématurée de cette fonction ?

Est-elle due à un excès, ou à une perversion de la nutrition générale (obésité).

Est-elle due à une affection constitutionnelle dont le retentissement se porte sur la fonction ovarienne (anorexie, tuberculose, etc.)

Telles sont les principaux points sur lesquels doit porter l'examen du gynécologue appelé à traiter un cas de stérilité avec aménorrhée. Nous allons les passer successivement en revue en insistant sur ceux dans lesquels le traitement local ou opératoire peut présenter quelques chances de succès.

A. *L'absence des ovaires* est rare et coïncide généralement avec un manque de développement de l'ensemble de l'appareil génital.

Sa constatation impossible chez les femmes obèses, peut ordinairement être faite chez les sujets maigres par le toucher et la palpation. Nous donnons plus loin le manuel opératoire qu'il convient d'employer pour ces explorations délicates.

Voici le *manuel opératoire* que nous conseillons pour la recherche du corps de l'utérus.

On introduit dans la vessie, qu'on a soin de laisser pleine pour le moment de l'examen, un hystéromètre flexible. L'opérateur pénètre ensuite dans le rectum avec un ou deux doigts ; il peut alors percevoir l'extrémité de la sonde dans la vessie ainsi que la nature des tissus interposés entre les deux organes.

Si l'utérus est absent ou très atrophié, le doigt introduit dans le rectum à la hauteur voulue rencontre la sonde vésicale et constate l'absence de la masse résistante représentant le corps utérin. Pour que cette constatation soit exacte, il faut que le doigt ait pénétré très haut dans le rectum, afin de bien s'assurer que le contact avec la sonde n'a pas lieu au dessous de l'utérus.

Pour bien compléter une exploration de ce genre, il faut anesthésier la malade et procéder à la recherches des ovaires et des trompes comme nous l'avons indiqué à propos des méthodes d'exploration.

Nous n'insistons pas sur cette anomalie, qui est absolument au-dessus des ressources de l'art chirurgical.

B. Le *développement rudimentaire des ovaires de l'appareil génital* est également très difficile à diagnostiquer pendant la vie quand on n'arrive pas à les sentir. On peut cependant en soupçonner l'existence d'après l'arrêt de développement de l'utérus (utérus infantile) et par le manque de vigueur physique de l'ensemble du sujet.

L'arrêt de développement des ovaires ne donne pas toujours lieu à une aménorrhée absolue. On constate parfois quelques écoulements sanguinolents irréguliers accompagnés de molimen menstruel (*menstruatio parca*).

Dans ces cas, la thérapeutique ne doit pas être désarmée. On peut exciter la fonction ovarienne en s'adressant à l'utérus. Gaillard Thomas a pu provoquer la fonction ovarienne dans un cas d'atrophie des organes génitaux en introduisant fréquemment une tige de laminaire dans le col et en y maintenant un pessaire extra-utérin. Récemment nous avons réussi, dans un cas de *menstruation parca*, à régulariser la fonction ovarienne qui était presque nulle, en dilatant l'utérus à l'aide du procédé de Vulliet et en y maintenant le pessaire intra-utérin qui a été maintenu en place quatre mois sans inconvénient pour la malade qui a vu la menstruation se régulariser et devenir assez copieuse.

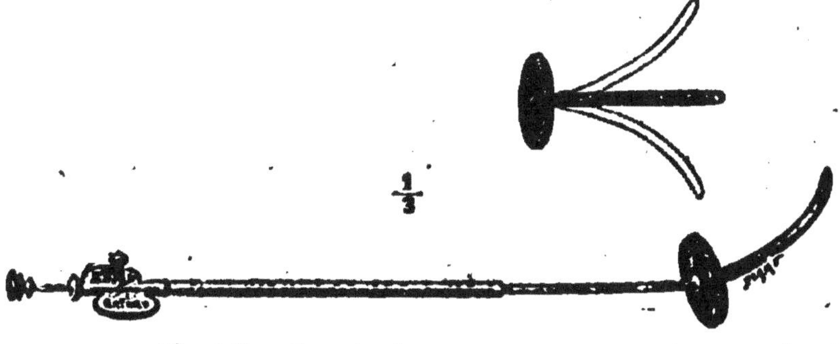

Fig. 172. — Pessaire intra-utérin de Vulliet.

On a également conseillé l'emploi de l'électricité pour réveiller la fonction ovarienne. On introduit un pôle dans la cavité utérine, tandis que l'autre est maintenu à l'extérieur, au niveau de la région ovarienne. On fait ainsi passer un courant continu pendant 8 à 10 minutes chaque jour. Nous avons appliqué le traitement plusieurs fois et nous avons obtenu un seul succès. Était-il dû à l'excitation résultant du courant continu ou de la tige conductrice dans l'utérus ? Il nous serait impossible de répondre ; mais ce cas n'en a pas moins été très encourageant.

C. Lorsque l'aménorrhée est due à une *affection des ovaires* : tumeurs, cancer, tuberculose, la stérilité est incurable lorsque les deux organes sont atteints à la fois. Nous n'insistons pas sur le traitement de cette cause de stérilité qui varie selon la nature de la tumeur dont l'importance prime du reste le symptôme qui en est la conséquence.

D. *L'aménorrhée est-elle due à un simple retard dans l'apparition normale du flux cataménial ? Est-ce une disparition prématurée de la fonction ?* La réponse à ces différentes questions ne peut être faite qu'après une étude attentive de la constitution et de l'état de santé général du sujet.

On sait que la menstruation apparaît de 12 à 16 ans. Nous considérons l'âge de 13 ans comme le dernier délai normal chez une femme dont le développement physique est à peu près complet. Après cette époque, on doit rechercher les causes morbides ou congénitales qui sont de nature à enrayer la fonction cataméniale. Ces causes essentiellement complexes ont déjà été examinées dans différents paragraphes de cette étude et ne peuvent être décrites de nouveau. Elles se rattachent pour la plupart à un développement imparfait de l'appareil génital, des états morbides, tels que la tuberculose, l'anémie, la misère physiologique, etc.

Lorsque l'aménorrhée se manifeste entre 35 et 40 ans chez

une femme qui n'a jamais conçu, on doit soupçonner ou craindre qu'il ne s'agisse d'une cessation définitive de la fonction cataméniale. Les cas de ce genre sont extrêmement fréquents. C'est à partir de 30 ans que les femmes infécondes commencent à sentir vivement le désir de la maternité et à courir de spécialiste en spécialiste. La fonction menstruelle chez les femmes qui ont toujours été infécondes est le plus souvent très effacée après 35 ans. Les règles, quoique survenant périodiquement, ne durent que quelques heures et donnent lieu à un écoulement sanguin insignifiant. Dans ces cas je considère le traitement de la stérilité comme devant donner des résultats très problématiques. Le plus souvent l'utérus est peu développé, très antéfléchi et l'ensemble de l'appareil génital est pour ainsi dire flétri avant l'âge.

En général la cessation de la fonction menstruelle a lieu de très bonne heure chez la femme inféconde et souvent avant 40 ans.

E. *La stérilité est-elle due à un excès ou à une perversion de la nutrition générale. Influence de l'obésité.*— Parmi les troubles de la nutrition qui occasionnent le plus souvent la stérilité, il faut citer *l'obésité.*

De tout temps et chez toutes les races, les observateurs ont considéré la femme obèse comme impropre à la conception. C'est là un fait clinique presque général et au-dessus de toute contestation.

Sur 215 cas d'obésité observés par Kisch chez la femme, il y avait 49 cas d'aménorrhée et 110 cas de *menstruatio parca.*

Sur 41 cas de stérilité dont j'ai pris exactement l'observation pendant ces deux dernières années, il y avait 11 obèses, ce qui donne une proportion de 25 pour cent, chiffre qui coïncide à peu près avec ceux donnés par les autres observateurs.

Ce qui est certain, c'est que les femmes obèses sont très sou-

vent aménorrhéiques ou ont un écoulement menstruel insignifiant.

Ce sont là des cas de stérilité intéressants parce qu'ils sont
le plus souvent le résultat d'un état morbide acquis, la *polysarcie*, et qui est souvent curable.

En effet, les femmes aménorrhéiques par polysarcie ont presque toutes eu pendant leur adolescence des règles abondantes.
Leurs organes génitaux sont généralement bien conformés.
Beaucoup d'entre elles ont même le sens génésique très développé. En un mot, si elles avaient été mariées de bonne heure
elles auraient probablement conçu.

L'obésité s'observe rarement chez la jeune fille. Elle ne se
manifeste qu'après la vingtième année et même bien plus
tard chez les sujets qui ont cette tendance, qui est presque
toujours héréditaire.

Un grand nombre de femmes obèses qui nous ont consulté
au point de vue de la stérilité avaient été mariées tard (de 20
à 30 ans), alors qu'elles avaient déjà acquis un certain degré
d'embonpoint. Elles avaient été bien réglées étant jeunes filles,
et c'est seulement lorsque la surcharge graisseuse était sur-
venue qu'elles avaient vu leurs règles diminuer.

Influence du malthusianisme.

Dans quelques ménages et notamment en France, où le *mal-
thusianisme* est pratiqué dans toutes les familles aisées, les
jeunes mariés prennent des mesures pour éviter la conception
pendant les premières années de leur mariage dans le but de
pouvoir acquérir une certaine fortune que l'arrivée des enfants
pourrait entraver.

Ce calcul est absolument désastreux et entraîne souvent la
stérilité. La femme qui, par calcul, a refusé la conception, se
laisse peu à peu envahir par l'embonpoint et se trouve stérile
à l'époque où elle voudrait concevoir. J'ai vu de nombreux
exemples de ce genre.

Nous avons dit que la stérilité par obésité était curable. On peut, en effet, obtenir des résultats satisfaisants chez les femmes énergiques qui veulent bien se soumettre au traitement toujours long et fatigant de la polysarcie.

Ce n'est point ici le lieu de développer ce traitement.

Nous insisterons seulement sur ce fait que la thérapeutique de la polysarcie chez la femme stérile doit surtout consister dans le massage de la paroi abdominale associé au massage utérin dont nous avons donné les règles et le manuel opératoire dans une précédente leçon.

F. — *La stérilité est-elle due à une affection constitutionnelle ?* On ne peut répondre à cette question que par des généralités.

En effet, s'il est probable que les diathèses scrofuleuse, tuberculeuse, cancéreuse, etc., constituent un sérieux obstacle à la conception, nous avons tous vu dans la pratique des femmes concevoir alors qu'elles étaient dans une période avancée de la phthisie ou de la cachexie carcinomateuse. Même le cancer localisé à l'utérus n'empêche pas la conception, ainsi que le démontrent de nombreux exemples.

Il est cependant incontestable que la scrofulose et la chlorose ont une action défavorable sur l'ovulation. Si nous examinons avec soin les femmes stériles, nous pouvons souvent constater par des cicatrices l'existence d'adénopathies anciennes. Il est donc permis de supposer que ces troubles de l'appareil glandulaire se sont généralisés et ont pu avoir dès l'enfance une influence fâcheuse sur les glandes qui sont le siège de la faculté germinatrice.

Nous pensons qu'il en est de la scrofulose comme de la chlorose, comme de tous les états morbides constitutionnels qui n'apportent un obstacle absolu à la conception que par la suppression de la fonction ovarienne dont l'aménorrhée est la conséquence. On ne peut affirmer qu'une femme scrofuleuse ou chlorotique est stérile que lorsqu'elle est aménorrhéique.

VINGT-TROISIÈME LEÇON

—

LA FÉCONDATION ARTIFICIELLE. — LES POSTURES PENDANT LE COÏT.

I. — FÉCONDATION ARTIFICIELLE.

La fécondation artificielle avait déjà été tentée dans le siècle dernier par Swammerdans et Rœsel ; mais ces expérimentateurs, qui bornèrent du reste leurs tentatives à des espèces inférieures, n'eurent pas de succès.

Ce fut un naturaliste, l'abbé Spallanzani, qui fit, en 1707, les mémorables expériences sur la fécondation artificielle qui illustrèrent son nom. Cet expérimentateur réussit à féconder artificiellement plusieurs mammifères, notamment une chienne. Les préjugés de cette époque lui empêchèrent de tenter la fécondation sur l'espèce humaine, quoiqu'il ait exprimé plusieurs fois la conviction de la possibilité du fait.

Le premier succès obtenu dans l'espèce humaine est dû à Hunter ; en 1700, l'illustre chirurgien étant consulté par un hypospade qui désirait devenir père, il lui conseilla d'injecter le sperme éjaculé dans le vagin de sa femme. Le conseil fut suivi et donna un succès complet. Mais on peut dire que dans le cas de Hunter il ne s'agit pas d'une véritable fécondation artificielle, mais simplement d'une injection de sperme dans le vagin.

Les premières observations de fécondation artificielle réellement authentiques sont celles de Girault. Elles furent obtenues par injection de sperme dans le col. L'opérateur se servait d'une sonde uréthrale contenant le liquide et par l'autre bout de laquelle il le poussait par insufflation. En 1809, Girault a publié toutes ses observations, au nombre de douze. Elles avaient exigé 27 injections, et la première avait été pratiquée en 1833. Sur deux femmes seulement, elles ne furent pas suivies de succès et ne causèrent jamais d'accidents.

Une opération de fécondation artificielle suivie de succès a été pratiquée par Sims, en 1860. La même année, M. Gigon a publié une observation datant de 1840, dans laquelle une injection de sperme faite dans la cavité utérine le lendemain de la fin des règles fut suivie de succès. M. Gigon a publié dans sa thèse (1) deux autres observations de MM. Lesueur et Delaporte.

Mais la fécondation artificielle n'en était pas moins restée bannie de la pratique et la plupart des gynécologues l'avaient condamnée comme attentatoire à la pudeur, lorsque parut le livre de Courty, dans lequel l'auteur indiquait, sommairement il est vrai, un procédé opératoire. Le professeur Pajot lui-même, qui avait condamné la fécondation artificielle en 1867 (2) n'a pas craint plus tard de l'appuyer de son immense autorité. Il la considère aujourd'hui comme applicable à certains cas après que tous les autres moyens rationnels de traitement ont échoué, et propose pour cette opération un instrument spécial, le *fécondateur*.

Dans son *Traité de chirurgie gynécologique*, Leblond a donné un exposé des procédés opératoires relatifs à la fécondation artificielle; tous les auteurs classiques admettent en somme aujourd'hui cette opération.

Indications et contre-indications. — Nous nous rangeons évidemment de l'avis du professeur Pajot, qui veut que la fécondation artificielle ne soit appliquée que lorsque toutes les autres méthodes rationnelles de traitement auront échoué. C'est là un point fondamental. Mais on peut se demander cependant s'il ne convient pas d'essayer la fécondation artifi-

(1) Essai sur la fécondation artificielle chez la femme. Paris, 18:1.
(2) Archives générales de méd., tome IX, p. 217.

cielle, opération toujours inoffensive, avant de recourir aux procédés chirurgicaux tels que l'amputation du col qui, s'ils ne font pas courir aux malades de graves dangers, n'en constituent pas moins un traumatisme. C'est là une question délicate dont les intéressés nous paraissent devoir être les seuls juges. Telle femme qui recule devant l'incision ou l'amputation du col utérin accepterait volontiers la fécondation artificielle ; telle autre, par un sentiment exagéré des convenances, préfère courir les chances d'une opération que de subir une simple injection intra-utérine. C'est là, comme on le voit, une question fort délicate ; mais nous pensons qu'il appartiendra souvent au médecin de la trancher. Ce que nous venons de dire sur l'amputation du col ne s'applique qu'aux cas où cette opération est pratiquée pour remédier simplement à la stérilité et non à ceux où elle est pratiquée pour d'autres affections utérines.

Il va sans dire que la fécondation artificielle ne doit pas être pratiquée *après la ménopause*, ni chez la femme atteinte d'une *aménorrhée précoce* et n'étant pas accompagnée de la poussée inflammatoire indiquant l'existence du molimen menstruel. Elle est également contre-indiquée dans les cas de rétrécissements du bassin, dans les cas d'atrophie de l'utérus et lorsque la stérilité reconnaît pour cause un vice de conformation irrémédiable des organes génitaux.

Il est une autre contre-indication sur laquelle nous appelons l'attention des praticiens ; c'est l'existence de la pelvi-péritonite chronique. L'opération aurait peu de chances de succès, car dans ces cas la stérilité est le plus souvent due à une oblitération des trompes résultant d'adhérences. La métrite, l'endométrite et toutes les affections inflammatoires de l'utérus et des annexes contre-indiquent également l'opération, qui ne devra être proposée que lorsqu'un traitement approprié aura modifié ces divers états morbides.

L'opérateur doit encore s'assurer, avant de pratiquer la

fécondation artificielle, de la qualité du sperme fourni par le fécondant. Nous savons peu de choses sur la pathologie des spermatozoïdes ; mais, ce qui est certain, c'est que les corpuscules sont les agents essentiels de la fécondation. Il faut toujours examiner le sperme au microscope et s'assurer de l'existence des spermatozoïdes avant de l'injecter dans l'utérus.

Il est encore quelques contre-indications d'un ordre moral dont le médecin est le seul juge et sur lesquelles il est à peine nécessaire d'insister. C'est ainsi que la fécondation artificielle nous paraît contre-indiquée lorsqu'il existe une diathèse tuberculeuse, cancéreuse ou scrofuleuse, non seulement chez la femme, mais aussi chez le fécondant. On conçoit aisément les raisons d'ordre moral qui doivent éviter de provoquer la fécondation chez des individus qui ne pourraient que procréer des êtres imparfaits et auxquels la Nature, souvent prévoyante, a refusé la conception.

En somme, pour pratiquer la fécondation artificielle avec succès, il faut :

. 1° Que toutes les autres méthodes rationnelles de traitement aient échoué.

2°. Que la menstruation existe ou que des symptômes manifestes indiquent l'existence du mollimen menstruel.

3° Qu'il n'existe aucun vice de conformation irrémédiable du bassin ou des organes génitaux s'opposant, soit à la conception, soit à l'accouchement.

4° Qu'il n'existe chez les conjoints aucune diathèse cancéreuse ou tuberculeuse.

5° Que la présence des spermatozoïdes ait été constatée.

Époque à laquelle on doit pratiquer l'opération. — Les gynécologues ne sont pas d'accord sur l'époque à laquelle il convient d'injecter le sperme dans la cavité utérine. Les uns prétendent que la femme n'est fécondable que pendant les huit

Jours qui précèdent ou qui suivent les règles ; les autres que la fécondation ne peut avoir lieu que pendant les quinze jours qui suivent les règles ; d'autres enfin prétendent que la femme n'est fécondable que dans les deux ou trois jours qui précèdent la menstruation, s'appuyant sur ce fait que le processus congestif qui détache l'ovule de l'ovaire est le moment propice pour féconder cet ovule, qui marche pour ainsi dire à la rencontre de l'élément fécondateur mâle. On a même dit, non sans apparence de raison, que la femme est plus apte à être fécondée pendant la menstruation, parce qu'alors on a des chances de rencontrer l'ovule dans l'utérus.

L'analyse des observations de fécondation artificielle publiée par les auteurs, ne permet pas encore de trancher cette question importante. Ainsi, nous voyons que Girault a fécondé plusieurs femmes pendant la semaine qui a suivi la menstruation et que, dans un autre cas, le succès a été obtenu alors que l'opération était pratiquée le vingt-troisième jour qui suivait les règles.

Les recherches modernes physiologiques tendant à prouver que la fécondation se fait plus souvent avant l'apparition des règles qu'après la disparition de l'écoulement menstruel n'ont pas encore fourni de résultats positifs. Nous pensons néanmoins qu'il faut pratiquer la fécondation artificielle pendant les trois ou quatre jours qui précèdent l'apparition des règles. Cette pratique est d'autant plus rationnelle que, si la conception n'a pas lieu et que l'écoulement menstruel se produise, on est alors autorisé à renouveler la tentative de fécondation dans la semaine qui suit la cessation des règles.

PROCÉDÉS OPÉRATOIRES.

Nous allons maintenant passer en revue les principaux procédés opératoires préconisés par les auteurs pour la pratique de la fécondation artificielle. Nous ne ferons connaître, parmi les nombreuses méthodes qui ont été proposées, que celles qui sont compatibles avec la dignité du médecin et la pudeur légitime de la femme.

Procédé de Marion Sims. — Il consiste à faire une injection de sperme dans la cavité utérine au moyen d'une seringue à injection en verre, analogue à la seringue de Pravaz, et terminée par un tube de verre parfaitement arrondi à la lampe, afin de ne pas blesser la muqueuse. Ce tube, qui offre une courbure analogue à celle de l'hystéromètre de Huguier, est muni d'un fil placé à trois centimètres de son extrémité utérine ; ce fil, que l'on peut percevoir facilement par le toucher, permet à l'opérateur de ne pas pousser l'introduction du tube au-delà de ce point.

La seringue est alors plongée dans de l'eau chaude à 36 ou 37 degrés centigrades et maintenue à cette température jusqu'au moment de l'opération. La sonde de verre est alors introduite dans le vagin et laissée dans cet organe environ une minute, de façon à la mettre en équilibre de température avec ce conduit. Cette précaution une fois prise, on aspire le sperme préalablement déposé dans le vagin par le coït, puis l'extrémité du tube guidée au moyen de l'indicateur gauche, placé au contact du col, est introduite dans cet organe. On fait pénétrer le tube jusqu'à ce que le fil dont il est recouvert arrive au niveau de l'orifice externe du museau de tanche, puis on pousse le piston très doucement de façon à injecter une goutte au plus de la liqueur spermatique. La graduation de la tige du piston permet de calculer exactement la quantité de sperme qui doit être injectée. On maintient le tube en place pendant dix à quinze secondes. La femme doit conserver le décubitus dorsal pendant deux ou trois heures.

Sims attachait la plus grande importance à la quantité de sperme injectée dans l'utérus. Cette quantité ne devait pas dépasser une goutte ; nous pensons que ce point n'a pas une aussi grande importance. Sans doute, il ne faut pas injecter une trop grande quantité de liqueur spermatique dans l'utérus afin de ne pas provoquer des contractions de l'organe ; mais on peut sans inconvénients introduire deux ou trois gouttes.

Procédé de Courty. — Il ne diffère guère du précédent que par le moyen dont on doit se procurer le sperme. Voici comment Courty décrit son procédé. « On revêtira le membre viril d'un condom en ayant soin de ne pas en appliquer complètement le cœcum sur le gland. Le coït étant terminé, le produit de l'éjaculation restera dans ce cœcum ; par un coup de ciseaux donné à la baudruche, on l'en fera sortir et on le recueillera dans une petite seringue de verre préalablement chauffée (en la tenant plongée depuis quelques minutes dans de l'eau à 40°) et munie d'une sonde utérine métallique ou élastique, à l'aide de laquelle il sera facile de le faire pénétrer dans la cavité utérine avec les plus grands ménagements. On prescrira à la femme le repos complet pendant une journée. »

Procédé de Pajot. — Dans le procédé du professeur Pajot, l'injection du sperme est pratiquée au moyen d'un instrument spécial, qu'on désigne sous le nom de fécondateur et qui est formé de deux valves métalliques qui glissent l'une sur l'autre de façon à former un tube dans lequel glisse un piston.

Rendez-vous ayant été pris avec le mari, en général pour le matin, on recommande à celui-ci de pratiquer le coït quelques minutes avant l'heure convenue. Le médecin, après avoir fait placer la femme sur son lit, introduit dans le vagin le petit instrument dont nous venons de parler, fait glisser l'une des valves afin de transformer l'appareil en une véritable cuvette au moyen de laquelle on recueille le sperme déposé dans le vagin. L'appareil une fois en équilibre de température avec le conduit vaginal, on ferme l'appareil en faisant glisser de nouveau la valve au moyen du pouce appliqué sur le manche.

On introduit alors l'indicateur de la main gauche dans le vagin jusqu'au contact du museau de tanche et l'on fait pénétrer le tube à 2 ou 3 centimètres dans l'intérieur du col. A ce moment le pouce de la main qui tient le manche du fécondateur presse sur le manche et fait mouvoir le piston. Le sper-

— 426 —

me une fois projeté dans la cavité utérine, on laisse le tube en place une ou deux minutes, puis on enlève l'appareil.

La femme reste ensuite au lit pendant plusieurs heures.

Combien de fois doit-on tenter la fécondation artificielle ? — Nous avons déjà dit qu'il était préférable de pratiquer l'injection spermatique intra-utérine pendant les trois ou quatre jours qui précèdent les règles ; si l'apparition de la menstruation indique un insuccès, on recommencera l'opération pendant la semaine qui suit. On pourra ainsi renouveler les tentatives pendant cinq ou six époques menstruelles ; mais si l'on n'a pas obtenu de résultat au bout de ce temps, il nous paraît inutile de faire de nouveaux essais.

Procédés divers. — Nous ne décrirons pas plus longuement les divers procédés qui ont été préconisés par les auteurs pour la fécondation artificielle. Quiconque a l'habitude du cathétérisme utérin peut pratiquer cette opération dont le manuel opératoire consiste à introduire du sperme dans un utérus convenablement dilaté en se rapprochant le plus possible des conditions physiologiques. Cependant, comme le plus petit détail omis peut faire manquer le succès d'une opération à laquelle les intéressés n'aiment pas à se prêter plusieurs fois, nous allons faire connaître le procédé que nous avons adopté définitivement après une longue pratique de cette opération.

Traitement préparatoire. — Nous avons dit que cette opération ne doit être appliquée que lorsque l'état des organes génitaux aura été reconnu de nature à permettre la conception. La malade devra donc subir les traitements nécessaires avant qu'il puisse être question de la fécondation artificielle.

Le point le plus important est relatif à *l'état du canal cervical.* L'opérateur devra avant tout s'assurer de la perméabilité de ce canal. Il devra, pendant les quelques semaines qui précèdent l'opération, s'exercer pour ainsi dire à la pratique du cathétérisme utérin chez la femme qu'il doit opérer, de façon à être absolument familiarisé avec la direction et le calibre du canal. Il importe, en effet, que pas une minute ne soit perdue au moment de l'opération, et les tâtonnements inévitables lors d'un premier cathétérisme d'un canal dont on ignore la direction seraient de nature à en compromettre le résultat.

Injections préalables. — Ce que nous avons dit à propos de l'action chimique de certaines substances sur les spermatozoïdes trouve son application à propos de la fécondation artificielle. Il faut avant tout éviter l'acidité des sécrétions vaginales. L'aspiration avec la seringue du liquide spermatique déposé dans le vagin est de nature à entraîner également des mucosités acides dont l'effet est la destruction immédiate des agents reproducteurs. On conçoit donc l'importance du traitement préalable qui consiste à alcaliniser le vagin.

Nous conseillons de faire pratiquer à la femme des injections alcalines. Nous employons de préférence une solution d'azotate de potasse au millième pour une injection qui sera faite matin et soir pendant plusieurs jours avant l'opération.

Voici maintenant comment nous procédons :

Rendez-vous est pris avec les intéressés, le soir de préférence, rendez-vous qui coïncide avec l'heure à laquelle le coït devra être pratiqué.

Nous n'avons aucune indication spéciale à fournir sur la façon dont ce coït devra être pratiqué. Nous dirons seulement que le mari devra y être préparé par une abstinence prolongée non seulement pour fournir du sperme de bonne qualité, mais encore pour ne pas s'exposer à rester à court. Il nous est arrivé plusieurs fois de ne pouvoir pratiquer l'opération par l'impuissance du mari qui n'a pu pratiquer le coït à l'heure indiquée.

Aussitôt le coït terminé, le médecin est introduit. Au lieu de recueillir à l'aveuglette le sperme déposé dans le vagin selon les méthodes de Simset de Pajot et de pratiquer le cathétérisme par tâtonnements, nous préférons le procédé plus simple que nousdésignons volontiers sous le nom de *procédé des mala-droits*. Si l'opération ainsi pratiquée est moins brillante, elle nous paraît plus sûre et de nature à être exécutée par tous les praticiens, même par ceux qu'une longue expérience n'a pas encore exercés à la pratique du cathétérisme utérin sans spéculum. Ces remarques nous paraissent d'autant plus nécessaires qu'il s'agit, dans l'espèce, d'opérer rapidement, sans tâtonnements, et qu'un retard d'une minute peut compromettre le succès de l'opération.

La femme est donc immédiatement placée sur le lit dans la position dorsale ordinaire de l'examen gynécologique. L'opérateur a soin de placer à l'avance dans un bassin contenant de l'eau à 40° un spéculum de Ferguson, une seringue intra-utérine ordinaire, ou tout simplement une sonde intra-utérine munie d'une poire en caoutchouc. (Fig. 173).

Nous préférons le spéculum de Ferguson, parce que son introduction, en frottant les parois, recueille tout le sperme déposé dans le vagin et l'accumule à l'entrée du col. On recueille alors quelques gouttes de sperme qu'on introduit dans l'u-

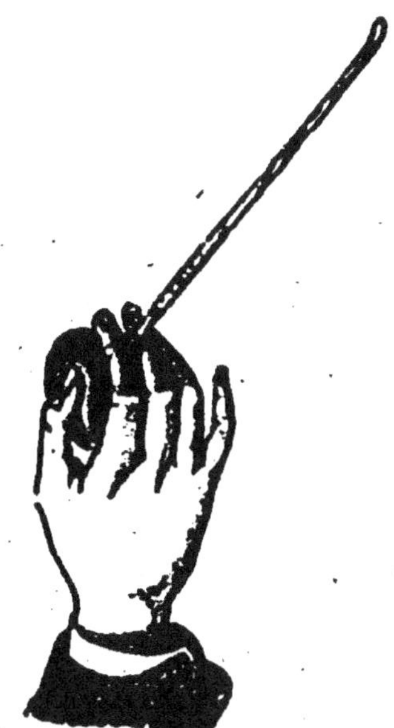

Fig. 173. — Fécondation artificielle.

térus. Cette introduction doit être faite aussi haut que possible dans la cavité utérine, sans blesser la muqueuse, la plus petite hémorrhagie étant de nature à compromettre le succès de l'opération.

Un tampon d'ouate est alors appliqué sur le col et l'opération est terminée.

La femme doit garder le repos pendant plusieurs heures après l'opération. Le tampon sera retiré au bout de dix heures.

Résultats de l'opération. Statistique. — J'ai pratiqué la fécondation artificielle dans 21 cas. Les succès obtenus ont été bien rares, mais ils sont cependant de nature à démontrer que cette opération, lorsqu'elle est appliquée sur des sujets placés dans des conditions convenables, peut donner quelques résultats.

Sur 20 cas se rapportant à des femmes âgées de 27 à 39 ans j'ai obtenu :

Insuccès complet	22 cas.
Succès relatif (conception donnant lieu à des avortements de 15 jours à 3 mois)	2 cas.
Succès complet (conception suivie d'accouchement à terme)......................	2 cas.
	20 cas.

Je ne fais pas entrer dans cette statistique un cas où j'ai pratiqué avec succès la fécondation sur une femme dont le mari était hypospade. Cette opération est absolument indiquée chaque fois que l'hypospadias prononcée du pénis apporte un obstacle à l'éjaculation du sperme dans le vagin.

II. LE COÏT FÉCONDANT. LES POSTURES PENDANT LE COÏT.

Il nous a paru utile de terminer ces leçons par quelques considérations sur le coït dans ses rapports avec la fécondation.

Si le coït, qui est le plus souvent un acte impétueux s'accomplissant sous l'influence d'une impulsion instinctive et non raisonnée, suffit généralement pour assurer la fécondation, il peut se présenter des cas où le médecin doit rechercher les conditions dans lesquelles il a lieu, afin de fournir aux intéressés les données scientifiques qui leur manquent pour arriver au but final : la reproduction de l'espèce.

Ce n'est donc point là un simple intérêt de curiosité, mais une étude pratique basée sur la physiologie et sur la situation des organes génitaux de la femme qui, comme nous l'avons vu plus haut, peut subir des modifications qui rendent difficile ou impossible la pénétration du sperme dans le canal cervical.

Nous devons donc considérer le coït :

1° Dans ses rapports anatomiques,

2° Dans ses rapports physiologiques.

Le coït considéré dans ses rapports anatomiques.

Pour que la fécondation ait lieu, il faut le contact matériel des agents reproducteurs de l'homme et des produits sexuels de la femme. Ce contact ne peut avoir lieu d'une façon efficace que dans l'utérus.

Le coït fécondant doit donc avoir pour but la pénétration du sperme dans la cavité utérine. L'anatomie et la physiologie des organes sont d'accord pour démontrer que l'objectif de l'acte sexuel est de *projeter* sur le col utérin le liquide éjaculé par le pénis en érection.

Le gynécologue consulté par une femme stérile doit donc avant tout s'assurer si le coït est pratiqué de façon à atteindre le but, *si le pénis est dans les conditions voulues, si le col utérin est dans l'axe du vagin, s'il n'existe pas de fausses routes vaginales* et s'il n'est pas possible, par certaines postures ou attitudes adoptées pendant le coït, de placer les organes dans des rapports plus favorables à la fécondation.

Nous n'avons pas à étudier ici les causes qui produisent l'*impuissance chez l'homme* ; mais nous voudrions appeler l'attention sur les états qui rendent le *pénis* impropre à déposer la semence à l'orifice du col utérin.

Parmi ces états les plus importants sont l'*épispadias* et l'*hypospadias*. Cette dernière disposition surtout est extrêmement fréquente et reste souvent inconnue, soit parce que le mari ignore l'importance de cette anomalie, soit parce qu'il n'ose la faire connaître dans la crainte de révéler son impuissance.

Nous ne parlons pas ici de l'*hypospadias périnéal* qui donne à l'individu qui en est atteint l'apparence de l'hermaphrodisme, mais de l'ouverture de l'urèthre à une petite distance du gland.

J'ai été consulté il y a deux ans, par un ménage stérile. Après avoir examiné la femme qui ne présentait aucune cause d'infécondité, j'ai demandé à examiner le sperme du mari. Celui-ci se troubla et éveilla mes soupçons par sa confusion. Je lui donnai rendez-vous pour le surlendemain en le priant de m'apporter du sperme en lui recommandant de venir sans sa femme. Il se décida alors à se laisser examiner. Je ne fus pas surpris de rencontrer un léger degré d'hypospadias. L'urèthre s'ouvrait au tiers inférieur du pénis et c'était là une cause absolue de stérilité. Ce cas est intéressant parce que la femme avait déjà subi plusieurs traitements qui eussent été évités si la cause de l'infécondité avait été recherchée et reconnue chez le mari. J'ai pratiqué dans ce cas la fécondation artificielle avec succès.

Je le répète, l'hypospadias est une affection qui est loin d'être rare et à laquelle le gynécologue doit penser. Dans ces cas le sperme, au lieu d'être dirigé sur le col est projeté au dehors de la vulve et vient s'écouler en bavant sur les testicules.

Nous n'avons pas à revenir ici sur les états qui placent l'orifice utérin *hors de l'axe vaginal*. Ces cas se rapportent aux déviations antérieures et postérieures qui ont été longuement étudiées dans les précédentes leçons. (Voyez page 398.)

On a beaucoup insisté avec raison sur ce que Pajot a décrit

sous le nom de *fausses routes vaginales*. Dans les dévia-tions, dans la disposition conique du col et surtout dans l'al-longement hypertrophique, le pénis pénètre dans un des culs-de-sac vaginaux et le sperme au lieu d'être projeté directement contre le col utérin se trouve déposé dans un de ces culs-de-sac où il ne tarde pas à être altéré par l'acidité des sécrétions vaginales. L'acte sexuel est généralement pratiqué d'une ma-nière uniforme ; le pénis s'engage dans une de ces fausses di-rections qui s'accentue chaque jour davantage ; en somme, le coït devient infécond et ces causes d'infécondité augmentent avec le temps.

C'est pour ces diverses raisons qu'il importe au gynécologue d'étudier s'il n'est pas possible de remédier à ces conditions défectueuses par les *postures employées pendant le coït*. S'il n'est pas possible d'obtenir, en variant ces postures un rappro-

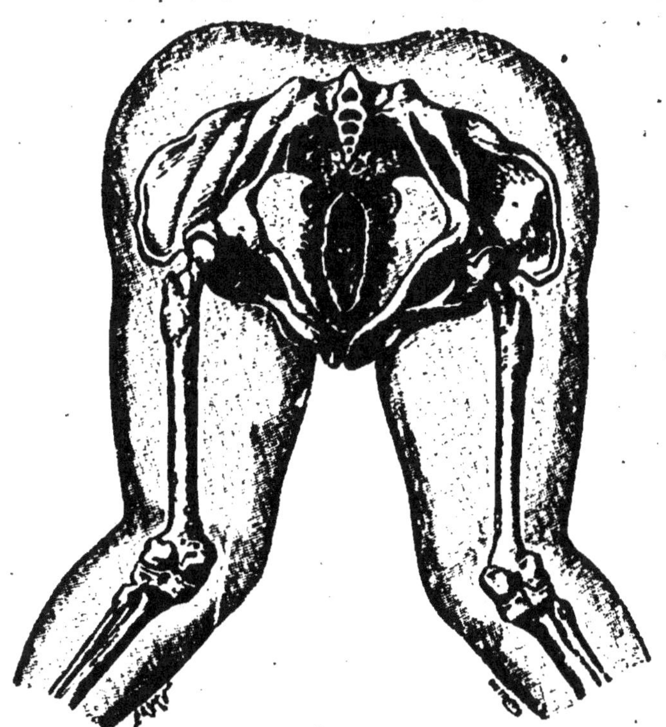

Fig. 174. — Position génu-pectorale.

chement du gland pénien et du col utérin plus favorable à la fécondation.

Dans l'espèce humaine les rapports sexuels ont lieu lorsque la femme est dans le décubitus dorsal. Or on sait que la station verticale n'est devenue que peu à peu l'apanage de notre espèce. Les anthropoïdes ont les membres supérieurs plus longs que les nôtres ; ces membres leur servaient pour marcher et pour grimper.

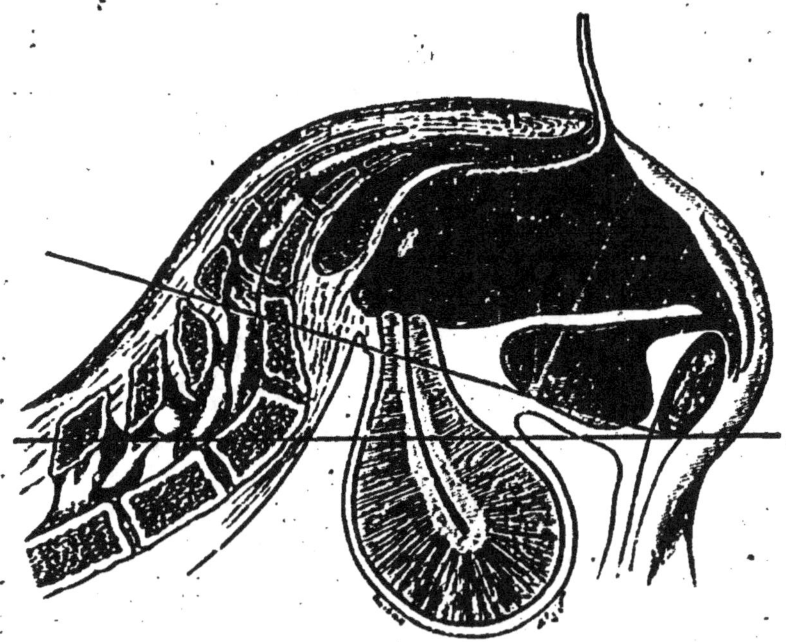

Fig. 175. — Position genu-pectorale (Coupe).

La transformation qui s'est opérée graduellement n'a pas cependant accommodé tous nos organes au redressement de la colonne vertébrale. L'utérus surtout a conservé une situation identique à celle qu'il occupe aujourd'hui chez le singe et les autres quadrupèdes. Il est normalement dans l'antéversion et forme avec le vagin un angle qui constitue une condition défavorable à la conception lorsque le coït est pratiqué selon le mode habituellement en usage dans notre espèce.

Il résulte de ces considérations que le coït pratiqué *more canum* est plus favorable à la conception. Ce fait est non seulement démontré par la physiologie, mais il est confirmé par l'observation clinique et par l'étude mécanique des rapports du gland et du col utérin pendant les rapports sexuels.

Il suffit de pratiquer le toucher vaginal ou d'appliquer une valve de Sims lorsque la femme est placée dans la position genu-pectorale pour se rendre compte de la facilité avec laquelle on atteint le col utérin.

Non seulement le col dans cette position est plus accessible au toucher et à la vue, mais il subit, par cette position même, des changements de situation qui font momentanément disparaître la rétroflexion et les fausses routes vaginales qui en étaient la conséquence.

Nous recommandons donc aux maris dont les femmes sont stériles la pratique du coït *more animalium*. L'utérus humain ne diffère en rien de l'utérus des animaux. Ce sont donc ces derniers qui doivent nous guider par la manière dont ils accomplissent le coït.

C'est surtout dans la *rétroversion* que ce mode de cohabitation peut donner des résultats. Les praticiens sont unanimes à le reconnaître.

Hegar commande non seulement de placer la femme dans la position genu-pectorale, le corps soulevé par les coudes et les genoux, mais il conseille, pour aider à la progression du sperme vers les parties profondes de l'appareil génital, de conserver quelques instants cette posture après l'acte tandis que le mari relève lentement la masse abdominale et la laisse retomber tout d'un coup.

Quelque répugnante que puisse paraître cette manœuvre, soyez persuadés qu'aucune patiente ne refusera de s'y soumettre tant est intense le désir de la maternité qui envahit les femmes stériles. Nous recommandons, comme plus pratique, le procédé qui consiste à pratiquer le coït la femme étant assise sur le mari, de cette façon les rapports du col utérin et du pénis sont les mêmes que dans la position précédente.

Le corps utérin retombe en avant et le col est très rapproché du pénis. Cette position a sur la précédente l'avantage de ne pas fatiguer la femme, de permettre une copulation plus en rapport avec les usages. Il est certain que la position genu-pectorale est très pénible pour les femmes et qu'il est très difficile pour elles de la conserver longtemps *post coïtum* en raison de la congestion de la tête qui se trouve en contre-bas.

Noël Gueneau de Mussy conseille au mari de pratiquer après le coït des manœuvres qui facilitent l'introduction du sperme dans l'utérus :

« Sed aud illicitum mihi visum est, si post diversa tentamina dicitius uxor infeconda manserit, ipsum maritum digitum post coïtum in vaginam immittere, et ita receptum semen uteri ostio admovere. Et cum ostiolo uteri hœret, ut in pervium canalem, spermatozoïdum motibus faventibus, prodeat sperare non absurdum ».

Ce moyen peut être recommandé, mais il faut à l'avance exercer le mari au toucher vaginal, ce qui demande un certain temps.

Pajot a conseillé aux femmes atteintes d'antéversion de *conserver leur urine* le plus longtemps possible avant de pratiquer le coït ; s'il s'agit d'une rétroflexion il conseille de provoquer la constipation de façon à accumuler dans l'intestin une certaine quantité de matières qui redresseront l'utérus. Nous ne voyons aucun inconvénient à essayer ces procédés dont l'innocuité est plutôt démontrée que leur efficacité.

Nous en dirons autant du procédé qui consiste, chez les femmes atteintes de *versions* latérales, de pratiquer le coït couchées sur le côté vers lequel est tourné le col utérin.

Nous pensons que les positions latérales (fig. 176) permettent une adaptation moins complète des organes génitaux que la position genu-pectorale (fig. 173 et 174), mais elles ont sur cette dernière l'avantage de moins fatiguer la femme et de permettre le coït dans la position couchée qui est plus facilement acceptée.

Quel que soit le procédé de coït employé, nous conseillons au mari de laisser quelques instants le pénis dans le vagin *post coïtum* de façon à favoriser la pénétration du sperme dans l'utérus et à la femme de conserver aussi longtemps que possible *post coïtum* la position qu'elle avait pendant l'acte sexuel.

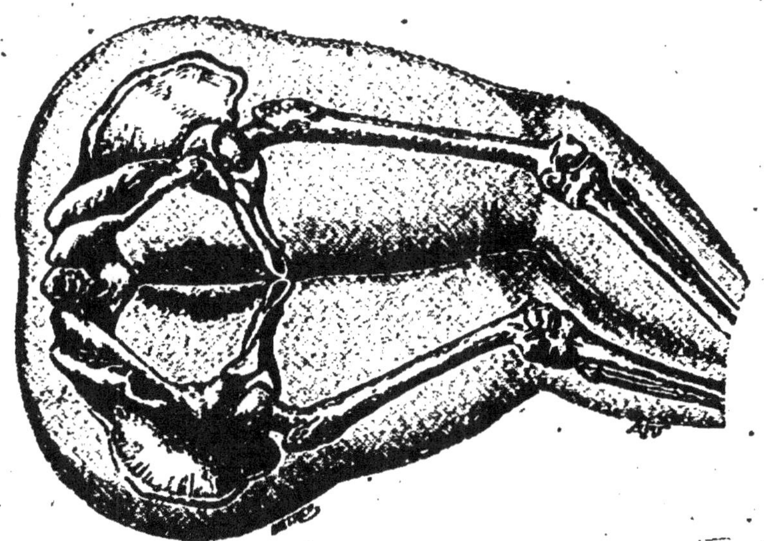

Fig. 178. — Position latérale gauche.

Le coït considéré dans ses rapports physiologiques. Époque favorable à la fécondation.

Ce que nous avons dit à propos de la fécondation artificielle et du moment auquel il convient de la pratiquer nous dispense d'entrer dans de grands développements sur l'époque la plus favorable à la conception.

Nous acceptons l'opinion générale qui assigne comme le moment le plus favorable les huit jours qui suivent l'époque menstruelle. Ce fait est surabondamment démontré aujourd'hui par les milliers de statistiques établies sur la date de l'accouchement dans ses rapports avec la date de la dernière menstruation.

Vous devez donc conseiller la pratique du coït pendant les *quatre jours qui précèdent les règles et pendant les huit jours qui les suivent.*

Le coït qui a uniquement en vue la conception doit donc être pratiqué à l'époque que j'indique, le soir de préférence et *une fois par jour seulement.* Le coït trop fréquemment répété est certainement nuisible.

Si nous admettons que les époques que nous venons de mentionner sont plus favorables à la fécondation, nous contestons la théorie encore très répandue aujourd'hui et qui consiste à faire croire que la conception ne peut avoir lieu que pendant ces époques et que tout coït pratiqué pendant la quinzaine intermédiaire est nécessairement infécond.

Nous pensons donc que la physiologie du coït, dont nous ne pouvons reproduire les éléments dans un traité de gynécologie opératoire, doit être profondément étudiée par le médecin qui s'occupe des questions si délicates se rapportant à la fécondation. Les choses les plus insignifiantes peuvent acquérir de l'importance et nous pensons que le mode de copulation, la durée du coït, les sensations et les sécrétions qui accompagnent le spasme vénérien, la position de la femme post coïtum sont des facteurs qui ne sont pas négligeables au point de vue de la conception et de la stérilité.

Les auteurs ont émis des opinions très divergentes sur l'importance que présentaient les *sensations voluptueuses éprouvées par la femme* pendant le coït au point de vue de la fécondation. Les uns prétendent que la frigidité, si fréquente chez la femme, n'est nullement un obstacle à la conception ; les autres affirment, au contraire, que le spasme vénérien est un facteur qu'on ne saurait négliger.

On ne peut, sur cette délicate question, émettre une opinion absolue. S'il est démontré que certaines personnes peuvent concevoir alors qu'elles ne jouent dans le coït qu'un rôle passif, il nous est cependant impossible d'admettre que le spasme vénérien physiologique qui accompagne l'acte sexuel non seulement consenti, mais encore désiré par la femme soit sans influence sur le résultat de cet acte.

Cette impossibilité résulte surtout de la physiologie du coït accompagné du spasme vénérien chez la femme.

Pendant la copulation, les glandes de Bartholin lubréflent les parties génitales, le clitoris devient rigide et turgescent et les muscles bulbo et ischio-caverneux abaissent cet organe et l'infléchissent sur le pénis.

Il se produit en même temps une contraction péristaltique du vagin qui a pour résultat de projeter et de maintenir en contact contre le col le bol spermatique déposé par l'éjaculation.

L'utérus entre lui-même en jeu. Sous l'influence de l'excitation génésique sa tunique musculaire ouvre l'orifice du col, expulse les sécrétions et produit en même temps une sorte d'aspiration du sperme.

Il est même permis d'admettre que, sous l'influence du spasme vénérien, les trompes de Fallope subissent l'impulsion générale et s'ouvrent plus largement.

Tels sont, en résumé, les principaux phénomènes physiologiques qui ont tous pour point de départ l'érection et l'excitation voluptueuse qui accompagnent le coït *et qui n'ont pas lieu sans cela.*

La physiologie nous montre donc que le coït fécondant doit être voluptueux et que les femmes qui conçoivent sans éprouver le spasme vénérien ne sont que des exceptions qui confirment la règle.

Pour ma part, je n'ai jamais négligé d'interroger, avec toute la délicatesse que comporte un tel sujet, les femmes stériles qui m'ont demandé conseil. Sur 43 femmes qui ont répondu à mes questions, il y en avait 11 qui étaient atteintes de frigidité absolue et 7 qui n'éprouvaient le spasme vénérien que rarement et sous l'influence de manœuvres étrangères au coït. 0 n'avaient connu les sensations qui accompagnent le coït que plusieurs années après leur mariage.

Il résulte donc de cette petite statistique que la frigidité ou la passivité pendant le coït est un obstacle à la conception.

Il ne faut pas cependant tomber dans l'exagération et admettre tout ce qui a été dit et écrit sur ce sujet par des médecins qui semblaient plutôt avoir pour but d'exciter la curiosité de lecteurs étrangers à la profession.

C'est ainsi qu'il est dit que le spasme vénérien chez la femme doit avoir lieu, pour produire la conception, au moment même de l'éjaculation, qu'il doit avoir lieu par le coït seul, sans aucune manœuvre étrangère à l'acte sexuel simplement accompli.

Ce sont là des théories purement spéculatives. Nous croyons que *l'érection et le spasme vénérien sont utiles pour favoriser la fécondation* chez la femme. Mais là se borne notre affirmation.

TABLE DES MATIÈRES

TROISIÈME LEÇON.

QUATRIÈME LEÇON.

CINQUIÈME LEÇON.

SIXIÈME LEÇON.

DIXIÈME LEÇON

LE MASSAGE EN GYNÉCOLOGIE.

ONZIÈME LEÇON

LE CANCER DE L'UTÉRUS ET SON TRAITEMENT CHIRURGICAL.

DOUZIÈME LEÇON

TRAITEMENT CHIRURGICAL DU CANCER (*suite*.)

TREIZIÈME LEÇON

TRAITEMENT CHIRURGICAL DU CANCER (*suite*.)

QUATORZIÈME LEÇON

ORTHOPÉDIE OPÉRATOIRE.

QUINZIÈME LEÇON

DU TRAITEMENT ORTHOPÉDIQUE.

SEIZIÈME LEÇON

ORTHOPÉDIE OPÉRATOIRE (*suite*)

DIX-SEPTIÈME LEÇON

ORTHOPÉDIE OPÉRATOIRE (*suite*)

DIX-HUITIÈME LEÇON (A)

ORTHOPÉDIE OPÉRATOIRE (*suite*)

DIX-NEUVIÈME LEÇON (B)

LE TRAITEMENT DE LA STÉRILITÉ.

STÉRILITÉ PAR INAPTITUDE A LA COPULATION.

1. Imperfections et vices de conformation du vagin.

2. Tumeurs de la vulve et du vagin s'opposant à la copulation.

3. Persistance et rigidité de l'hymen.

4. Vaginisme.

VINGTIÈME LEÇON.

LE TRAITEMENT DE LA STÉRILITÉ (*suite*)

STÉRILITÉ PAR OBSTACLE MÉCANIQUE A LA PÉNÉTRATION DU SPERME DANS L'UTÉRUS.

I. *Atrésie du col utérin, sténose cervicale.*

II. *Allongement hypertrophique du col. Amputation du col.*

III. *Anomalies de conformation du col.*

IV. *Déviations considérées comme cause de stérilité.*

VINGT-ET-UNIÈME LEÇON

TRAITEMENT DE LA STÉRILITÉ (*suite*)

STÉRILITÉ RÉSULTANT DE LA NON RÉTENTION DU SPERME ET DE LA DESTRUCTION DE L'ŒUF DANS L'UTÉRUS.

VINGT-DEUXIÈME LEÇON.

TRAITEMENT DE LA STÉRILITÉ (*suite*)

STÉRILITÉ PAR INAPTITUDE A L'OVULATION ET A L'INCUBATION.

VINGT-TROISIÈME LEÇON

TRAITEMENT DE LA STÉRILITÉ (*suite*)

FÉCONDATION ARTIFICIELLE, POSTURES PENDANT LE COÏT.